生殖健康
验方精粹

陈镕时 原著
王显华 李宗柏 编著

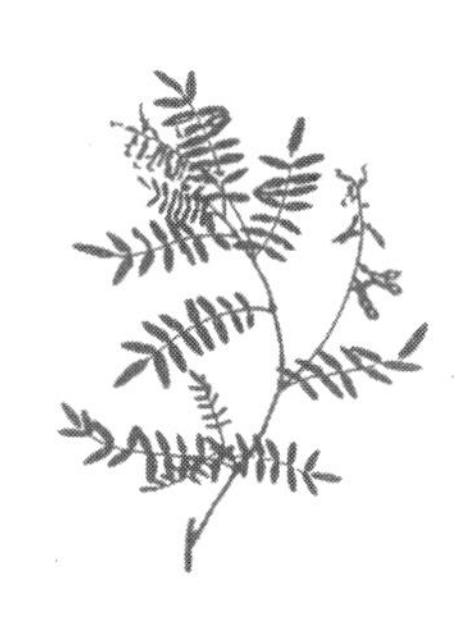

学术顾问：冯涤尘
主　　审：曹文富　罗荣汉
编　　委：（按姓氏笔画排序）
王　渊　王显华　冯涤尘　张幼明
李　进　李　娟　李宗柏　杨　昶
罗荣汉　曹文富

重庆出版集团　重庆出版社

图书在版编目(CIP)数据

生殖健康验方精粹 / 陈镕时原著；王显华，李宗柏编著. —重庆：重庆出版社，2015.12

ISBN 978-7-229-10677-5

Ⅰ.①生…　Ⅱ.①陈…　②王…　③李…　Ⅲ.①生殖器疾病—验方—汇编　Ⅳ.①R289.5

中国版本图书馆CIP数据核字(2015)第274901号

生殖健康验方精粹

SHENGZHI JIANKANG YANFANG JINGCUI

陈镕时　原著　王显华　李宗柏　编著

责任编辑：吴向阳　陈　冲

责任校对：何建云

装帧设计：卢晓鸣　violet

重庆出版集团
重庆出版社　出版

重庆市南岸区南滨路162号1幢　邮政编码：400061　http://www.cqph.com

重庆出版集团艺术设计有限公司制版

重庆俊蒲印务有限公司印刷

重庆出版集团图书发行有限公司发行

邮购电话：023-61520646

全国新华书店经销

开本：710mm×1000mm　1/16　印张：19.75　字数：300千

2015年12月第1版　2015年12月第1次印刷

ISBN 978-7-229-10677-5

定价：38.00元

如有印装质量问题，请向本集团图书发行有限公司调换：023-61520678

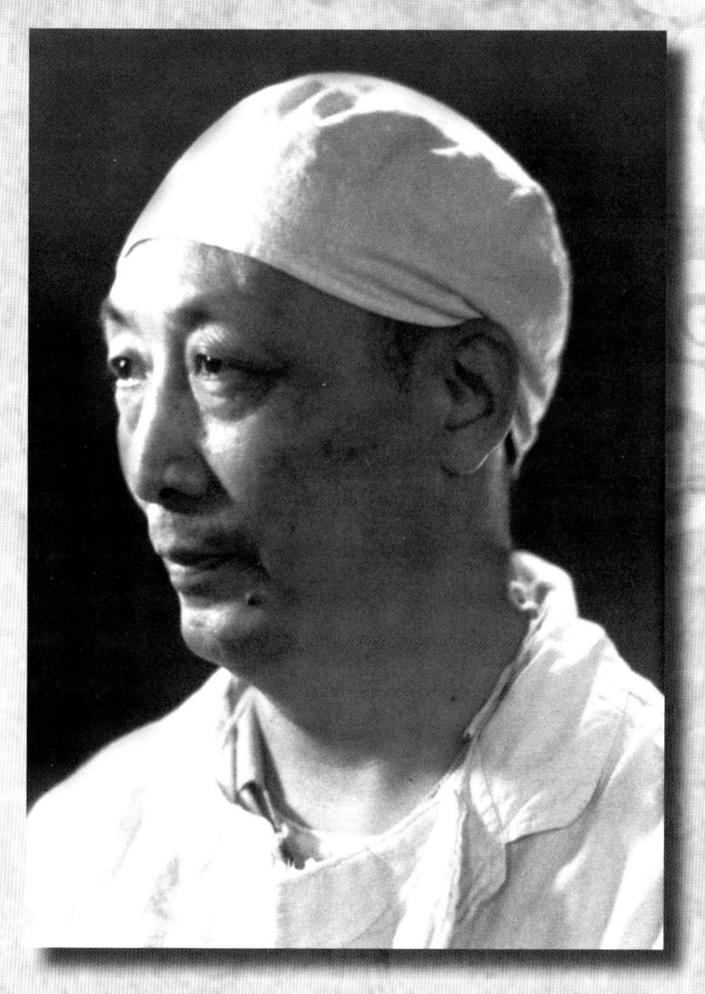

陈公镕时（1911—2003），四川省安岳姚市镇人。晚年定居重庆市观音岩，自号“庸石老叟”。陈公出身书香门第，幼时读私塾三年，聪慧过人。因至亲有疾，常延医调治，耳濡目染，心有所感，情有独钟，遂矢志岐黄，以济世活人。1929—1934年先后拜安岳陈海源、遂宁曾绍先老师学医。1935年在安岳姚市乡创办“续围堂药铺”悬壶。1949年7月至重庆市，在中山一路组织“中一集体诊所”，开设“永兴药房”，任负责人。1950—1953年先后进入“西南卫生部中医进修学校”和“重庆市卫生工作者协会”工作。1956年到重庆市中区人民医院工作。1985年6月10日获得重庆市人民政府授予“名老中医”称号。

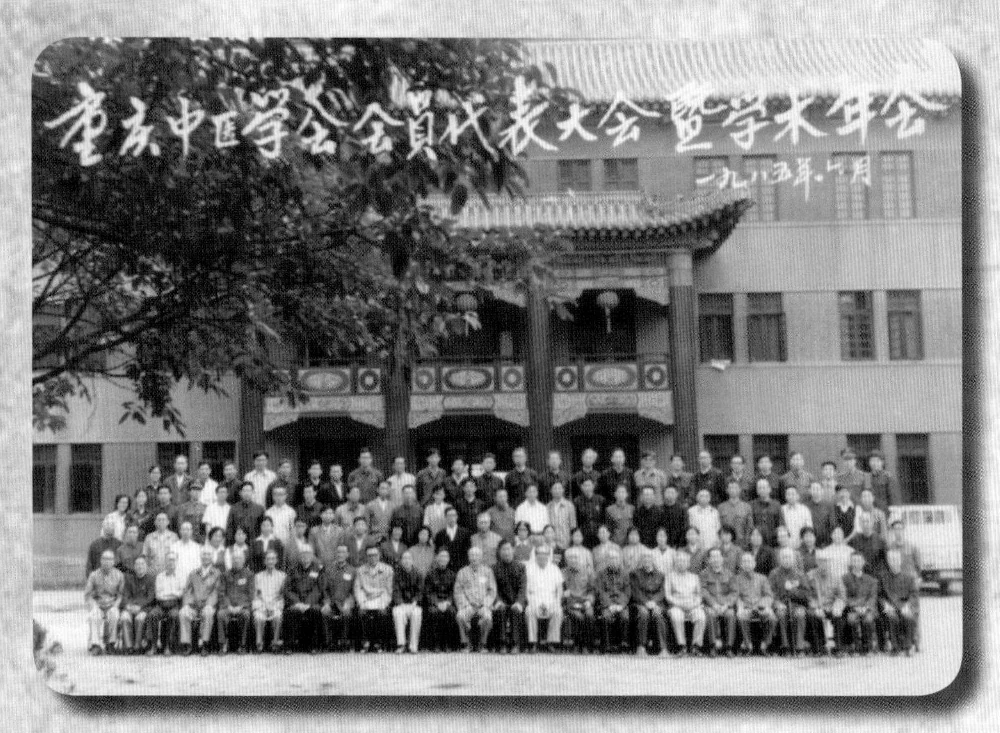

重庆市中医学会会员代表大会暨学术年会（1985.6）

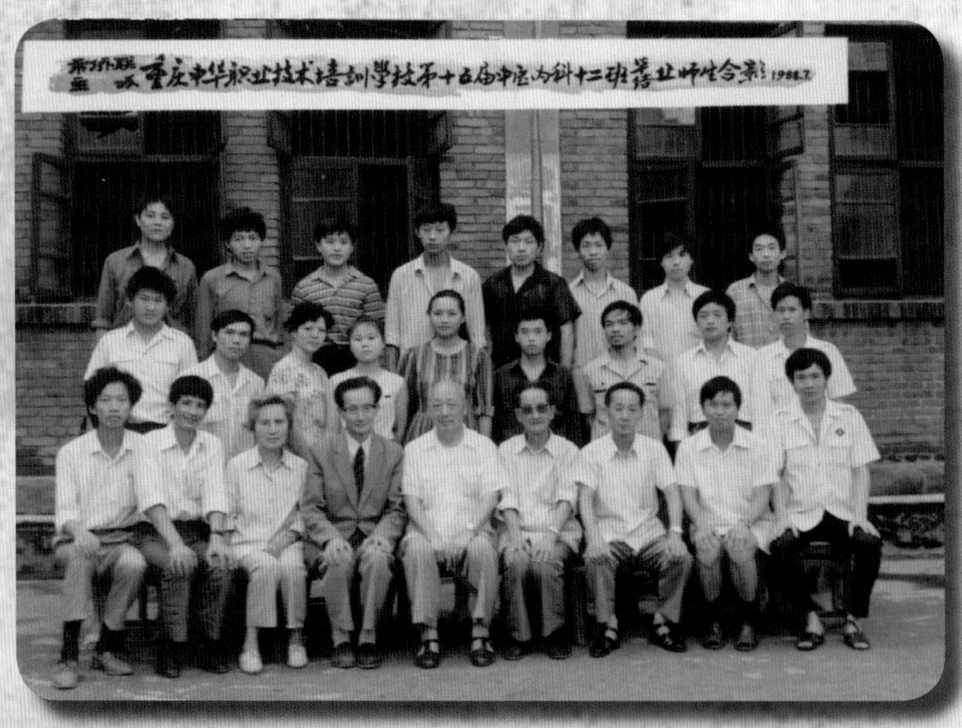

重庆中华职业技术培训学校第十五届中医内科十二班毕（结）业师生合影（1988.7）

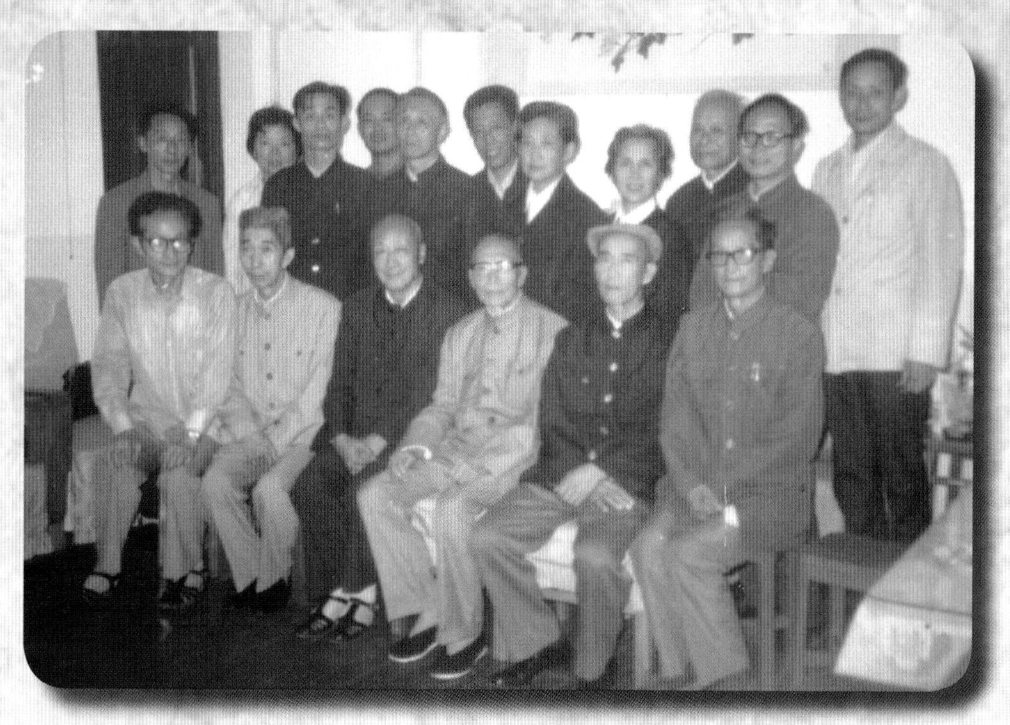

陈老与老中医们

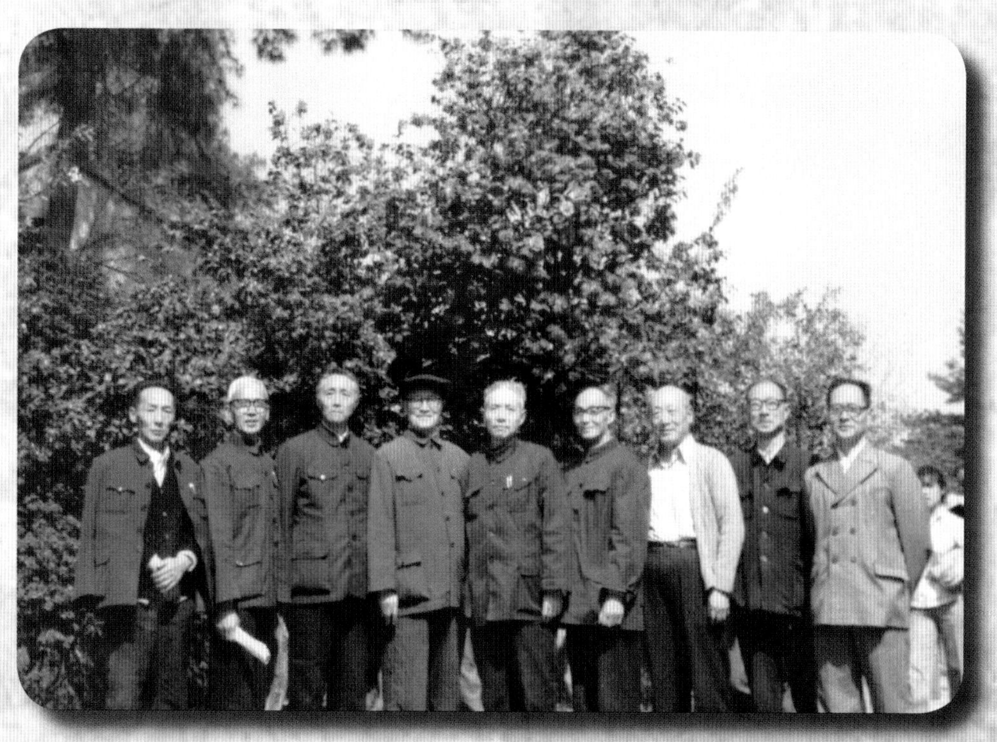

学术交流会议合影

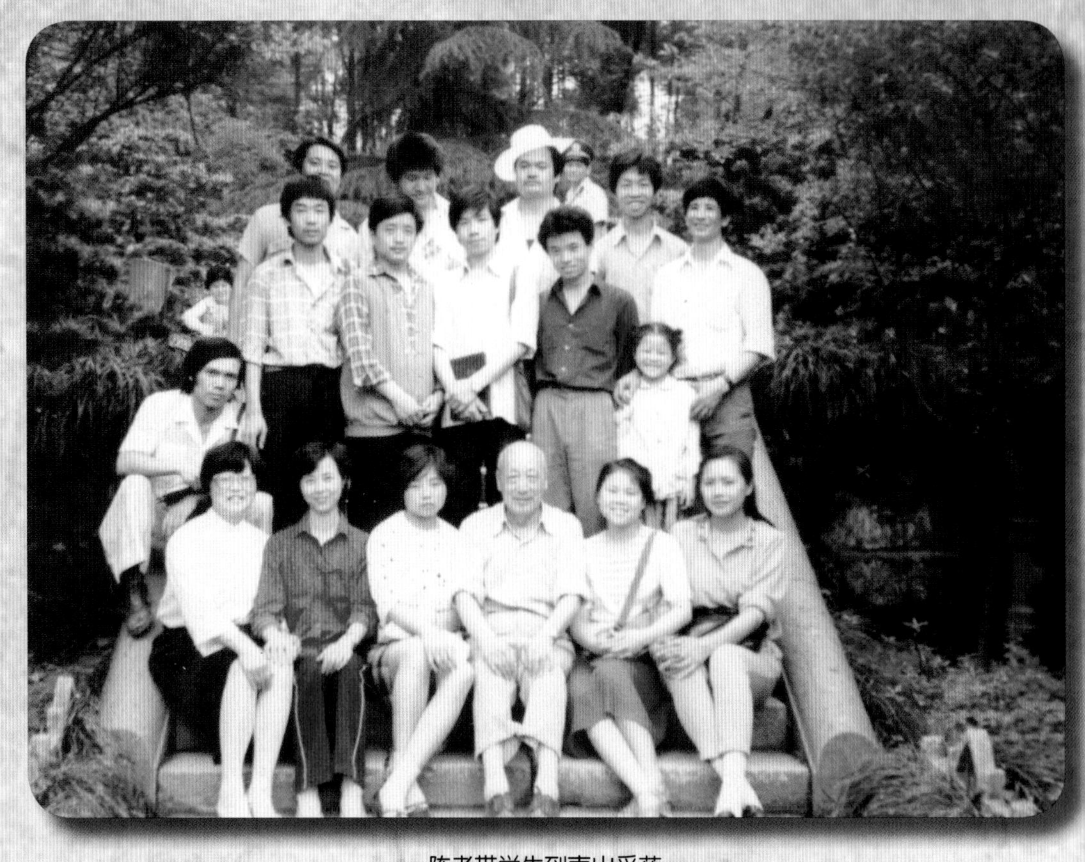
陈老带学生到南山采药

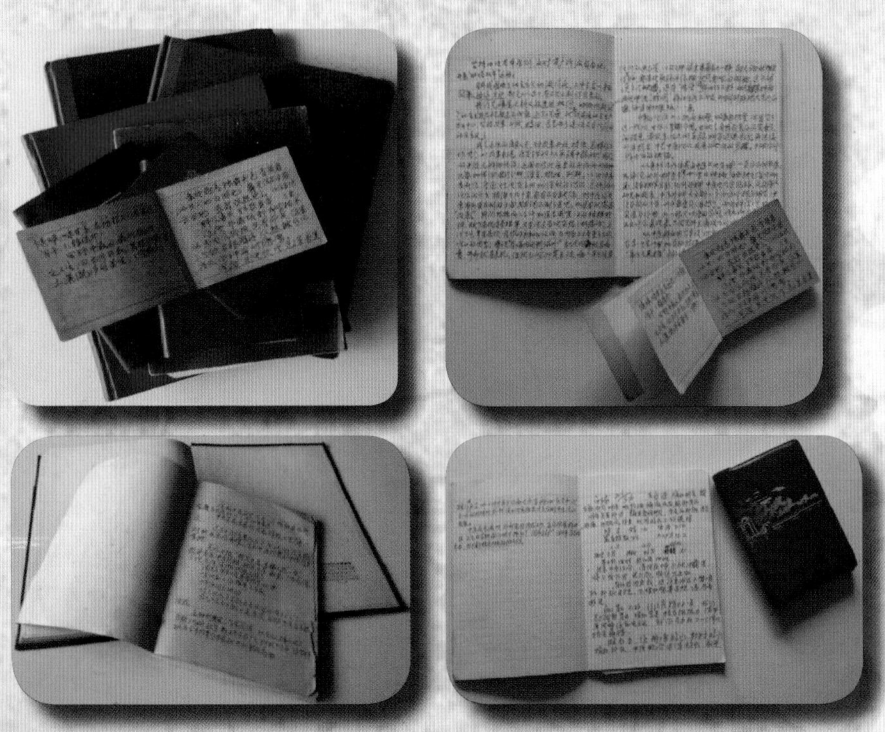
陈老手稿

冯序

陈镕时是重庆市名老中医。20世纪70年代中期后，重庆市每年都召开老中医经验交流会，我作为中医学会的会员代表有幸参加，并拜读过他的一些文章，就此而认识了他。我和陈老不是一个工作单位，我又很年轻，往来很少，只能“敬而远之”。最近，陈老的弟子李宗柏、王显华把陈老的《生殖健康验方精粹》手稿，整理、编撰成书，我匆匆读过之后，掩卷回忆，获益良多。对陈老的认识也转为“敬而近之”，真乃“高山仰止，景行行止”。从近距离看，深知陈老和他的弟子，对中医非常执着，大有“铁杆中医”的风骨。

《生殖健康验方精粹》是一本比较系统的中医性医学专著，弥足珍贵。它在目前国内名老中医的专著中，传统性医学的特色鲜明，无论深度和广度，都算得上数一数二的。陈老长期精研男女“如意”之事，崇尚《内经》，博采诸家，参考书达160多种，报刊杂志不计其数，广集众长，退而记之，笔记本已有厚厚的10多册，足见其尽心竭力的治学精神。说到临床，更是陈老的亮点，辨证精当，经验宏富，内妇儿科和性医学一肩挑，求诊者盈门，获效迅捷。在男科女科的诊疗方面，研究深邃，思路开阔，创制了很多新方，并列举随证加减数条，确有卓见。

自古以来，关于男女两性的性知识，我们民族都言而简，隐而秘，记而少，传而有限。例如，《伤寒论》有“阴阳易”，马王堆汉墓出土文物中，也有讨论中医性保健的书，只美其名曰《天下至道谈》，如此而已。无论是中医院校的教育，或师承教育，涉及有关性医学方面，多数时候是不说清，不道明，含含糊糊，迷迷惘惘，点到为止；学生学到的知识一知半解，支离破碎，真有些像雾像雨又像风。在临床时，患者有这方面的隐曲，总是遮遮掩掩，羞羞答答地诉说，医者诊疗时也摸着石头过河，静悄悄地用药。陈老有胆识，积极研究房事疾病，推陈出新，一方面尊古叙今，另一方面衷中参西，学西用中，努力提高“房中术”的诊疗水平，并用心血书写了《生殖健康验方精粹》专著。

情感，和人与生俱来，待到懂事之后，又增加了“性”的内容。关于性的生理、病理、保健、诊疗，都不是生而知之，需要学习和研究，这对于先生们和女士们提高性福指数，强壮身体，繁衍后代，不但有实用价值，而且有美学意义。《生殖健康验方精粹》有助于男女身心欢愉，家庭和谐，真乃功孰大焉。

吾以本文乐之为序。

冯涤尘　2012年春于重庆

重庆市中医院主任中医师

原重庆市中医研究院院长

国务院特殊津贴获得者

前言

男女性生活，是人类的自然行为。《礼记》中说："饮食男女，人之大欲存焉。"《孟子》也说："食色性也。"饮食和性欲是人的两大本能，前者是自身赖以生存的基本条件，后者是繁衍子孙、延续种族的根本保证，并不神秘。

但由于中国几千年封建意识的影响，性生活被看作污浊、亵秽的字眼，人们无从得知正确的性保健知识。当性生活发生了障碍，又讳疾忌医，医界方家，慑于物议，不愿见诸楮墨，传播无由，自我封锁。

恩师陈公镕时（1911—2003）一生勤敏好学，读中医经典，悟其真谛，博览群书，吸取精髓，探索新知，与时俱进。陈公治学严谨，颇多建树，内、外、妇、儿各科均造诣深厚。对患者，无论男女老幼、富贵贫贱，一视同仁，尽心诊治，辨证精确，立法精当，用药精省，疗效卓著；对同道，虚怀若谷，谦谨容让，成人之美；对门生，言传身教，谆谆告诫，诲人不倦，将毕生所学毫无保留地倾囊传授，奖掖后学，不遗余力，门人弟子无不以其为学术之师、人生之师。

吾师在60余载的行医生涯中，发现患性疾病者比比皆是，不少患者由于缺乏必要的性知识，不知保养肾元，纵欲过度，使身体大受戕害，又不辨病因病机，盲目服用“壮阳丸”“大补丸”之类药物，孤阳不生，反而加重病情，殊堪浩叹。吾师可怜苍生，欲解民于急难，尤重视对性疾病的研究，生平救治患者无数。晚年，陈公心存救济，感而著书，将毕生所学、心血结晶，整理提炼，夙夜匪懈，呕心沥血，笔耕不辍。耄耋之年，力不从心，故将书稿托付我辈，叮嘱我等务必悉心整理编辑，待时付梓，以完其吐尽蚕丝之愿。医乃仁术，唯仁德者能通而彻之，奉而行之，信矣。

本书分保健篇、诊治篇、药理篇三个部分。保健篇论述了中医性医学的基本理论及对传统中医古籍中的有关记载加以摘录，从中可以窥见中华古代养生医学的博大精深。诊治篇系统论述了各类常见的男科病、女科病，如：男科病中性功能衰退、阳痿、早泄、梦交、滑精、脱精、性生活无快感等，女科病中女子阴道松弛、女阴疼痛、妇人子宫脱垂、妇人阴疮等，以及男女不孕、不育症等病的辨证、治法、主治方剂、加减用药。载方351首，其中出至古今典籍286首，民间验方41首，陈老自创临床验方24首。本书引用书籍160多种，上起岐黄、下迄于今，金匮秘籍、石室秘藏、百家散珠、民间碎玉，无不广收博采，不因经藏而盲从，不因俚出而轻弃，不因自创而保守，必以疗效显著为准则。所列之方一一加以方解，论治解方，既从源到流，荟萃百家，又不囿旧论，不拘成说，用方之义，入微剖析，融古汇今，发挥创新，必以理明法彰为原则。多数方剂列出随症加减化裁或加有按语，自创方剂多编有方歌，以利记诵，部分方后附有典型病案，便于理解。此篇是全书的重点，所列性疾病种类之广、病因病机之明，载方之多，解方之详，前所未有。海纳百川，有容乃大。若将本篇看作中医性疾病方剂学专著亦名符其实。药理篇收载了中医性医学、生殖保健调治的56味常用中药，详细阐述了每味药物的性味归经、功能主治、药理作用、配伍禁忌、炮制、用法用量等内容。

近代研究性医学的中医专著甚少，本书虽未囊括一切性疾病的病因病机和展示一切性疾病的治法和方剂，但已大体反映了中医性医学的病因病机和治法方药。我们深信，用心研读此书，把握住其学术特点、思路方法、独到之处、精华所在，并能前后互参、举一反三、学以致用，必有丰硕收获。只要抓住病因病机之核心，立定辨证论治之根本，求法、求方、求化裁，就能举一纲而张万目，处疑临怪，应变无穷。

本书虽经笔者10年5次整理编辑而成，但由于水平所限，未能反映出陈公学术之全貌，不足及谬误之处恐仍难免，欢迎读者指正。

李宗柏　王显华

2011年12月于重庆观音岩

目录

保健篇　中医性健康朴素理论

诊治篇　中医性与生殖疾病诊治

（注　★为陈镕时自创方）

保健篇　中医性健康朴素理论

第一章

中医之肾气理论

人类子孙繁衍，世代优生，全赖于人体最重要的组成部分肾精和性器官的健全，性生活的适度来达到。《医宗必读》说，“先天之本在肾”，就是说男女、精子卵子两相结合而成胚胎，先生两肾，脏腑十二经脉相继以成。

肾主藏精，精是生命的基础，生命活动的基本物质。精气充盈，则身体强壮，精力充沛，机体抵抗力强盛；若精气亏损，即身体瘦弱，精神萎顿，因此必须重视节欲保精、补肾固精、益髓填精。

保持肾功能不衰退，首重节欲以避免肾之精损伤，倘若滥施性欲，或手淫以非法出精，或夜不虚度以纵欲，必然多耗精血，招致性机能衰弱，发生性交障碍；或频频遗精，亦必损伤肾之精气，随即出现早泄，相继阳痿不起，逐渐由轻转重，直至不能性交，甚至亡身绝嗣。未婚青壮年男性用手淫以发泄性欲，违反自然之道，孤阳独炽，有出无辅，使精关松弛，种下遗精滑泄之病根，夜作淫梦，精液涓流而出，损伤精气更大，惟宜痛下决心戒除。已婚青壮年和中年男性，有遗精梦泄者，如其失治，发展到无梦滑精，必须迅速就医，遵守节欲规劝；若不力图医治，肾气必定更虚，会发展成早泄阳痿等症，治疗时更费周折。五十岁以后，机体自然逐渐衰退，趋向衰老。但亦有劳心过度，偶现遗精、早泄、阳痿者，实属多见。故节欲养身、预防保健，尤其重要。

开源节流，是预防保健必不可少的有力措施。服食药物以补充既耗之精液，节制性欲以保存肾中精气，两相配合，健康才能及时恢复。元气剂就是预防过早衰退，保持身体健康之方药。方中选用人参、首乌、黄芪、五味子、山茱萸等以补充元气，配以茯苓、补骨脂等强肾固元药物，以确保肾元旺盛，精气充盈，健康长寿，老当益壮。

祖国医学对生殖器官的生理作用是以肾气立论的。如男性提出丹田、命门、阴茎、睾丸、阴囊等；女性提出阴户或玉门产道、阴道、女子胞或胞宫（子宫）等。**《灵枢·刺节真邪篇》**有云，“茎垂者，身中之机，阴精之候，津液之道也”。“茎垂”指的是阴茎和睾丸，射精排尿都通过阴茎，而生精则是睾丸的作用，故茎垂就是身体中生精射精排尿的机构；阴囊为保护睾丸以调节寒温，热就松弛，冷就收缩；丹田是精室之所在；命门为先天之气蕴藏的地方，人体生化的来源，为重要生殖之本——生命的根本。阴户乃外阴部孔道（包括阴阜、大阴唇、小阴唇、阴蒂、阴道以及前庭大腺），性活动、排出经血、分娩的门户；产道及阴道，为内外生殖器的联通通道，为性活动时容纳阴茎的插入、抽送，产生快感；**《素问·五脏别论》**有云，“女子胞此六者，地气之所生也，皆藏于阴而象于地”，指出阴户的作用是密藏精气，濡养机体，犹如大地生长万物一样，为女性生殖器官的主要部分。

对人类的生长繁殖活动，中医还有较详尽的科学论述。如**《素问·上古天真论》**中说：“女子七岁肾气盛，齿更发长，二七而天癸至，任脉通，太冲脉盛，月事以下时，故有子；……七七任脉虚，太冲脉衰少，天癸竭，地道不通，故形坏而无子也。”“丈夫八岁肾气实，发长齿更；二八肾气盛，天癸至，精气溢泄，阴阳和，故能有子；……七八肝气衰，筋不能动，天癸竭，精少，肾脏衰，形体皆极；八八则齿发去。”论中提出男女均有天癸，这与性功能的成熟和衰退密切相关，但当有别于女子的月经和卵子以及男子的精液和精虫。就天癸的作用而言，类似于现代医学的内分泌。肾气盛然后促使天癸至，表明有关内分泌激素或性激素已经发展到应有水平。

女子任脉通，太冲脉盛，月事按期来潮。男子天癸至，精气溢泄；在性功能的发育过程中，天癸的产生是一个重要环节，但产生与衰退，又直接和肾气的盛衰有关。由此认识到天癸是促进人体生长、发育和生殖机能，维持妇女月经和胎孕，男子排精和种子所必需的物质，它来源于男女之肾精，受后天水谷精微的滋养而逐渐充盛。冲脉、任脉都起于胞中，冲脉为血海和十二经之海，为气血运行的要脉；任脉同各阴经相联系，管理精血、津液等，也有排卵的含义；太冲脉盛，乃阳明饮食物所化之精微物质，即后天之精，化赤为血，由冲脉下行以入胞宫，每月有事而为经，既排有卵，若受男精即能有子。男子十六岁肾气已经旺盛，内分泌已足以使肾气生化之精成熟，而从肾系出于精室（男子胞丹田），精气充满，并含有成熟精虫，男女一经交合，就可能生育子女。女卵男精，实为结成胎儿的要素。

女子到四十九岁左右，冲任脉均已衰微，血海空虚，内分泌减少或自行停止，月经不来，就失去生育能力了。男子五十六岁左右，肝气和肾气已经衰微，筋骨不大灵活，精气不足，出现衰老现象。这是人由胎儿出生、发育、成长而转向衰老，乃至死亡，必然的客观规律。无论男女，都因肾气旺盛天癸至而有生育能力，肾气衰微而呈现衰老，丧失性活动能力。“肾为先天之本”，至此更为明确了。

第二章

中医性健康保健宜忌

性生活是人类生活的自然本能，“人非草木，安能绝无”。但它也有二重性，和谐的性生活有交流彼此感情，促进家庭和睦的作用，而不适当的性生活则会损害身心健康，贻误后代，甚至导致家庭破裂，故应谨慎从事。**《方嗣纪要·协期篇》**说：“男女交媾之际，更有避忌，切须慎之。若使犯之，天地夺其寿，鬼神殃其身，又恐生子不肖不寿之类。”可见，不知避忌，乱淫乱欲危害甚大。这些禁忌知识，也是房事养生的重要内容，不仅是新婚夫妇，即是中年乃至老年人，也是应当牢记的。

第一节　节欲保精

精在人体中最贵重而且极少。**《素问·金匮真言论》**：“夫精者，身之本也。”**《灵枢·本神篇》**说：“生之来，谓之精，两精相搏，谓之神。”**《灵枢·决气篇》**又说：“两神相搏，合而成形，常先身生，是谓精。”**《灵枢·经脉篇》**又说：“人始生，先成精，精成而后脑髓生。”据此理论，生命之起源赖于先天之精，身体之成长依于后天之精，精能生髓，髓足则脑力充沛，精神健旺，聪明才智能充分发挥，所以必须注意保精。保精首先是节欲，节欲才能确保肾精不受损伤。认识伤精的危害性，合理安排性生活，采取节欲的有效措施，才能真正保持身体健康，也能更好地保持性功能，更长久地满足性欲望。

性欲原是两性关系中必然的生理现象，也是人类种族延续和发展的一种本能，它本身不是淫亵之事，也并不神秘，不过必须节制以防损伤身体。所以不论青壮年、中老年都应当严格自持，乃是确保健康，防止衰老，延长寿命不可缺少的措施之一。

《千金方》中说："半醉酒，独自宿，软枕头，暖盖足，能息心，自瞑目。"这几句话，是指导神经衰弱、遗精、失眠病人的调养方法。喝酒不可喝醉，独自一人睡觉，避免异性的吸引挑逗诱发性冲动，方便节欲；睡眠时要选择软硬适中的枕头，以减少头部的刺激作用；睡中足下受凉，易引发遗精，故睡眠时要保证足心暖和；另外，还要消除妄念。做到这些，自然就易入睡了。

《北齐·刘昼刘子》有云："身之有欲，如树之有蝎，树抱蝎则自凿，身抱欲则自害，故蝎盛则木折，欲炽则身亡。"如果个人一直心怀情欲的邪念，犹如树身有毒蝎生其上，必蚀树营穴，蝎子多了，则树会自凿而折断；人抱定情欲不放松，是自己害自己，如果情欲冲动无度，不加克制，势必发生多次性活动而大伤肾之元精，终至生命早亡。此把美人比作蛇蝎，系奉劝人们应当知所畏避。

宋人**《高斋录》**中说："高宏斋八十八岁，精神康健，步履不艰。贾似道问其卫养之术，答曰：'吃五十年独睡丸。'"高宏斋四十岁后独睡，减少与女性接触，减少了性生活，保存了肾精，故八十八岁精神仍饱满而能健步，是肾不亏而发挥"作强"的作用。

宋人范正敏《遁斋闲览》中说，"有术士年九十而有婴儿之色，访以长年之术"，答曰："其术甚简而易行，它无所忌，惟当绝色欲耳。"老而有婴儿样细嫩的皮肤和颜面，只要把握好情欲的分寸该少则少，重在保存先天的肾精，故而具有童颜。

宋人施清臣几上语（座右铭）："长生至慎房中急，何为死作令人泣！"就是说要寿命延长，最应当谨慎的是看透房欲，房事多了，必然损伤肾之精气，使人寿命短促，自己制造死亡条件，何等可悲啊！节欲，才能健康长寿。

明人郑宣《**昨非庵日纂**》记有下面故事：“有人见三叟各百余，锄禾莠。拜问何以得此，上叟曰：室内姬粗丑;二叟曰：量腹接所受；下叟曰：暮卧不覆首。”就是说三个老人百多岁在田间锄草，人们请教他们怎样得有这样精力和高寿的。最老的老人说：“我家女人粗俗丑陋。”言外的意思是房事很少。第二位老人说：“吃东西要肠胃受得了，不多吃。”第三位老人说：“夜间不蒙着头睡觉。”这样能尽量吸入新鲜空气入肺，将废气吐出来。三老所言很合乎情理，不要过多房欲而致“肾劳”，还要勤于劳作，并要讲究饮食及卫生习惯。

又有赵三翁答客养生之道说：“生尔处乃杀尔处也。”就是生殖人的地方，也就是贪恋女色者的自杀处。告诫人们应当节欲，反之就有杀身的危险。

又有：“醉可卧，不可淫，上士别床（分床睡），中士异被（各盖一床被子），服药百裹，不如独睡。”“一岁之忌，暮须远内；少群居，多独宿”等等。就是说酒醉后只可安心睡觉，切莫性交，聪明的人应各睡一张床，纵然同床，也要各盖一条被子，可减少异性吸引和刺激性冲动。一年从春到冬要忌些什么？夜晚离内室远一点好；平时要不和言不及义的人一起，争取更多的机会一个人睡觉，前人这些说法和做法，都是节制性欲的有效措施。

第二节　性器官清洁卫生

两性的性器官在进行性交活动时，必须紧密结合，还有压触磨擦。男性阴茎要插入女性阴道，阴茎头（龟头）的冠状沟和包皮之间，常有一些分泌物积存，形成包皮垢，容易引发龟头炎。如是事先不做好清洁工作，极容易将污垢带入女性阴道内引起女性阴道炎、宫颈炎。有人认为包皮垢是一种引起宫颈癌的物质。因此，性交前对阴茎阴囊的清洗和包皮冠状沟污垢的清除至为重要。女性的外生殖器更复杂，大小阴唇构成许多皱褶，常有汗腺、皮脂腺及阴道分泌物积存，前有尿道，后有肛门，故更容易受到感染。男女双方都应经常洗澡，每次性交前均要清洁性器，养成良好的卫生习惯。

第三节　性生活四时宜忌

已婚夫妇之间，性生活的次数及间隔要有所讲究。性生活后次日若觉精神轻快，无疲乏感觉，则不妨碍身体健康；若感到精神不振，倦怠乏力，则应延长间隔时间或减少性生活次数。进行性生活的时日，亦应当有所选择。

古人经验告诉我们，最合适的入房时刻：中午、夜半，且得子聪明。子后（晚十二点钟后）不宜亏泄，诚保命良方。

冬天气候严寒，夏日炎热酷暑，亦当忌房事；疾病期间、重病初愈、过度劳累、饮酒过醉、饥饿空腹、远行之后、饱食、郁怒或情绪不佳时，如果行房，则易得病损身。

性交之前除注意性器卫生外，应忌食生冷物品，否则易发生脐下膀胱处剧烈疼痛；性交当中切莫受寒凉，否则会使腰腹疼痛；饱食后性交，会影响消化，易患丹毒病。

《真蜡风土记》说："色欲才毕，入水洗浴，其患痢者，十死八九；好色之余，便入水澡沐，多病癞疾。"性交后，不能立即入水沐浴。

妇人月经期间，绝对不能性交，否则容易引起生殖器炎症，慢性盆腔炎患者会引起急性发作，导致经期紊乱等。妊娠头三个月和最后三个月要禁房事，以免引起流产或早产，其余月份也应节制。分娩后子宫未复原以前（6—9周内）要杜绝性交，以防得月家病，避免发生生殖器炎症。女子安环、男子输精管结扎，两周内禁房事；女子输卵管结扎一月内，要避免性交活动。

第四节　贪淫纵欲致“七伤”

初婚青年能够有适度而和谐的性生活，可以使夫妻生活幸福，促进双方健康，大有利于工作和学习。但往往有部分人不善于节制，致房欲过多而伤精损身，而在所不惜。复有一部分未婚男女，当欲念极度冲动时，逾墙，私奔，放纵淫念，贪恋女色，非法伤精，这是绝对不应该的。有婚后性生活过频，以致性交时无精射出的也不少见。中老年更应该很好地节制性欲，不使肾精损伤，所以人人都应当知道纵欲伤精的危害。若是放纵情欲，贪恋房事，妄图一时之快，性欲过度，使肾精亏耗，肾气损伤，必然造成肾劳，表现为遗精、盗汗、骨蒸潮热，甚则腰痛如折，下肢痿弱不能久立等。“肾为先天之本”，又为藏精之所，本既损伤，藏精减少，导致形体精神都很衰弱，寿命必然因而缩短，故年方半百就已衰老。

《素问·上古天真论》说：“以酒为浆，以妄为常，醉以入房，以欲竭其精，以耗其真，不知持满，不时御神，务快其心，逆于生乐，起居无节，故半百而衰也。”那些嗜酒无度，贪淫纵欲，毫不节制，妄作妄为以耗精伤神，不懂得严格保护自身元真之身，只要精神兴奋或冲动而随心所欲，将先天元气耗散了，并常生妄念，与养生原则相反，起居饮食也没一定规律，身体自然提早衰退了。倘若专贪女色，滥用性欲，必然房事过多，或有手淫恶习，或遗精频仍，以致精血多耗，伤及本真，且经常性欲冲动，会刺激精阜及后尿道而引起炎症，还可引起慢性旧病复发或恶化，损伤到肾的功能和器质，这必与早泄互成因果而引起性障碍。伤精必然伤肾，肾气伤损有七候，亦称“七伤”。

一、阴寒。又名阴冷，自觉前阴寒冷。因下元虚冷，寒气凝结者，男子阴冷而阳痿不举；女子阴冷而腹内亦觉冷，多影响生育。

二、阴痿。即阳痿，男子未到性功能衰退时期，出现阴茎不举，或举而不坚、不久的病症。多因房劳过度，命门火衰所致；亦有因肝肾虚火，心脾受损，惊恐不释，抑郁伤肝所致者等等。

三、里急。里有欲出而迫不及待，急切不禁之感，肾司二便，因肾气虚损，对二便控制不力；或性欲冲动，阳初举而精液过早泄出，不能持久。

四、精涟涟。即滑精，精液易滑出不止。多因思欲不遂，房事过度，肾元亏损，精关不固所致，少数则因下焦湿热而起。

五、精少、阴下湿。性交时泄精少，甚至只一两滴，影响生育。由于先天不足，或由房事不节，劳心过度，以致耗损精气，外生殖器及其附近局部经常出汗湿润。肾阳虚衰，多见阳痿多汗，如为冷汗，则为阳衰阴盛所致；汗出臊臭，小便赤黄，则为肝经湿热。

六、精清。精气清冷、精液稀薄，因男子真阳不足，无生育能力，类似于性神经衰弱、精子缺乏一类的病症。

七、小便苦数、临事不卒。苦于小便次数太多，尿量多而清白的，为肾阳不能固摄水液；尿频、量少而色黄的，为阴虚有热；或为脾肾两虚所致；还有肾气损伤，膀胱气化不足，会尿时中断，一次不能解完；临事不卒，不能完成满意的性交，均为肾之精气伤损的见证。

凡此七伤的见证，都是肾的精气损伤结果，归纳起来，首先表现为性功能的障碍，如遗精、早泄、阳痿不举或举而不坚等。平时就精神萎靡不振，工作无劲头，思维难集中，性交不持久，生活乏兴趣，甚至染上其他性病，小则成废疾，大则绝子孙，所以当严格自持，绝不纵欲贪色，不让肾之精气损伤。要更长久地维持性生活活动，惟有不伤肾精才能办得到。

第五节　日常起居宜忌

人们在生活活动中的起居、饮食、睡眠等与健康密切相关，要特别随时审慎，庶可免损身得病而致未老先衰。如《素问·上古天真论》所说半百而早衰的道理，若欲保护身不早衰，就应当从思想认识上，生活起居上，时时警惕伤身得病的危害，免除《素女经》所说违犯七忌的害处，“饮食有节，起居有常”是养生者绝对要注意之事。人身的健康，应以预防疾病为先务，养生是为了达到预防病症的目的。《素问·四时调神大论》告诉我们说：“春三月，夜卧早起，广步于庭。”春天是生发季节，草木萌芽，人应顺从时序的变化规律，夜晚应睡就睡，早晨早点起床，到庭院中呼吸新鲜空气和散步，或做体育锻炼活动筋骨，练最普遍的太极拳、八段锦等。“夏三月，夜卧早起，无厌于日。”夏天也要像春天那样活动，不应过于厌恶日光，避热趋凉。因夏令多热，最忌汗孔闭塞，闭汗得郁热症，故必须使汗外出，使阳气宣泄于外，才合乎养生的道理。“秋三月，早卧早起，与鸡俱兴，使志安宁，以缓秋刑。”秋天的风是劲急的，秋色是清肃的，人在这个时候，应早卧以避风寒，早起以领秋爽，使精神常常安定，才可不受秋天肃杀之气的影响。“冬三月，勿扰于阳，早卧晚起，必待日光……去寒就温，无泄皮肤。”冬天应保证房子温暖，多穿衣服，务必要御寒严密，使阳气不受扰乱。早睡晚起就是避寒，就温也不要使皮肤出汗，以免阳气随汗出而外泄。按四季去适应，起居得宜，就是最好的预防疾病、确保健康的办法。

生命在于运动的理论，现已被各个年龄阶段的很多人所接受，并且都会根据各自情况选择合适的运动项目。青壮年遗精患者，早起运动更为适宜，因为遗精往往发生在黎明前，故在此之前起床来运动锻炼，不是更好吗？

晨起用冷水（井花水、自来水）漱口，能辟除口臭，并可以除齿患，当欲脱落时，亦免作痛。早上空腹食清粥，能推陈致新，生津开胃，易于消化。食物加盐宜少，使之淡，淡则食物真性真味俱得。多食咸，反口渴，并易患结石症。常食太酸食物及过多的醋，会损伤牙齿，这些都是应当注意的。

睡眠对养生保健也非常重要。提倡独宿，别床、同床异被的远内措施，能睡得安静，减少异性吸引，少产生欲念，大有助于节欲。睡中能暖盖足而心静息平，即易入睡；足部暖和，使下部血管扩张，血液流量增多，头部血量相应减少，即具备了入睡条件。常见有梦遗患者，往往与足部寒冷或睡卧姿势有关。青壮年患者，尤当注意，睡卧时自己摩擦足心及肾俞穴，曲一足而侧卧，则精可自固。

《论语》谓“寝不尸”，是说身体不要平直仰卧如尸体样，当侧卧为好。相传陈希夷安睡诀：“左侧卧则屈左足，屈左臂，以手上承头，伸右足，以右手置右股间，右侧卧则反是。”身体略微倾向于仰。另一种侧卧式：“右侧卧，伸直右足，左腿屈膝，膝头着床，右肘弯曲，掌置左腑下或左胸部，左肘关节微曲，手指轻握如拳状，拳头着床面，或左手微伸以掌抚左腿，总之以睡起比较舒适为原则，左卧则反是，身体微倾向于伏。”男性青壮年的外生殖器常在子后（下半夜）有自行在梦中勃起的运动，如果与被褥或内裤（应用绸或薄布做大些为宜，切勿过小过紧）接触摩擦运动中产生快感而梦中遗泄，则仰卧伏卧时更容易发生。还有仰卧曲双膝，双手置两肋之旁，亦可免除摩擦，此种卧式不易将足盖暖，且不能竟夜坚持，但可几种卧势交换着睡，可以减除遗精之患，不遗精即可保精不伤，因而可防止或减少性障碍和推迟早衰。仰卧如尸，盖足不暖，或露被外，最易发生泄精，其生理原因，是头足在被外冷的刺激下，血管因而收缩，身体中部血管相应扩张，血量增加，阴茎即易产生勃起动作，与被裤摩擦，而产生遗精。所以睡眠应选择较好的卧式。

另有牵转白牛法：预防遗精亦妙。用布或帛做一小兜，将外生殖器兜住，拴在腰后裤带之上，自免遗精。

第六节　中老年人房事宜忌

人到中年，虽是精力最为充沛的时期，但人体的生理机能也开始由高峰逐渐向低谷转化，性功能也开始减退。这是一个不可抗拒的自然法则。正如**《素问·阳阳应象大论》**指出的“年四十，而阴气自半也，起居衰矣”，及**《素问·上古天真论》**中的“女子……五七阳明脉衰，面始焦，发始堕；丈夫……五八肾气衰，发堕齿槁”，即说明人到中年以后，肾气始衰，对房事生活应加以节制，以固护肾精，切不可像年轻时那样，频繁房事，否则必损伤肾精，耗伤精气，导致早衰。

中年男女应注重节制性欲，减少房事次数，保养肾精。**《千金要方》**指出：“人年四十已下多有放恣，四十已上即顿觉气力一时衰退，衰退既至，众病蜂起，久而不治，遂至不救。”所以彭祖曰：“以人疗人，真得其真，故年四十，须识房中之术。”所以根据中年人的生理特点，强调应节欲保精，是中年人房事养生中的一重要内容。

当然节欲保精并不是戒绝房事，只是强调房事生活应根据中年人的生理特点，不可太过，而要适度而已。对于房事的频数，一般而言：30~40岁每周1~2次；40~50岁每1~2周1次；50~60岁每3~4周1~2次。正如**《泰定养生论》**中指出，“三十者，八日一施泄；四十者，十六日一施泄。其人弱者，更宜慎之”，“人年五十者，二十日一施泄……能保始终者，祛疾延年，老当益壮”。

由于中年人肾精日渐虚衰，表现在性功能上主要有两种现象。

一是肾精偏亏，相火易动，阳事易举，出现短暂的性欲亢进。二是肾精不足，性功能过早减退，出现性欲低下、阳痿、早泄现象。前者切不可顺势纵欲，宜节制性欲，固护肾精，除应清心寡欲、蓄养肾精外，还应配合药物，以补养阴精；后者除双方应相互理解体贴外，也应及时配合药物治疗，多能治愈。

至于老年人，由于年岁的增长，脏腑功能减弱，天癸渐少，精气衰少，生殖功能减弱，齿发脱落，形体皆极，这是老年人肾之精气亏竭而衰老的自然征象。因此应“远房帏、绝嗜欲”，切不可放纵性欲，而更伤肾精。正如《寿世保元》所指出的，“年高之人，血气既弱，阳事辄盛，必慎而抑之……若不制纵欲，火将灭而更其油”，所以老年人尤应节欲保精。但应注意，节欲不等于禁欲。老年人也需要互相温存及和谐适度的房事生活，尤其是体质强健者更不宜强忍，体虚者则应有所避忌，贵在根据体质状况适度调节而已。

第七节　早期性功能障碍不要讳疾忌医

青壮年男性在未婚之前常出现遗精、滑精或手淫的，就意味着潜伏有性功能障碍危机。如果在婚后仍有遗滑精现象，又不注意节欲，甚至性交不射精等，就可以认为是性功能障碍的开始；至于性交不能持久，或射精过早，或阳举不坚，临门即泄精，甚至阳痿不举，都属性功能障碍的表现。上述情况是肾精伤损后逐渐演变发展所形成的不同阶段，除应自动节欲外，更应该及时请医生治疗，将病情如实相告，才能够恢复并保持性生活健康。切不可隐忍不实，讳疾忌医，拖延时日，以免延误自身病情。

第八节　谨慎服药避免有损健康

药物本可以防病治病，但必须谨慎选择，合宜而用，方可为功。纵是食饵药品，亦不可过量，恐诱发他病，有的虽能治病，又会产生副作用，影响性的健康。下述诸药，希注意服用，万不可大量或久服。例如：

长期服用麻醉品及苯巴妥类药物，吸食过量的烟草，长期多量饮酒，均可引起阳痿而损害性生活的健康。

黄柏内服能治多种疾病，但应中病即止，若应用不当或过量，会损及肾阳，进而影响性的健康。

蛇床子兴阳有功，阳痿方中常用，但男性久服会引起女子阴中生疮疹，不得坐卧。方剂中用有本品，达到痿起后即宜减去。

钟乳石、阳起石、紫石英、白石英、石硫黄、倭硫黄等金石药物，有以为饵来助长色欲的。但此药物服久了会导致强中消渴，日后即病痈疽。

水银治阴虱（八脚虱）显效，惟须接近阴部，可令玉茎消缩，应用时慎防不良后果。

诊治篇　中医性与生殖疾病诊治

第三章

性功能衰退的预防

性器官是适龄男女进行性生活活动的主要脏器。在健康人来说，性生活正常，一般是无病的，能够生育传代，延续种族，所以又称生殖器官。但随着生命过程的岁月增长，经过多次性活动，即有可能发生这样或那样不同程度的病变，也随年龄的不断增加，出现性功能或早或迟的衰退。这些病变的衰退，能随时在生活进程中出现。注意性健康的保护，并在自然衰退期（男子50岁，女子40岁左右）前的时间里，借助药物来预防，可以保持性功能的活力，从历史人物应用保健药剂的史话资料中可以见到，本书中也有一些从实践中得到的例证，都说明性功能的预防保健，是能够通过各种方法和措施获得的。

至于不同的病变，首先得重视非性生活的排精，就是手淫、梦遗、滑精，有的还是健康人，有的则属于不同程度的病态，对遗精患者，及时采取辨症治疗，措施得当，也是对性器官功能预防保健的绝对有力法则。如果发展到早泄、阳痿，已属性功能疾病，但倘辨治得法，亦是可以恢复性功能健康的。

还有男、女性不孕症，性感不快，女阴干枯、性交出血或疼痛和其他各种有关杂症等，都与性器官和功能密切相关，采取相应的治疗方法亦可取得效果，随后分述。

今列预防性功能衰退的元气剂及病变后兼治疗用方六方。

本着防重于治的精神，未病先防，既病早治，注视人生元气这一根本，首重保护，若有伤损，及时补充，在多年临床实践中运用元气剂预防性功能衰退，累获较好的效果。

中医认为，元气就是正气，或称真气，是人体生命活动能力的集中表现，代表着人体抵抗力的强弱。如元气充盛则不易得病，即使患病，只要治疗得当，能迅速战胜病邪而恢复健康，因此，元气对于人体的关系十分密切。现将有关补益元气，填精补髓诸品按组方原则，以主、辅、佐、使选拟成方，即为元气剂。

组合元气剂，第一是保持健康，预防过早衰退，其次是为治疗疾病，尽快康复。适龄的正常人应用它，可以保持元气充盛，早上服下，晚间即可恢复元气；性神经衰退患者服之，药物配伍适度，能完全治好。慢性遗精、早泄，月余可愈。即使阳痿不举患者，配伍适当药品，亦不难恢复。但四十岁以下的健康男性不宜用。四十以上者服之，可保精力旺盛，七十老人连服二月，即可返老还童，亦如壮年而为性欲旺盛之人。读书人服用之，可增加记忆力；事务忙碌的人服用之，得短时间熟睡，亦能精神充足有睡足八小时的相同效果。

元气剂的组成药物，多系补肾的药品。“肾为先天之本”又为生气之根，主藏精，而所藏之精，是人体生命活动的基本物质，一是本脏生殖之精，主管人的生育繁殖；一是五脏六腑之精，饮食物中吸取的精华部分。肾中元气，包括元阴元阳，只宜固藏，不宜耗泄，其病变多属虚症，一般分为肾阴虚和肾阳虚两大类，分别予以补益是必要的。是以元气剂亦分补阳和补阴来区别应用。

保康元气剂，实为强烈的补阳药，又为唯一的强精药，对性欲旺盛之人，防其虚极而为强性的救助药。延春元气剂，实为强精补血益阴药，日夜恣意为之，尚可平安无损，可谓延续青春之剂。但绝不仗有此等秘药而竟贪淫欲，肆意妄投，致贻毁形夭寿之患，千万戒之慎之。

至于病象出现时，只须在剂中调整适当药味，并根据症状，通过辨症选加几种对症药，即可达到治疗目的，如配方能符合客观实际，定能收到预期效果。

★‖保康元气剂‖

（陈镕时方）

大补元气，补肾壮阳，填精益髓，保持健康。凡四十以上之男性，身体状况一般，服此药剂，可使服药者同房后，精力在两小时内恢复。性神经衰弱、性机能减退或障碍，如梦遗、滑精、早泄、阳痿等，酌调药味亦适用。

方剂：高丽参（或红参）30g，有病象者加15g；北箭芪（或黄芪）90g，体痛者加30g；制首乌200g，精衰少者加倍；肉苁蓉60g，冷痿者加倍，身痒者加20g；补骨脂80g，早泄者加15g；鹿茸粉15g，身痒、精薄、清冷、阳衰者加倍；独附子30g，有风者加10g；巴戟肉50g，羸弱者加20g；淫羊藿50g，精少痿软者加20g；山萸肉45g，身痒者加15g；葫芦巴20g，阳虚精血亏者减去；北五味20g，易疲乏者加10g；枸杞子40g，目不明者加20g；沙苑子50g，早泄、见色流精者加倍；白茯苓60g，不消食者加20g；防风30g；炙甘草30g，用作治疗时减去；净蜂蜜适量；金樱膏适量。

（一）制服法

前药17味中，除高丽参、炮附、鹿茸分别单独研粉外，其余各药均依法炮制后研极细末备用，分季节、保健或医疗需要来决定不同剂型配制。附子、甘草最好亦分别研粉，便于调整制剂及分季节保健治疗时灵活增减调整。

1. 本剂适于晚秋至早春时节作丸服。气候转温热时，应予调整剂量和药味。炼蜜和丸或用金樱膏掺半和丸较好，每次服6g，日服1~2次，五加皮酒、人参五味子酒送服均可，亦可淡盐汤送服。

2. 暮春至初秋季节服用，应减去鹿茸，增加地黄50g，减去附子或减量10g。此时节服散剂较好，用炼蜂蜜调吞，或用金樱膏冲化吞服均可，这样能防药丸霉变。

3. 作治疗剂用时，首先减去甘草，并根据病情变化，调整药味剂量和增减药物，适当增加服量或次数。

4. 每晚食胡桃肉七枚可助药力更妙。

（二）随症加减药味

1. 肢冷脉微、亡阳虚脱、命门火衰、精滑早泄者加上肉桂12g，颜色不足再加4g，配熟地补精，即肾气丸用法。

2. 阳痿不举或举而不坚者，加蛇床子仁10g，少气者再加4g。

3. 举而不坚、房事不能持久、射精无力者加麻雀卵20枚。

4. 阳痿精少、茎中冷者，加菟丝子30g，早泄者再加15g，阴头寒者加阳起石（煅）25g。

5. 阴虚而真气耗散，精血俱损者，加熟地30g，若烦热再加干地黄15g。

6. 有滑精史的阳痿，或举而不坚者，加远志肉30g，惊恐不安者再加10g，另加南五加皮40g。

7. 阳痿早泄者加锁阳50g（易举早泄禁用），神经衰弱，老年便秘，亦可加用。

8. 阳痿精冷精滑，尿失禁之老年，加仙茅30g，本品大利于老人及更年期妇女。

9. 阳痿早泄由梦遗滑精，房事过多导致者，加覆盆子50g，巴戟肉20g，广狗肾50g。

10. 真阳虚惫，阳痿早泄遗精余沥加紫梢花5g，此药效力虽好，惟颇难得。

11. 肺痨患者阳痿，肺肾虚损加蛤蚧1对，冬虫夏草30g，白石英10~20g。

12. 遗精早泄，尿频遗尿，加桑螵蛸30g，配枸杞子，巴戟肉治阳痿早泄。

13. 遗精早泄，尿频泄泻加芡实50g，金樱子20g。

14. 阳痿不举，性欲冷淡加石楠叶90g，海马9g，老人衰弱阳虚多用之。

15. 遗精早泄，腰痛脚弱加杜仲30g，狗脊50g，猪屎豆50g。

16. 心神不安，失眠健忘，肾虚多尿，加远志肉30g（并有杀附子毒的作用）。

17. 五脏诸不足，阴痿不起，炼蜂蜜为丸或调吞散剂。

18. 有慢性肠炎，下痢患者，不宜蜂蜜作丸，改用金樱膏作丸或冲化调吞散剂。

19. 老人衰弱，精神疲惫，阳痿遗尿虚喘，加海马9g，仙茅30g，狗脊50g。

20. 多年阳痿而急欲见效者，加钟乳石15g，蘘荷叶30g（以消除金石药后遗症），蛇床子15g为使，当效果产生后，即宜用大剂益精之品。

21. 肾虚腰腿痛加川牛膝根45g。

方解：本剂以大补元气，保持身体健康为基本，故选人参大补元气，黄芪增肾脏元气，首乌补筋骨元气，为主治药，山萸肉壮元气，北五味子补元气为辅，炙甘草调补三焦元气为佐使，是以用元气名剂。另选余药配伍，在一般情况达到保持健康，更重要的保持性功能的健康。性之主要活动赖于肾，所选辅佐使药，多为补肾强精益髓之品，计九种分别具有增强性腺机能，类性激素，雌、雄性样激素作用，及促进性腺激素和肾上腺皮质激素样作用，兴奋性神经和激性药以相助，能达到保持性功能健康目的。如用作性障碍治疗剂，结合各药有关性能功用足可发挥疗效。

性功能障碍原因是多方面的，但最主要的还是性之阴精阳气损伤，兼有他脏受病所累及，或为性腺机能减弱或失调。方中诸药配合，适足以调理之。依“虚者补之”的原则，精伤者填精补髓，首乌、萸肉、五味、沙苑、巴戟、鹿茸、甘草七种；补肾气滋肾水有人参、黄芪、萸肉、五味、沙苑、炙甘草六种；固精关止遗泄有首乌、苁蓉、固脂、鹿茸、附子、山萸、五味、枸杞、沙苑、金樱十种；首乌、萸肉、枸杞、沙苑补肝肾，诸药配伍运用，使伤损得补，为强阴起痿奠定良好基础。温肾补火，强阴壮阳，首重固脂、芦巴、附子、北五味加上人参、甘草、鹿茸、巴戟、苁蓉、枸杞、萸肉而起痿；早泄遗精之药已寓于固精关止遗泄药中，至于伴有神经衰弱，气血不足，腰膝软弱，耳聋目盲诸症，亦五七种可以兼治。由于元气得到补充和恢复，肾精得以固涩和增益，症情自当改善。方中参、芪、茸、附、羊藿、固脂、甘草等七种，具有性激素样作用和增强性腺，对性机能减弱或失调，可以得调节和补充，另如五味、巴戟、苁蓉、首乌，又分别具有激性，催情欲，兴奋性神经和生殖机能等作用，因此对性功能衰退或障碍，得到康复，是有根据的。

剂中附子，引补气药行十二经以追复散失之元阳，引补血药入血分以养不足之真阴，增强细胞活力，善助参芪成功，四时不可缺少，为辅治药之梁柱。茯苓为五劳七伤致病的四时神药，又为人参首乌之使，治心脾虚弱，惊悸失眠，并可使呆滞之首乌，不致碍湿而活跃。人参得五味生肾精而收耗气，黄芪得防风其功愈大，参芪首乌帅辅佐诸药修复机体损伤，甘草益五脏利百脉，助参芪成补气之功，用为佐使甚当，防风散寒除湿解表，可防制味萸酸敛留滞偶感之外邪，合甘草解附子毒，为主要使药。蜂蜜为属阴之专门药，杂于阳药群中，含有以阴济阳之深义，各药配伍相宜，发挥保健和治疗作用，当胜任有余。

方歌：

保康元气房中秘，固脂丽参与箭芪。

独附苁蓉首乌制，防风北味拣巴戟。

芦巴枸杞淫羊藿，炙草茯苓山茱萸。

冬配鹿茸夏换地，神衰遗泄夸沙藜。

病案：1975年8月，张某某，男，59岁，自诉精神欠佳，性欲减退，年来已失去性要求，睡眠常感不足，夜尿三四次，全身状况一般，无烟酒嗜好，生活条件中等。脉缓两尺俱弱，苔洁舌质淡红，诊为肾之阴阳俱虚。发为性器痿弱，性功能衰退，年近花甲，为势所必然，即用保康元气剂一料为丸服，二余月后已有起色，但阳举不坚，十月再一料加蛇床子仁20g，远志肉30g丸服，1976年已能过满意的性生活。赓即建议连服杞菊地黄丸，金匮肾气丸半年以期巩固，勿多断丧。丸药交叉服，每天各服9g。

另外先后治疗漆、杜、田、贾、潘等病员，年龄均在50岁以上，服用元气剂一至三料不等，都曾收到满意疗效，兹不备录。

★‖延春元气剂‖

（陈镕时方）

滋阴益血，补精生髓，凡女性身体瘦弱或虚衰，男方性欲旺盛，故艰于满足对方性要求。或有性感不快，女阴轻度干枯或贫血，月经量少、色淡或带下，食欲不佳等症。

方剂：吉林参（生晒参、糖参或太子参均可）20~30g，熟地黄100g，北箭芪80g，茯苓50g，制首乌200g，肉苁蓉80g，炙甘草50g，北五味30g，覆盆子60g，枸杞60g，远志肉45g，菟丝子50g，石楠叶80g，蛇床子40g，蜂蜜适量。

（一）制服法

上药十五味，依法炮制，研为细末，散服用蜂蜜调和。亦可炼蜜和丸服，宜密封贮存，切防霉变虫蛀。

1. 本剂为养阴益血补肾为主的保健药，30岁以上的体弱妇女，或40岁以上的一般妇女，均可服用。性生活减少的50岁左右的妇女，服本剂能达到或保持性活动的正常水平，或稍低下，可使性生活得到更高的乐趣，事后能保持平安无损，对工作精力仍能保持旺盛。

2. 深秋到早春，可制蜜丸服，暮春到初秋用散剂服为好。

3. 如作治疗剂用，须根据病情，调整药味或剂量。如有妇科胎、产、经、带等复杂情况，则按妇科病进行治疗为当。

4. 服用量，每次5~10g，早上服一次，或早晚各服一次，黄酒、米汤、开水送下均可，能饮酒者，五加皮酒、五味子酒均可送服。

（二）随症加减药味

1. 若需避孕，欲使无形中流产，加海马9g、怀牛膝90g。

2. 阴虚阳亢体质有吐血者，不可用鹿茸；阳气虚弱、身有冷感者，则加鹿茸15g以强壮和振奋机体功能，以西茸为佳。

3. 性欲冷淡或性感不快者，加石楠叶一倍，肉苁蓉25g、胎盘粉40g、淫羊藿50g。

4. 面色萎黄、精神萎顿者，加覆盆子30g、枸杞子20g、蛇床子10g。

5. 气血不足、第二性征发育不良、不孕者加胎盘粉40g。

6. 性欲旺盛、肾阴不足者，减去蛇床子。

7. 更年期综合征者加仙茅30g、巴戟肉50g、淫羊藿50g。

8. 身体虚弱、头目常眩晕者，防止性交时虚脱，加山萸肉45g。

9. 腰痛明显、脚膝无力者，加杜仲30g、刺五加40g、狗脊50g。

10. 贫血严重、月经不调者，加当归45g、熟地35g、黄芪加倍、巴戟肉50g、鹿茸30g。

11. 习惯性便秘、血虚便秘者，加肉苁蓉25g、锁阳50g、当归身45g。

12. 常有白带量多者，加覆盆子30g、紫梢花（冷带）5g、芡实50g、麻雀10支、雀卵30g、狗脊50g。

13. 女阴干枯加淫羊藿100g。

方解：本剂以补充元阴之气为主要目的。滋阴益血，用于女性一般体质，或趋向衰老阶段者。选用东北参、黄芪、首乌、炙甘草、北五味，以补元气；重用熟地滋补阴血、封填骨髓，协同参芪为主药。全剂多数药味作为延续青春之品，从内在加外在发挥延春效益，有如黄芪、熟地、枸杞、菟丝配合生长肌肉而养肌，令人肥健；首乌、熟地、覆盆子强真阴益精血，令发不白；覆盆子、枸杞益颜色，使皮肤色泽转佳变白皙；蜂蜜、枸杞使早老之人耐老；参芪、覆盆子、五味子养阴，蛇床子具有激素样作用，可使雌性动情期延长而延续青春活力，北五味子生阴中肌肉外，又与远志、菟丝共同兴奋子宫而保持少女态势，实现保持青春，延续青春之目的。制首乌补肝肾阴血、益精血，用大剂量作主要辅治药，协同甘草养肾气内伤，助熟地疗阴虚之危；苁蓉专于强肾，治厥阴贫血，覆盆子添精补髓，补任脉之气，均为重要辅治药。北五味子滋肾、补元气不足，枸杞补肝肾阴血不足、生精、补冲脉之气，得熟地尤良，菟丝补肝肾、生精益髓、滋阴壮阳，均为辅佐药。远志通心安神、增精强志，配合地黄、枸杞、东北参，发挥作用更好。石楠叶润肾补肝，养肾气内伤阴气不足，久服令思男；蛇床壮阳益阴，助女人阴气，散妇人抑郁，治性感不快，均为佐药。茯苓蜂蜜为使，茯苓为人参首乌之使，防药物呆滞碍湿，蜂蜜安五脏诸不足，乃属阴之专门药，阴血亏虚的神经衰弱者必用，为女性元气剂的良好基础药。如作治疗剂用，随病情变化增减药味或剂量，亦能获得良效。

方歌：

养阴益血推延春，熟地黄芪东北参。

炙草苁蓉首乌制，菟丝北味重覆盆。

志通枸杞石楠叶，配伍蛇床辅佐分。

使用茯苓防呆滞，蜂蜜润补专属阴。

开心薯蓣肾气丸

（范汪方）

治丈夫五劳七伤，髓极不耐寒，眠即胪胀，心满雷鸣，不欲饮食，杂食心下停滞不能消，春夏手足烦热，秋冬两脚冰冷，多忘，肾气不行，阴阳不发，绝如老人。服之健中补髓，填虚养志，开心安脏，止泪明目，宽胃，益阴阳，除风祛冷，无所不治。

方剂：肉苁蓉30g，山萸肉30g，干地黄30g，远志肉18g，蛇床子18g，北五味18g，防风18g，白茯苓18g，怀牛膝18g，菟丝子18g，杜仲18g，山药18g。

上药研末，炼蜜和丸，每丸重2g，每服2~4g，日二夜一服，若烦心者即停之，只服2g为度。服五日茎炽，十夜通体滑泽，十五夜颜色泽丰足热，二十夜雄力欲盛，二十五夜经脉充满，三十夜澈热气明寝，面色如花，手纹如丝而心开，记事不忘，去愁止忘，独不寒，止尿洪阴。年四十以下，一剂而足，五十以上两剂即足，满七十亦有子，妇女未断经者，服一剂五十得子，无所禁。

但忌大辛、醋。

方解：此方今天以粗浅的认识来研究它，不一定切当，观其调补阴阳立法，从心肾着意名方，组强壮药物作丸，治五劳七伤诸病，服一两剂后即足，为男妇衰老施救，将它用于预防保健，当更为有力。

本方十二药中，具不同强壮作用者十一，滋养调补五脏者及其半，补中益脾胃者有七，补肝肾者四等。其治五劳七伤、髓极不耐寒，选用苁蓉、山萸为主药。方中苁蓉、干地黄、防风、菟丝治五劳七伤、髓极（即肾劳），是精髓因肾气亏损而困惫，亟行填补，用苁蓉、杜仲补益精气；萸肉、地黄、远志、牛膝、菟丝添精填髓；北五味子固精养髓；远志补精固精，同萸肉、山药涩精协力，从开源节流而使髓极改善。不耐寒是肾元不足、阳气虚衰之候，山萸壮元气而益元阳，北味补元气而暖水脏，远志、蛇床子、怀牛膝、菟丝子都有壮阳之功，杜仲强阳道，髓充阳壮，自然耐寒了。眠即胪胀，心满雷鸣，且不消化，脾劳食损之故，用补中益脾胃之山药以补中益气力，杜仲补中益精气，怀膝补中疗伤中，防风补中益神，茯苓益心脾，治胸胁逆气，心下结痛，寒热烦满。培土以调虚热、虚火，脾虚痰湿，凡涉虚皆宜。制丸用的蜂蜜，每丸约占半，补中益气，调脾胃而增欲情，地黄去胃中宿食，俾得中焦脾胃健复，吸取水谷精微以养五脏复藏于肾，肾精得充后，精能生髓而髓自充，五劳向愈。春夏阳气渐升，阴虚不能济阳而手足烦热，秋冬寒气逐渐加深，阳弱不能温煦手足而冰冷。方中苁蓉既补阴又补阳，蛇床子补肾壮阳益阴，菟丝子滋阴壮阳，怀牛膝壮阳利阴气，四药均同阴阳协调相关。地黄填真阴而除手足烦热，茯苓长阴益气力，除寒热邪气强阴有山药，且茯苓为诸阴之佐而去滞，又可为诸阳药之使而宣其道，助诸壮阳药中的苁蓉去腰膝冷痛，菟丝子去腰痛膝冷以清除手脚冰冷，各药配合适宜，阴阳协调足可以达到。健忘，则以远志、茯苓和五味子兴奋和强壮中枢神经而收效。肾气不行，阴阳不发绝如老人，就是绝阳不兴，绝阴不产，乃性神经衰退之征，故如老人，山萸肉补肾气，苁蓉治绝阴绝阳，蛇床子、菟丝子、牛膝等配合，实为切当之妙药。健中补髓填虚，悉见前述，养老开心，有远志、杜仲强志，防风安神定志，茯苓、远志开心，萸肉、蜂蜜安五脏，还有地黄补、山药充、北五味子养、防风通五脏等等。防风又止泪，菟丝能明目，地黄利耳目，山萸治目眩耳聋，杜仲治头目昏沉，山药使耳目聪明等，宽胃，益阴阳，除风祛冷诸药，均可称配伍得宜，对所述症状，能够治好是无疑的，确为既病能治的妙方。从服量小，五天即见效用，连续服药，每隔五天观察，就显示出递次间的效验，三十天达到体质丰泽，脑力不忘，面色如花等预期效果，纵是五劳七伤患者，也会是较轻的，方能一月显效，没有一般正常体质，能收到既快又好的疗效，还应当进一步在临床中证实它。将其作为未病先防之良法，用来保护性健康，还是有可据的。

‖还少丹‖

（杨氏方）

大补心肾脾胃虚损，治精不足，精髓不固，饮食不进，发热盗汗，牙齿浮动，神衰力弱，腰酸体倦，久服轻身还童，妇人服之，泽容颜，暖子宫，去一切病。

方剂：怀山药45g，怀膝（酒浸焙）45g，茯苓（去皮炙制）、山萸肉、楮实子（酒蒸）、炒杜仲、五味子（炒）、巴戟肉、肉苁蓉（酒浸一宿去腐）、远志肉、小茴（盐水炒）各30g，石菖蒲15g，熟地、枸杞（酒浸）各15g。

共研细末，炼白蜜用大枣肉100枚为丸，每服6～9g，清晨盐汤下，卧时温酒下，一日三次，五日觉有力，十日精神爽，半月气壮，二十日目明，一月夜思食，冬月手足常暖。如热加栀子30g，心气不宁加麦冬30g，精神短少加五味子30g，阳弱加续断30g，精滑去牛膝加续断60g。

方解：杨氏组合此方，是本先后天立意的。先天之本在肾，后天之本在脾，故选用牛膝入肾以补精填骨髓，并疗伤中少气，山药补益脾胃，主伤中虚羸，又滋肾涩精，二药协同，用量重于他药，冠于方首作主治，又得各药为辅佐，自可发挥大补心肾脾胃虚损之威力。巴戟为补肾要剂，苁蓉为强肾之王，萸肉壮元气，三药均能补助元阳，元阳旺则胃气滋长，而诸虚自退。茯苓益心脾，行水湿，菖蒲开心孔，益心志，并治消化不良，为衰弱者的强壮药。精血不足，熟地滋阴补血，益精填髓，枸杞、巴戟、苁蓉、杜仲、牛膝、萸肉都能补益精气，而萸肉、远志等协同山药涩精而精固不伤，髓得由生，肾精复健康得保。饮食不进，则伤在脾胃，方中小茴醒脾开胃，已有菖蒲促进消化，蜂蜜补中益气调脾胃，山药、茯苓补益脾胃，巴戟、萸肉、苁蓉补元阳而致土气旺盛，吸收水谷精微益多而肾之藏精更足，发热山药、茯苓可以调，盗汗熟地、五味可以止。牙齿浮动，肾经虚火上浮引起，肾精得补，肾水充足，水能济火。得牛膝引虚火下行而齿可固。其疗效已寓于补肾诸药症之中。神衰力弱，腰酸体倦，均为肾虚证征，枸杞、苁蓉、五味、杜仲配合，腰脚酸软可治，菖蒲、茯苓、五味协同，神衰渐复。久服轻身还童，泽容颜，方名还少已具较深涵义，所谓身轻，必须筋骨健强，行动敏捷，还童者，即经衰老而精神、颜貌、须发能同青壮年相差不太多之意。楮实子者，服之老而更少，久服不饥轻身，“道士梁须年七十，服之更少壮，到百四十岁，能行及走马”（《抱朴子》）；枸杞能易颜变白，坚筋耐老；石菖蒲久服轻身延年，不忘不迷，益心志不老；山药久服轻身延年不饥；牛膝久服轻身耐老。青壮年多是耳聪目明，筋强力壮，菖蒲、枸杞、山药、楮实、萸肉、地黄、牛膝、杜仲等补肝肾精血，可助衰弱者耳聪目明，乌须黑发，亦如青壮年，这就是“还少”的具体表征。方中有杜仲治肾劳，暖子宫，小茴温肝散寒，祛腹中冷，巴戟补肾壮阳，治宫冷梦交，苁蓉治女子绝阴，妇人服之故亦适宜。本方对虚损衰弱能补，衰老转少有验，未虚时服之，保持健康耐老，当能更见效益。

萃仙丸

《钮琇觚续编》

补精益髓，添血强腰，治真元不足，肾气虚弱，命门火衰，目昏盗汗，梦遗失精。

方剂：白莲蕊（阴干）120g，续断（酒炒）90g，韭菜子（微炒）60g，芡实（乳汁拌蒸）120g，沙苑子（微炒）120g，枸杞子120g，菟丝饼60g，覆盆子（酒炒）60g，莲肉（乳汁拌蒸）90g，山药（乳汁拌蒸）90g，何首乌（九蒸九晒）120g，破故纸（酒炒）90g，核桃肉60g，龙骨90g，白茯苓（乳汁拌蒸）60g，黄花鱼鳔（炒珠）90g，人参6g，金樱子（去籽）90g（或银杏肉90g）。

上药十八味为细末，练蜜和丸如梧桐子大，每服3丸（0.6g），淡盐汤下。

本方来源：清康熙三十二年（1693年）癸酉十月三日，户部尚书山东王陟奏事，康熙问：“聊年几何？”对曰：“臣不敢隐，今实年八十。”又问居常用何药饵？对曰：“科臣陈调元贻臣一方，名萃仙丸，非有奇草异味，而甚能益人，调元服之，八十尚生二子，陈年九十六岁，臣亦用之日久，以是幸余龄。”次日呈，康熙曰：“八十是人，硬如此，真福德老翁也。”即太医院修合，武进周某闻之王曰：“吾自中年以后，所御娈童姹女共六十八人，而体未常疲，萃仙丸之力也。”

（编者按：1. 本方保持身体健康，性机能延退衰减，已得历史依据。2. 康熙在位六十年，子女三十五人之多，得无因此欤？3. 方中药物剂量，以王呈剂量为合适。辞典载的部分药量减轻，不十分可取，惟人参加重五倍，可能考虑野山人参难觅，改用红参，当可如之。4. 纵是阳痿早泄患者，亦何常不宜用，只是服量稍加大一些为好。）

方解：本丸功能补精益髓，添血强腰，是荟萃下述十五种中药配伍而奏神效的。补精益髓以枸杞、莲肉、首乌、鱼鳔、金樱、菟丝、芡实、覆盆、人参、五味等十种，而前五种加上莲蕊、胡桃具有养血益血之功，枸杞、菟丝、胡桃再配上续断、韭子、沙苑、小茴，则强腰有力；这类药物已占全方六分之五的比例。再就五脏来论，方中作用于五脏的人参，主五脏气不足，得五味配伍，能生肾精而收耗气，乃大补元真之气，龙骨、覆盆安五脏，金樱补五脏，山药充五脏等。再分别来研究，补肝肾有枸杞、首乌、沙苑、续断、韭子、覆盆、胡桃、菟丝；补心脾肾的有芡实补脾益肾，山药补脾益肺滋肾，莲肉养心益脾肾之精血，茯苓益精血调脏气，四药合用为补脾要药；故纸使心胞之火与命门之火相通，补肾火，温脾阳，合韭子补命门不足，俱火土相生之义，芡实、沙苑、人参并用，肾气虚弱得补救，枸杞、菟丝、萸肉、山药、沙苑助明目，龙骨、五味可敛汗；梦遗失精，则用莲蕊固涩精气为首，芡实、沙苑为助，龙骨、金樱、覆盆协同收敛取效，更得鱼鳔使精血粘聚不致疏泄，调阴中气固滑泄有殊功，还有首乌涩精止遗，莲蕊治泄固精，韭子止梦遗，胡桃固精止遗泄等十一味配伍，已足使肾精不致妄泄，为了保持性健康准备了条件。方中故纸、胡桃、沙苑、莲蕊、覆盆、鱼鳔等，益命门种子最效，进一步证明性功能不衰，方中还有五种能乌须发，益颜色之品，亦具返老作用无疑，配合得当而有神效，是否即丸名萃仙之由来耶。

无价保真丸

《中国医学大辞典》

治一切劳损诸疾，服至一月，面目光润，半年返老还童，饮食房事，无异少年，百病不生，冬月手足不冷，夏月身体不热，男子须发不白，妇人能生育，益精填髓，功效无穷。

方剂：九制熟地（忌铁器）120g，全当归（酒浸）75g，杜仲（姜汁炒去丝）45g，川芎（酒浸炒）45g，白茯苓（人乳拌蒸）45g，甘草（酒炒）30g，金樱子（酒浸去皮子）30g，金石斛（酒制）90g，淫羊藿（去边梗酥炙或羊油炒）30g。

以上九味，俱用好酒制，惟服药不拘何酒，杜仲另研为末，同各药末加入生白蜜共捣一千杵，为丸梧子大，每服9g，空心好酒下。

方解：本方首提治一切劳损诸疾，末提益精填髓，功效无穷，中段则是效果的体现。组方九种药中，熟地治五劳七伤，补血强真阴，又为益精填髓之圣药；金石斛养阴益精，补肾积精，补五脏虚劳羸瘦和虚损；当归补血活血，补五脏虚劳诸不足，凡有形虚损之病无所不宜，为主要药物。配合甘草益五脏，补脾养肾气内伤，养阴血，治一切虚损；杜仲治肾劳，补中益气；金樱益精髓，补五脏，养血气；茯苓调脏气，凡涉虚者皆宜；川芎治劳损，补五劳，调众脉，养新血等；八种配合，确具治劳损诸疾之功。其中石斛、熟地、杜仲、金樱、加上甘草益精养气，当归补血养气生精，淫羊藿益精气，促进精液分泌等七种，具有补益精气，充填骨髓作用。补血活血养血五药，首推归地，得川芎行血中之气，使血自生，又得甘草、金樱之养以配合，占全方的过半数。为了益精髓，则重视脾胃为气血生化之源，石斛生当益胃，甘草和中补脾益气生津、蜂蜜补中益气调脾胃，茯苓厚肠益心脾，为诸阴药之佐而去滞，地黄对阴虚而精血俱损，膏残薄者用以厚肠，当归在实验中有“可能提高全身代谢”，此乃执中央以运四旁之义，进而达到饮食房事无异少年的效果，服一月面目光润，男须发不白，女能生育，就是疗效表征，冬月手足不冷，夏月身体不热，百病不生，半年返老还童，就是健康已得到保障，纵观本方是重点在养阴补血作主导，补精填髓为目的，调和脾胃添措施，虚损诸候可救治，用以防治偏于阴虚血弱体质之早衰早老患者，最终达到保护真阴真精，确实是无价的，更适宜的方剂。

对上述预防保健六方的适应性和选择目标的见解：

保康元气剂，补肾壮阳为主，一般身体素质偏阳虚者用之较好；延春元气剂，滋阴补血为重，偏阴虚的身体合适，两方阴药阳药均可适症选加为反佐，灵活性适应面较广阔。开心薯蓣肾气丸，用于心肾阴阳失调，脾胃素虚患者，服之最好。还少丹从先后天着眼，侧重脾肾心胃立法，脾肾不足者用之咸宜。萃仙丸则以肾亏血弱为着眼点，并视腰部变化，即使性功能未衰退，有腰脊酸痛软乏者更为合适。无价保真丸，适用于阴虚血弱患者，与延春相较，更偏重于养阴补血，具有药味简单方便的优点。

六方都是以补肾固精为中心，全有补益精血充填骨髓的力量，这是总的共同目标，用时区别阴阳气的偏盛偏衰，脾肾心胃的轻重缓急来选择何方最适宜，掌握具体病情，适当调整剂量和增减药味，显效是可以预期的。

第四章
《素女经》四季补益奇方

黄帝问素女曰：男子受气，阴阳俱等，男子行阳常先病耳目。本其所好，阴痿不起，气力衰弱，不能强健，敢问疗之道？

素女曰：帝之所问，众人同有，阴阳为身，各皆由妇女，天年损寿，男性节操，故不能专心贪女色。犯之竭力，七伤之情，不可不思，常能审慎，长生之道也。其为疾病，宜以药疗之。今所说犯者七：

第一之忌，日月晦朔，上下弦望，六丁之日，以合阴阳，伤子之精，令人临敌不战，时时独起，小便赤黄，精空自出，夭寿丧身。

第二之忌，雷电风雨，阴阳晦暝，振动天地，日月无精光，以合阴阳，生子令狂癫，或有聋盲，喑哑失神或多忘误，心意不安，忽常喜惊恐，悲忧不乐。

第三之忌，新饱食饮，谷力未行，太仓内实，五脏防响，以合阴阳，六腑损伤，小便当赤，或白或黄，腰脊疼痛，头项寄强，或身体浮肿，心腹胀满，毁形夭寿，天道之常。

第四之忌，新小便精气微弱，荣气不固，卫气未散，以合阴阳，令人虚乏，阴阳气闭，绝食无味，腹胀满结，怫郁不安，忘误或喜怒无常，状如癫发。

第五之忌，作事步行身体劳，荣气不定，卫气未散，以合阴阳，藏气相干，令人气乏，喘息为难。唇口干燥，身体流汗，谷不清化，心腹胀满，百处酸疼，起卧不安。

第六之忌，新息沐浴、头身发湿，举重作事，液汗如雨，以合阴阳，风冷必伤，少腹急痛，腰脊疼强，四肢酸痛，五脏防响，上攻头面，或生漏沥。

第七之忌，共女语话：玉茎盛强，以合阴阳，不将礼防，气腠理开，茎中痛伤，外动肌体，内损腑脏，结发塞耳，目视肮肮，心中怵惕，恍惚喜忘，如杵舂膈，咳逆上气，内绝伤中，女绝痿弱，身可不防。

犯此七篇，形证已彰，天生神药，疗之有方。

黄帝问高阳负曰：吾知素女明知经脉脏腑虚盈，男子五劳七伤，妇人阴阳隔闭，漏下赤白，或绝产无子。男子受气，阴阳同等，其病缘由，因何而起，故欲问之，请为具说。

对曰：深哉，问也，男子五劳六极七伤，皆有无本由状。

帝曰：善哉：七伤之病，幸愿悉说。

对曰：一曰阴汗，二曰阴衰，三曰精清，四曰精少，五曰阴下湿痒，六曰小便数多，七曰阴痿，行事不遂，病形如是，此谓是七伤。

黄帝曰：七伤如是，疗之奈何?

对曰：有四时神药，名曰茯苓。春夏秋冬，疗随病形。冷加热药，温以冷浆。风加风药，色脉诊评。随病加药，悉如本经。春三月宜以更生丸（更生即茯苓也），疗男子五劳七伤，阴囊消小，囊下生疮，腰背疼痛，不得俯仰，两膝髌冷，时时热痒，或时浮肿，难以行步，目风泪出，远视眩眩，咳逆上气，身体痿黄，绕脐弦急，痛及膀胱，小便尿血，茎痛损伤，时有遗沥，汗衣赤黄，或梦惊恐，口干舌强，渴欲饮水，得食不常，或气力不足，时时气逆，坐犯七忌，以成劳伤，此药主之甚验。

更生丸方

方剂：茯苓30g（若不消食加10g），山萸肉30g（若身痒加10g），菟丝子30g（若痿泄加15g），赤石脂30g（若肉伤加10g），细辛30g（若目盲加10g），怀山药30g（若阴湿痒加10g），蛇床子30g（若少气加10g），巴戟肉30g（若痿弱加10g），远志肉30g（若惊恐不安加10g），炒杜仲30g（若绝阳腰痛加10g），石菖蒲30g（若耳聋加10g），天花粉30g（若热渴加10g），牛膝根30g（若机关不利加一倍），干地黄48g（若烦热加18g），防风30g（若风邪加10g），续断30g（若有痔加一倍），柏子仁30g（若少力加一倍），炮天雄30g（若有风加10g），石斛30g（若体疼加一倍），肉苁蓉30g（若冷痿加一倍）。

上药二十味，研细末，炼蜜和丸，如梧桐子大，先食服三丸，日三。不知渐增，以知为度，亦可散服，以清粥饮服方寸匕。七日知，十日瘳，三十日余气平，长服老而更少。忌猪羊肉、饧、冷水、生菜、芜荑等物。

又黄帝问曰：夏三月，以何方药，幸得具闻。

对曰：宜以补肾茯苓丸。疗男子内虚，不能食饮，忽忽喜忘，忧悲不乐，喜怒无常，或身体浮肿，小便赤黄，精泄淋漓，痛绞膀胱，腰疼冷痹，伸不得行，渴欲饮水，心腹胀满，皆犯七忌。上已具记，当疗之法，随病变量，方如下：

补肾茯苓丸方①

方剂：茯苓60g（食不消加一倍），山萸肉90g（身痒加30g），新牡丹皮60g（腹中气加20g），怀山药90g（头风量加倍），细辛90g（目视茫茫加30g），肉苁蓉90g（身痿加30g），炮附子60g（有风加20g），炒杜仲60g（腰痛加20g），泽泻90g（有水气加30g），桂心180g（颜色不足加60g），石斛60g（阴湿痒加20g），黄芪120g（体疼加40g）。

上药十二味，捣筛，蜜和丸如梧桐子大，先食服七丸，日二服，忌生葱、生菜、猪肉、冷水、大酢、胡荽等物。

又黄帝问曰：春夏之疗，已开良验，秋三月，以何方药？

对曰：宜以补肾茯苓丸，疗男子肾虚冷，五脏内伤，风冷所苦，令人身体湿痒，足行失顾，不自觉省，或食饮失味，目视眩眩，身偏拘急，腰脊痛强，不能食饮，日渐羸瘦，胸心懊闷，咳逆上气，转侧须人，起则扶鼻，针灸服药，疗之小折，或乘马逐风，或因房室不自将护，饮食不量，用力过度，或口干舌燥，或流涎出口，或梦精便自出，或尿血，尿有淋沥，阴下痒湿，心惊动悸，少腹偏急，四肢酸疼，气息虚吸，身体浮肿，气逆胸胁，医不能识，妄加余疗。方如下：

补肾茯苓丸方②

方剂：茯苓90g，防风60g，桂心60g，白术60g，泽泻60g，炮附子60g，干地黄60g，紫苑60g，牛膝90g，白芍60g，丹参60g，黄芪60g，沙参60g，苁蓉60g，干姜60g，玄参60g，人参60g，苦参60g，独活60g。

上药二十二味研细末，蜜和丸，如梧桐子大，食前服五丸，临时以酒饮下之。忌醋、生物、葱、桃李、雀肉、生菜、猪肉、芜荑等。

又黄帝问曰：春夏秋皆有良方，冬三月复以何方治之？

对曰：宜以垂命茯苓丸，疗男子五劳七伤，两目眩眩，得风泪出，头项寄强，不得展回，心腹胀满，上支胸胁，下引腰脊，表里疼痛，不得喘息，饮食咳逆，面目痿黄，小便淋沥，清精自出，阴痿不起，临事不对，足胫酸疼，或五心烦热，身体浮肿，盗汗淋漓，四肢拘挛，或缓或急，梦寐惊恐，呼吸短气，口干舌燥，状如消渴，忽忽喜忘，或悲忧呜咽，此药主之。补诸绝，令人肥壮，强健气力，倍常饮食，百病除愈。方如下：

‖垂命茯苓丸方‖

方剂：茯苓60g，白术60g，泽泻60g，牡蒙60g，桂心60g，山药60g，杜仲60g，人参60g，牡蛎60g，煅干姜60g，苁蓉60g，牡荆子60g，巴戟60g，萸肉60g，天雄60g，炮附子60g，天门冬（去心）60g。

上药二十味捣筛，以蜜和丸如梧桐子大，先食服五丸，酒饮皆得，忌海藻、菘菜、鲤鱼、生葱、猪肉、醋等物。

又帝问曰：四时之药，具已备之，此药四时通服得不?

对曰：有四时之散，名曰茯苓散。不避寒暑，但能久服，长生延年，老而更壮。

‖茯苓散方‖

方剂：茯苓、钟乳（煅研），云母粉，石斛，石菖蒲，柏仁，菟丝子，续断，杜仲，五味子，牛膝，天冬（去心），泽泻，远志肉，山药，萸肉，天雄（炮），苁蓉，生地，甘菊花，蛇床，石苇（去毛）并等分。

上药二十二味，捣筛为散，以酒服方寸匕，日再，二十日知，三十日病悉愈，百日以上，体气康复。长服，八十九十老公，还如童子，忌醋物、羊肉、饧、鲤鱼、猪肉、芜荑等。

高阳负曰：凡经方神仙所造，服之疗病，具已论讫，如是所拟说，从开辟以来，无病不治，无生不救也（并出《古今录验》二十五卷中）。

附注：以上全文，从《外台秘要方》第十七卷转载。以下二方乃清代光绪年间叶德辉氏补录自千金要方二十七卷。叶氏云：“唐孙思邈《千金要方》载有茯苓方二首，中有合药须取四时主相日之语，与四季方名义相符，其药物配合宜忌，与五首同出一首，又方后云，此彭祖法。盖经中本云，有采女妙得道术，王使问彭祖延年益寿之法，是此方得自彭祖传之素女，以此证之，确为方中所佚之二明矣。今录出附于卷后。”

‖茯苓酥方‖

方剂：茯苓2 500g，灰汁煮十遍，浆水煮十遍，清水煮十遍。松脂2 500g，如茯苓法，每次煮40遍。生天门冬2 500g（去心曝干作末），牛酥1 500g（炼三十遍），白蜜1 500g（煮令沫尽），蜡1 500g（炼三十遍）。

前三味研末，以铜器重汤上，先纳酥，次蜡，次蜜，消讫纳药，急搅之勿住，务令大均，纳瓷器中密封之，勿泄气。先一日不食，欲不食，先须吃美好食令极饱，然后绝食，即服二两（62.5g），二十日后服四两（125g），又二十日后服八两（250g），细丸之以咽，中下为度。第二度以四两（125g）为初，二十日后八两（250g），又二十日后二两（62.5g）。第三度以八两（250g）为初，二十日后二两（62.5g），又二十日后四两（125g），合为百八十日药成，自后服三丸，将补不服亦得，恒以酥蜜消息之，美酒服一升为佳，合药须取四时五相日，特忌刑杀，厌及四彻体废等日，大凶。此彭祖法。

‖茯苓膏方‖（《千金翼方》多凝灵膏）

方剂：净去皮茯苓12kg，松脂12kg，松子仁6kg，柏子仁6kg。

以上四味，皆依法炼之，松柏仁不炼，捣研，白蜜14 265毫升，纳铜器中汤上微火煎一日一夜，次第下药，捣下相得，微火煎七日七夜止，丸如小枣，每服7丸，日三次，欲色谷，顿服取饱，即得轻身，明目不老。

愚按：此经既为彭祖传之素女，另有彭祖接命丹一方，究其组成药物，主治病症及禁忌方面，都与前五方如出一辙，得勿为七首中之一耶？姑妄言之。方见阳痿治疗方中。

第五章
阳痿

阳痿是男子未到性功能衰退时期，出现阴茎不举，或举而不坚不久的病症。多因性欲过度，或误犯手淫，损伤精气，命门火衰，出现头昏神倦、脚软，常伴滑精、腰酸肢冷、脉沉细等，宜温补下元；或思虑忧郁，损伤心脾，常伴有神疲心悸失眠（神经衰弱型）；或恐惧过度，损伤肾气，胆怯多疑，睡不安宁（神经衰弱型）；或有精神创伤，肝气抑郁，使情志不舒，食少难眠，心气闭塞（精神型），宜开心畅志；或肝肾阴伤，虚火妄动，伴有早泄遗精（早泄型）、心烦口干、舌红脉细数，宜滋阴降火。

祖国医学治疗阳痿大致划分为虚实两大类，又以虚症为主，结合病因症状，区别阴虚阳虚，根据病变程度不同，采用不同的方法治疗。

第一节　情志不舒阳痿

关于性功能的保健和预防性衰退，已见前面叙述中，兹就患者体质一般，不因虚损发病，由于精神创伤、思虑惊恐、忧闷抑郁，以及其他因素，如误服滋补壮阳药物，反而出现阳痿不起者，下述方药，可供选择。

★‖开心畅志汤‖

（陈镕时方）

宣通心气，舒郁畅志，用于精神型阳痿。青壮年一般体质正常，极少有遗精。或非正式排精史，由于精神受创，或思虑惊恐，因而抑郁忧闷，情志不遂，出现阳痿不举；或举而不坚，心气闭塞，肾阳不能上应于心。

方剂：远志肉9g，小石菖蒲6g，白芍10g，菟丝子15g，蛇床子5g，山药100g，白术10g，当归10g，柴胡（酒拌）3g，茯苓100g，生枣仁100g，炙甘草3g，丁香3g。

用法：配制五剂，每日煎服一剂，水煎三次，分六次服，连服三剂而情志舒，再服二剂而阳事可举。亦可作丸剂服，药味剂量可以调整，但起效较缓。

方解：本方主症起因于心气闭塞，塞者通之即是治则。远志通心强志，通肾气上达于心，补助心阳，得茯苓开心益志，止惊悸、开胸腑，化气上行而治郁闷，相须为用，起效甚良。石菖蒲通九窍，开心孔，宣心气不足。又重用枣仁宁心安神、平肝理气，丁香暖肾壮阳，开九窍，舒郁气。柴胡舒肝止惊，酒拌入血分以清抑郁之气；复得归芍养血柔肝，疏肝解郁。茯苓、白术、山药，助后天之资生，补中益气力，滋肾强阴。菟丝子强阴，以山药为使，为补脾肾肝之要药。蛇床子温肾助阳，令男子阴强。甘草通九窍，养肾气内伤，令阴不痿。全方扶正药味奇重，配合有度，心窍开而情志舒，阳痿因而得起。

病例1：患者魏某某，年24岁，被诱鸡奸，“文革”中因而受精神创伤，抑郁忧闷，食欲欠佳，婚后阳事不举。予服开心畅志汤三剂后，即有较好反应，再服二剂阳物已兴，复诊时将本方调整，研末蜜丸服二月余，随后即育子女各一，均很健康。

病例2：患者李某某，男，31岁，近月来完全不能举起，腰痛不适，夜梦多，疲乏，下肢软甚，阴囊潮湿。有精神不快事之后发生本病，脉弦涩，苔白，舌质淡红。情志抑郁致痿，与开心畅志汤五剂煎服。复诊时囊湿已好，阳痿好转，但右胁及胸窜痛，下肢乏力，脉弦涩未改，苔白少舌质淡红，情志不畅。续与开心畅志汤加减，柴胡3g、石菖蒲6g、茯苓50g、生枣仁50g、丁香3g、蛇床子10g、山药50g、白芍10g、当归10g、鸡矢藤15g、白术6g、补骨脂10g、甘草3g，五付水煎日服一剂。

另与秃鸡散一料：肉苁蓉60g、菟丝子60g（酒浸蒸捣二次）、蛇床子50g（炒出烟）、远志肉30g、北味子30g，共研细末，每次服3g，日二次，酒送下。三诊阳痿已根本恢复，胸胁窜痛已随愈，脉弦缓尺稍不足，苔少舌质淡红。肾气肾精恢复，宜补脾肾、填精髓以固其本元。以制首乌150g、熟地100g、旱莲草100g、沙苑子100g、菟丝子100g、萸肉80g、肉苁蓉80g、女贞子100g、怀牛膝80g（炒）、杜仲80g、枸杞80g、炙甘草15g，共为细末，炼蜜为丸，每服6~9g，日二至三次。

方歌：

精神阳痿非斫丧，畅志开心有药方。

酸枣茯苓山药倍，柴芍舒郁合丁香。

菖蒲远志通心气，炙草当归炒蛇床。

滋肾菟丝术健脾，阳兴节欲自长康。

达郁汤

《杂病源流犀烛》

治木郁阳痿，因思虑惊恐、抑郁伤肝者，以疏肝解郁法。

方剂：升麻、柴胡、川芎、香附、桑白皮、白蒺藜各等分。

用法：清水煎服，并须注重开导工作，解除顾虑。

方解：本方治阳痿，病因明确，治法得当，选药切合，针对思虑伤脾胃、惊伤胆、恐伤肾、抑郁伤肝等七情之变所导致之阳痿，用升麻治陷起阴痿，郁遏阳气于脾土者，宜升散其火郁，又为脾胃引起最要之药；柴胡疏肝合升麻升阳，酒拌入血分清抑郁之气；川芎行气开郁，能总解诸郁，辛散气郁最宜，为气中之血药；香附专属开郁散气，凡七情抑郁者均能开之，又调血中气；蒺藜行肝脾滞气开郁，气香通郁，能横行排荡，非他药可比；盖郁必生热，影响及肺者，以桑皮泻肺热、降气散血，又能补虚益气。诸药配合，使抑郁影响之脏腑得和，因郁而下陷之阳得升，气血得调，木郁得疏，阳痿当可自起。

起阳娱心丹

《辨证录》

少年时因事抑郁忧闷，遂致阳痿不振，举则不刚。此乃心火闭塞，抑郁不开，肾火虽旺，而不能应，似弱而实非弱症。

方剂：人参60g，茯苓150g，菖蒲、甘草、橘红、砂仁、柴胡各30g，菟丝子、白术各240g，远志肉、枣仁、当归各120g，白芍180g，山药180g，神曲90g。

用法：共为细末，炼蜜为丸，每日白滚汤送下15g，服一月心火不闭塞矣。

方解：本方治青少年因抑郁忧闷而致心火闭塞、肾火不应，并非火衰之阳痿不振。选用远志、菖蒲配合开心火闭塞，通肾火上应，辅以枣仁、茯苓、当归、炙草作用于心神气血而助心肾之火相通，柴芍疏肝养血以清抑郁之气，加人参大补元气、活跃机体，合苓、术、砂仁、山药、神曲协同健脾养胃、通达滞气以启后天之生化而充养先天之精气。丸服作用稍缓，一月阳痿可振，心火开而欢娱自可达矣。

按：畅志汤与本方均用于治疗因心气或心火闭塞而致阳痿。畅志汤用于青壮年，难免肾阳略有损伤，娱心丹用于青少年，可由郁闷影响脾胃之气。两方组成药物大致相同，畅志汤中则有丁香、蛇床子温肾助阳，汤服效速；而娱心丹中未用，但另加健脾胃诸药丸服，效用稍缓，亦各随其兼见症之宜耳。

‖加味逍遥散‖

《谢映庐医案》

治体丰多劳，喜食辛酸爽口之物，医者不知味过于酸，肝气以滞，脾气乃绝，以致形肉消夺，辄用参术培土，不知土不能生，徒拥肝热，故复阳痿不起，颠沛三载，百治不效。盖未知《内经》有筋膜干，则筋急而挛，发为筋痿之例。余诊左数右滞，为肝气太过，脾阴不及，直以加味逍遥散令服百剂，阳事顿起，更制六味地黄丸十余斤，居然形体复康。此种治妙，惟智者可悟，内经一书，岂寻常思议可到哉。

方剂：柴胡1.5g，当归3g，茯苓3g，甘草3g，薄荷2g，煨姜3片，丹皮1.5g，山栀1.5g，水煎服，日三次。

按：方即逍遥散去白术加丹栀之清也。继与六味地黄丸者，实为滋肝肾之阴以巩固疗效，并可防其阳事顿起后，立即再遭斫丧之良策，可谓别具匠心矣。

第二节　误用大补阳痿

‖滋肾丸‖

《谢映庐医案》

陈某将婚，服补养丸剂半月，反致两脚无力、阳痿不举，医谓当用大剂加附片鹿茸，服之无算，渐至两脚难移，玉茎尽缩，诊得肾脉独大，右尺尤甚，与滋肾丸一斤，服至一半，阳事已举，药毕步履如旧，此孤阳不生之义也。

方剂：黄柏30g，知母30g，肉桂1.5g。

用法：细末炼蜜丸，每服9g，白开水送下，日二次。

方解：谢氏借用此方治误服大补壮阳药物身体不虚之青年患者，已犯实实之弊，导致下焦积热，损伤肾水，水伤即为无阴，无阴则阳无以生，故阳痿不举，甚至玉茎尽缩的筋痿症。阴虚积热灼筋，渐至脚难移步，患者肾命脉大，足癥为实，实者泻之。黄柏、知母滋补既伤之肾水，泻命门膀胱中由温热药过多酿成的有余之火，黄柏为肾经主药，两尺脉旺者最宜；肉桂宣导百药，少量入阴中能行血气凝滞而补肾，肾苦燥肉桂之辛适以润之。选方合理，药复对症，故而显效，由此可见阳痿绝非尽皆虚症。

第三节　肾阴虚阳痿

‖知柏地黄丸‖

《医宗金鉴》

滋阴降火，治肝肾阴伤、虚火妄动，患者多有阳痿伴有早泄遗精、腰背酸痛、心烦口干、舌红脉细数等。

方剂：熟地240g，山萸、山药各120g，牡丹皮、茯苓、泽泻各90g，知母、黄柏各60g。

用法：共为细末，炼蜜为丸，每服9g，日三次。

方解：本方大补肾阴，填精补髓之六味地黄丸，加知母、黄柏以加强滋阴之功，并含有金水相生之义，偕降妄动之虚火。知母能滋肾水，泻无根之肾火，止遗精；黄柏为肾经主药，苦能坚肾，故可治肾不坚之早泄梦遗，又能降心火，益肾水，心火降而肾火应，则阳痿可起矣。症由肝肾阴伤而发，今阴精肾水得补，阴能生阳，故阳痿得起。

‖大补阴丸‖

《丹溪心法》

滋阴降火，治肝肾阴虚，虚火上炎而致骨蒸潮热、盗汗、遗精、腰酸腿软、眩晕耳鸣、心烦易怒、失眠多梦、阳痿（此证多为神经衰弱型）。

方剂：盐黄柏、知母各120g，熟地（酒蒸）、龟板（酥炙）各180g，猪脊髓10条。

用法：为细末，蜜丸，每服9g。

方解：全方诸药，皆为滋阴补肾之品，堪称得宜。如龟板、知母、猪髓均治骨蒸潮热；知母、黄柏、猪脊髓合止盗汗遗精，知母清凉肺金，生水制火；龟板通心入肾，补水制火。黄柏治男子阴痿；熟地益髓填精，为滋阴补血圣药；猪脊髓补阴益髓，能通肾补髓，由此精髓阴血大得滋补，虚火受制，无足为患，阴足阳生，痿当自起。

第四节　肾气虚损精气衰弱阳痿

肾阳虚型阳痿最多见，包括命门火衰、肾气虚损、心包之火衰、精气衰耗及肾精虚冷等为多。

‖接命丹‖

《彭祖方》

添精补髓，助元阳，润皮肤，壮筋骨，理腰膝。治下元虚冷、五劳七伤、半身不遂、或下部虚冷、膀胱气痛、脚膝酸麻、阳事不举，妇女赤白带下、血崩。

方剂：制首乌、白茯神、赤茯苓、菟丝子（去灰）、怀牛膝、当归身、补骨脂、覆盆子各300g。

用法：上药为细末（不犯铁器，用石臼或石磨为末），炼蜜调黄酒为丸，每服6g，空心黄酒送下，早、午、晚进三服，七日后每服9g。忌芸薹（油菜、菜油、萝卜）。

方解：本丹治阳事不举，缘于五劳七伤发展到诸症悉作，已示阴精阳气俱已大伤，添精补髓助元阳是为急务。首乌、菟丝、怀膝、覆盆均能添精补髓，又补肝肾；补骨脂助元阳补肾火，使心胞之火通肾命，怀膝、菟丝能壮阳以相辅；茯苓、茯神益心脾，安神魂，人地最久，得土气之厚，培土益金利水，调营理卫，称四时神药，凡涉虚皆宜；当归补心益血，治诸病虚冷，合补助壮阳药，下部虚冷能疗；首乌壮筋骨元气，得茯苓益气力为使，牛膝下行强足膝，菟丝坚筋骨协同，腰膝酸麻和不遂可解；诸药配合，能调补人身，令阴阳气血渐趋平衡，伤损危及生命者，服之尤能使人接续，故耳名接命丹。

病案：患者程某某，男，38岁，长期遗精滑精阳痿，精神萎顿，几至不起。经辨证分析，认为阴阳俱虚而阴亏为多，故用本方时将首乌加倍、补骨脂减半，丸服两料，即收到阴生阳长而达病愈之效，起到接命之功。

固真丹

《卫生宝鉴》

固涩下焦，治阳痿不举，或举而不坚，早泄遗精者甚佳。

方剂：晚蚕蛾（雄性未连者）60g，肉苁蓉30g，白茯苓30g，益智仁30g，龙骨15g。

用法：上药为末，用鹿角胶酒浸化开，丸如梧子大，每服0.6g，空心温酒下，食干物压之。

方解：立方宗旨为固涩下焦，选药亦称恰当。主治症候明确，患阳举不坚而又早泄遗精者颇多，涉及心肝脾等脏者亦广，其源在于肾虚，故仍以治肾为主。选晚蚕蛾为主以补肝益肾，壮阳涩精而治痿，取雄蚕蛾有交接不倦之义，辅以苁蓉既可补阴又可补阳，绝阳不兴者可起，强肾关并协同其他涩精药而早泄遗精可制；茯苓能强壮衰弱者而益心脾，调脏气，有上品仙药之称，益智温脾暖肾，佐蚕蛾固气涩精，龙骨敛心神安五脏，固精止多梦易泄，共为佐使。纵观方中选药，除茯苓外，其余四味强肾关固涩精气之力颇雄，名为固真丹，名符其实。

‖肉苁蓉散‖

《圣济总录》

治肾脏虚损，精气衰竭，阳道痿弱，腰膝无力，五心烦热等。

方剂：肉苁蓉（酒浸去皮切焙）、鹅管石粉、鹿茸粉各60g，菟丝子（酒浸三宿别捣）45g，蛇床子、远志肉、续断、炮附片、石龙芮子各30g。

用法：上九味除鹅管石粉外，为细末，入鹅管石粉和研匀，空心食前温酒下6g。

忌热面、猪、鱼、蒜等物。

方解：方选苁蓉、鹿茸为主药，着意补下元真阳而强肾关，增补气血，再益精髓，填肾之虚损，充衰竭之精气，故腰膝可强，阳痿能起；辅以鹅管石助壮元阳，益精强阴，令阳气暴充；菟丝补肝肾，益精髓，蛇床子补肾壮阳益阴，合而辅助起痿更力；远志肉增精，通心肾，有助心阳之效，附片回阳补肾命之火，续断通血脉，补肝肾不足所致之腰膝酸软共为佐使，复有肝肾阴血不足而致之五心烦热症，有附片能引火归元，制服虚热，则浮游之火自熄，鹿茸用于潮热自汗之一切虚症，石龙芮治心热烦，又能补肾益精，可谓面面俱到。

鹿茸散

《圣济总录》

治肾久虚，精气耗惫，腰脚酸重，神色昏暗，耳鸣焦枯，阳道痿弱，此由精少，欲事过度。

方剂：鹿茸（去毛酥炙）。

用法：上一味，研为细末，每服3g，渐至6g，空心浓煎，苁蓉酒2~3毫升，方温入少许盐调下。如欲为丸，即以鹿茸粉30g，苁蓉（酒浸一宿焙干）、蛇床子（洗焙干）各7.5g，三味同研为末，炼蜜和捣为丸，每服4~6g，温酒或盐汤下。

方解：鹿茸禀纯阳之质，含生发之气，又为血肉有情之品，一药足以治肾久虚各证。由于欲事过度致精气耗惫、脚腰酸重，鹿茸可补男子腰肾，强筋骨，耳鸣乃肾精亏损所致，色暗焦枯均为气血无力濡润而致；鹿茸还能大补气血，添精益髓，颇合益精本旨，能壮元阳，直接起阳道痿弱，作丸内服，加苁蓉强肾关、腰膝，增精气，蛇床子补肾壮阳，益阴治痿则更为有力，故方简效宏。

葫芦巴丸

《圣济总录》

治肾气虚损，阳道痿弱。

方剂：葫芦巴（微炒）、巴戟肉（炒）、肉苁蓉（酒浸切焙）各60g，楝实（去皮醋浸一宿焙）、桂心、补骨脂（炒）、蛇床子（酒浸一宿焙）、牛膝（酒浸一宿切焙）各30g，蓬莪术（酒浸一宿）1g，炮附子、小茴香（炒）各4.5g。

用法：上药十一味，研为细末，炼蜜和小丸，常服1g，空心炒盐生姜汤下，酒下亦得。

方解：肾精化生之气即为肾气，肾气虚损常表现为肾之功能活动损伤，反映为性机能活动障碍，阴茎不举或举而不坚，影响性生活的正常进行。方用葫芦巴补肾阳，滋养强精，治阳痿早泄遗精为主药；以巴戟强阴益精助元阳，为补肾要剂，苁蓉增精气，称强肾之王，治绝阳不兴合为辅药；肉桂补元阳命火，润肾补下焦不足，补骨脂通达心肾之火，暖丹田，硬阴茎，延时间，射精有力，蛇床、牛膝补肾益阴精，壮阳治痿共同为佐，川楝坚肾水治遗精，茴香为之佐，且茴香能暖丹田，致火于水以益肾中之阳，附子回阳补肾命门之火，善走诸经，增强细胞活力，莪术用量极微，利用其行气散结破瘀之力，配合为使，足使脏腑通达，精气因以化生，肾机能活动康复，是一个有效之方。

‖磁石丸‖

《证治准绳》

治精虚极，体气瘦悴，梦中走泄后遗沥不已，小便白浊，甚则阴痿。

方剂：磁石（煅醋粹）60g、肉苁蓉（酒浸焙）、鹿茸（酒蒸）、萸肉、续断（酒浸）、杜仲（姜炒）、赤石脂（煅）、柏子仁（另炒研）、熟地（酒蒸焙）、菟丝子（酒蒸另研）、巴戟肉、韭菜子（炒）各30g。

用法：上为细末，酒糊为丸，每服14g，空心盐酒盐汤任下。

方解：精虚已极，补精当为急务。磁石、赤石脂、巴戟均能益精，苁蓉、杜仲增益精气，萸肉、菟丝添精益髓，鹿茸生精益髓，熟地为填精补髓之圣药，药力集中于补精。梦中走泄、遗沥尿浊，则是致虚之由，鹿茸治梦交精自遗出，赤石脂涩精止遗沥，柏子仁养心安神止遗精，菟丝滋阴利尿治浊，韭子治梦泄精、溺白、尿精等，配合控制肾精再耗。梦中走泄，必须固涩为功，萸肉补肾气以涩精，石脂补五脏之虚而涩精，韭子补下焦肝肾壮阳固精，苁蓉补肾之阴阳而强肾关，控制走泄，梦泄必止。体气羸瘦憔悴乃虚极表现，鹿茸治虚劳羸瘦，续断通血脉生肌肉，柏子仁治颜色憔悴，地黄强真阴补血以泽肌肤，菟丝滋阴养肌，巴戟治脑体力衰败，配合益体气甚当。甚则阴痿者，磁石、鹿茸、苁蓉、丝、韭五药均能治阴痿，且鹿茸壮元阳，萸肉益元阳，巴戟补助元阳，杜仲强阳道，韭子兴阳道，未出现痿可防，已发展到痿者，起痿当可无疑。

第五节 肾虚精冷、命门心包火衰阳痿

‖菟丝子丸①‖

《圣济总录》

治肾脏虚冷，阳气痿弱，呕逆多唾，体瘦，精神不爽，不思饮食，腰脚沉重，脐腹急痛，小便频数。

方剂：菟丝子（酒浸别捣）、萆薢各15g，补骨脂（炒）、防风（去叉）、硫黄各0.3g，续断、巴戟各30g，细辛（去苗叶）、蜀椒（去目及闭口者炒出汗）各15g。

用法：上九味研为细末，炼蜜和丸，空心盐汤下6g。

方解：本丸主肾脏虚冷，阳气痿弱，已示温阳散寒胜湿治则。呕逆多唾，不思饮食，则是肾火虚衰，不能生土，脾胃为寒滞湿伤之症；体瘦精神不爽，因于肾脏虚冷，脾胃虚弱，得不到温煦濡养；腰脚沉重为脾肾寒湿，脐腹急痛乃冷所致，小便频数，责诸肾阳虚不能固摄水液引起。据阳根于阴的道理，故选菟丝子为主药，壮阳滋阴生精，又补肝肾，治脚膝痿弱，腰痛膝冷；倍用巴戟补肾壮阳，强阴益精，助元阳则胃气滋长，中阳复则纳增神爽，诸虚自退；续断亦补肝肾，利关节，肝肾不足之腰膝疼痛可治，生肌肉而图体瘦，共同为辅；补骨脂硫黄轻用为使，补骨脂通心肾之火，助肾命温脾阳，硫黄壮阳治痿，治脚冷疼弱无力，有助脾胃虚弱之功；萆薢利尿除湿，治阳明之湿，固下焦，阳痿失溺均用；防风补中益神，胜湿止痛，补脾胃非用不能行，能通五脏关脉，用量虽

轻，以作引导甚妙；至于细辛、花椒用量相对较重，作为佐药，十分有利有力，细辛可使“寒入里而在阴经者，以此从内托出”（**《药品化义》**），花椒温中散寒除湿，除六腑寒冷，疗腹中冷痛，“入右肾补火，治阳衰溲数脚弱”（**《纲目》**）。组合诸药成方，且剂量畸轻畸重，又能对症，不用大辛大温来治肾冷，亦一妙法也。

赞育丹

《景岳全书》

治阳痿精衰，虚寒无子，命门火衰，常伴滑精，腰酸肢冷，脉沉细者。

方剂：熟地240g，白术240g，当归、枸杞各180g，炒杜仲、仙茅、巴戟肉、山萸肉、淫羊藿、肉苁蓉、炒韭子各120g，蛇床子、炮附子、肉桂各60g。

用法：上药研为细末，炼蜜和丸，空心每服6g，淡盐汤下。

方解：阳痿精衰，乃无子之本源，命门火衰，是导致阳痿之条件，精滑房劳为致精衰之必然，腰酸肢冷虚寒，是阳虚火衰之表象，景岳此方原为无子而设，实为治虚寒阳痿之良方。选用熟地、白术为主药，以精生于谷也，熟地为益精填髓圣药，又治血虚，通血脉，血虚也令无子，血虚需要后天水谷精微以资生，白术为后天资生要药，功能补益脾胃，善吸收水谷之精以充养脏腑而终藏于肾，则精衰可充。辅以当归、枸杞、附片、肉桂各显其功用，当归补血活血，治虚冷，补诸不足，枸杞补肾生精以添精髓，附片补肾命之火，除陈寒痼冷而助阳气不足，肉桂则补元阳，除积冷，治命门火衰，通血脉以辅熟地益血，暖脾胃以助白术立功。余下各药为佐使，杜仲治肾冷，止腰背酸痛强阳道，仙茅治阳痿精冷，能暖腰脊，巴戟壮阳益精，治腰酸能补助元阳，滋长胃气以佐白术，山萸肉壮元气益元阳，补肾气以添精髓，以佐地黄，羊藿亢进精液分泌以补精衰，入肾助元阳而治痿，苁蓉强肾增精气，治绝阳不兴以起痿，韭子暖腰膝，补下焦命门不足，治腰膝酸软冷痛，蛇床温肾助阳治阴痿，能除男妇一切虚寒湿病为使。全方配合得宜，适应症情周到，补益精髓则精足不衰，命门旺元阳充足则痿起而射精有力，寒散精温，种子条件具备，故丹称赞育，能名符其实。

救相汤

《辨证录》

中年阳事不举，妇女扪而如故，或振兴旋即衰败，此心火之太衰（麻痹型阳痿）。

方剂：人参30g，炒枣仁15g，巴戟肉30g，肉桂9g，远志肉6g，茯苓3g，良姜3g，柏子仁6g，黄芪15g，当归9g，菟丝9g。

用法：水煎服，连服十剂，兴趣自生，服20剂，阳旺不倒。

方解：中年阳事不举，心包之火太衰微或有寒之故，心为君火，心火动而相火无能代君火行令通达命门，所以虽经妇女扪弄，阳仍不起，势同麻痹。方主温其心包立意，心包命门均为相火。心火动命火应则势举，选人参、巴戟为主药，人参加强大脑皮层兴奋，提高脑体力机能，有强心作用，治麻痹型阳痿有显著疗效，具大补元气之功；茯苓为之使，巴戟补肾阳治阴痿不起，益元阴复填阴水，有近效又有速功。以肉桂补元阳，治命门火衰为主要辅治药，良姜能入心与心包，功同桂附，理元气，散寒治心腹冷癖，远志通心补精壮阳，通肾气上达于心而补助心阳为辅。枣仁宁心，主心腹寒热，柏仁养心气，通心肾，又兴阳道，黄芪补肾脏元气，治一切气血虚弱，当归助心血，补生精治虚冷，菟丝生精，强阴壮阳，同黄芪均可减慢心率，加强心肌收缩力，茯苓益心脾为诸阳药之使而宣其道共为佐使。各药均对心君相火，心与肾密切相关，方名救相汤，专治心包虚寒之证，不止振举其阳，实则统治心君，君火足相火听命，能自强相助，阳即振兴不痿，是救相火之力也。

病案：1963年9月，患者贾××，男，47岁，阳事不举，妇女扪之如故，初时振兴，旋即痿软，性之欲望仍存在，但已失去性活动能力约一年，脉缓右尺沉弱，诊为相火衰微，阳物不振。与救相汤十剂，阳得兴起。

‖辅相振阳丸‖

《辨证录》

同上方主治证候。

方剂：人参、枣仁、麦冬各150g，巴戟肉、菟丝子各300g，远志肉、柏子仁、肉桂各60g，茯苓、枸杞各90g，黄芪240g，当归、仙茅各120g，白术180g，人胞1个，陈皮15g，阳起石（煅醋淬）30g。

用法：上药为末，炼蜜和丸，每日早晚各服12g，滚水下，三月阳事振兴。

方解：本方亦治麻痹型阳痿。方即救相汤调整药味剂量，减去良姜，加仙茅、阳起石、人胞等十七味组成。药物则以巴戟、菟丝补肾生精，强阴壮阳为主，人参、黄芪补益元气为辅，仙茅、肉桂、阳起石均补命门以振奋阳气亦辅，人胞协同人参大补元气，可补阴阳两虚，治虚损劳极，兴奋睾丸，起痿有功，枸杞佐巴戟、菟丝补肾添精益髓，善治劳伤，白术、陈皮同参苓配合，大补脾胃，为后天资生要剂，吸取水谷精微以充养先天而弥补损伤；又加麦冬以补心气不足，强阴益精共为佐使，阳药中加入此味，是于阳中求阴，相辅相成，其余诸药见救相汤，兹不复赘。

按：救相汤与辅相振阳丸治症相同，用药有增减变化，临床应用，须结合症情，区别缓急，适当选择为妥。

‖干地黄散‖

《圣济总录》

治肾脏虚冷，阴痿，腰脊疼痛，身重缓弱，言语浑浊，阳气顿绝。

方剂： 干地黄（焙）480g，肉苁蓉（酒浸切焙）、白术、巴戟肉、麦冬（去心焙）、白茯苓、炙甘草、牛膝（酒浸切焙）、五味子、杜仲（去粗皮炙）各240g，车前子、炮姜各150g。

用法：上药十二味，为细末，每服6g，温酒调下，日进三次。

方解： 肾为具有阴阳之脏器，由于阳虚生寒，致阳气困顿欲绝，出现性功能暂时丧失而阴痿。依阴阳互根之理，阳生于阴，所以选性微寒之肾家要干地黄为主，以其能补五脏虚损，填骨髓，长肌肉，通血脉，益气力，配入肾经温补药中颇为得宜。苁蓉、巴戟为主要辅治药，苁蓉能强肾之阴阳，治频绝之阳不兴和腰膝冷痛，巴戟补肾助元阳，强筋健骨而治因虚之缓弱，白术、茯苓为辅，治湿滞之体重缓弱，白术为补脾益胃专剂，健运胜湿，增强肌力，茯苓益心脾，行水湿，益气力，为诸阴之佐而去滞，为诸阳药之使而宣其道，凡涉虚皆宜，正是温凉并用的补益剂中必不可少之品。麦冬佐干地黄生精益血，强阴养髓，前仁利水疏肾，畅郁和阳，强阴益精，三药性偏寒凉，散用温酒调下，制其寒凉而不防胃，配用辛温之炮姜逐寒回阳治腰肾中冷痛，通心气助阳，去脏腑沉寒，发诸经寒气，又得五味、杜仲、炙草、苁蓉、巴戟、白术之温为助，肾脏虚寒得温补而解无疑；五味补元气不足，暖水脏强阴，杜仲理腰膝酸痛痿软，强阳道，炙甘草补脾养肾气内伤，令人阴不痿，牛膝除腰脊痛，壮阳治痿，共为佐使，肾脏之虚可得补而阴阳协调，阳痿得强壮而起矣。至于语言浑浊不清，乃因于脾肾之阳偏虚，湿浊不化，机窍不灵而致，茯苓、前仁利水除湿，白术、炮姜温脾燥湿，湿浊化而机窍灵矣，言语自可清楚。综观全方乃阴阳双补，温凉并进之剂。重用干地黄阴药者，本阳生于阴之义也。

‖补肾丸‖

《圣济总录》

治虚劳肾气不足，膝胫冷，阳气衰弱，小便数，囊冷湿，尿有余沥，精自出，阳痿不起，悲恚消渴。

方剂：麦冬（去心焙）、远志肉、炮干姜、防风（去叉）、枸杞根、乌喙（炮裂去皮脐）、牛膝根（酒浸切焙）、玉竹、肉苁蓉（酒浸切焙）、棘刺、菟丝子（酒浸一宿别捣）、桂心、厚朴（去粗皮生姜汁炙）、防葵、石龙芮、萆薢、山药各等分。

用法：上药十六味研为细末，炼蜜和鸡子白为丸，每服2g，食前温酒下，加至4g，日三次。

方解：虚劳为生理机能衰退，反映肾气不足，肾气乃肾精化生之源，肾气不足，则功能活动差。方中补益精髓，选有麦冬、远志、牛膝、棘刺、菟丝、防葵、石龙芮、萆薢、苁蓉等品，补精即能化生肾气，加强肾之功能活动。阳气衰弱导致之膝胫冷、囊冷湿，选炮姜治里寒，温腰肾中冷，乌喙散寒除阴囊冷湿，菟丝、桂心、苁蓉俱能治腰膝冷痛，石龙芮治失精茎冷；又阳衰发生之小便数、尿有余沥及阳痿，则选远志、炮姜通心助阳，乌喙益阳事，远志为使治骨肉冷痛，防风杀乌喙毒而助其胜湿，牛膝壮阳治痿，玉竹强心治小便频数，菟丝滋阴壮阳主茎中寒，桂心补元阳益火消阴，厚朴温中燥湿通阳，萆薢坚筋起阴痿，山药强阴补虚羸，苁蓉补阴阳治绝阳不兴，由此阳衰得补，诸证可除。悲感情绪引起的消渴，选麦冬养胃生津止消渴，使心火下降，肾水上升；枸杞根善补劳伤，尤止消渴，防葵治口干，山药治消渴，渴必能止，全方配合对肾之阴精阳气均能补益，各种症状均针对用药，称补肾丸，名可符实。

‖十补丸‖

《重订严氏济生方》

治肾虚不足，腰膝疼痛，小便不利，身体羸瘦，足膝软弱，耳鸣耳聋，遗精阳痿症。为峻补命门真元之专药。

方剂：熟地240g，山萸肉120g，山药120g，泽泻、茯苓、丹皮各90g，肉桂30g，炮附子45g，鹿茸30g，北五味子30g。

用法：上药共研细末，炼蜜为丸，每服9g，日二次，白开水送下，或温酒送服。

方解：肾虚不足，是肾之阴阳气血俱见衰减之证候，八味丸补肾之阴阳，前代医家论述颇多，勿庸赘及。方加鹿茸、北五味子，严氏命名十补，认为峻补命门之专药，主旨已突出。治遗精阳痿者，由肾阴亏损、虚火妄动而遗精，命门真元虚惫而阳痿，主用熟地强真阴，造肾水而制虚火妄动，益精填髓以补既伤之精，利耳目治耳鸣耳聋，益气力治足膝软弱，补血通血脉有利于身体羸瘦；鹿茸壮元阳，补气血，益精髓，治虚劳羸瘦、腰膝酸痛，又治阳痿，补下元真阳；方下主症，二药基本已能适应，得余药辅佐，能图全功。丹皮泻妄动之虚火，使火退而阴生，入肾而佐滋补；萸肉、山药、鹿茸、熟地能涩精止遗，聪耳安五脏，萸肉更壮元气，补肝益肾，添精增髓，兼益元阳；山药辅鹿茸补虚劳羸瘦，止腰痛又滋阴。肉桂、附子补元阳，治肾命火衰，肉桂治腰膝冷痛，少量入阴药中则行血气而补肾，附子则健悍走下，行地黄之滞而致远；茯苓、泽泻伐肾邪而治小便不利，并调脏气，养五脏，益气力，改善脚膝软弱，茯苓为诸阴药之佐而去滞，为诸阳药之使而宣其道，在本方中更具妙用，泽泻接引桂附归肾经，又止泄精遗沥；北味子入肾固精养髓，补元气不足，暖水脏而强阴。综观各药功能，组合六味丸壮水之主，桂附益火之源，鹿茸补下元真阳，北味壮男子阴精，肾中水火得其养，阴精阳气得其补，肾虚不足诸证，可得康复矣。

病案：1986年12月13日，患者徐××，男，36岁，早泄阳痿两年多，阴囊湿润，小便余沥，睡熟后阴茎可自动勃起。正当性冲动时却不能兴奋和勃起，脉缓右尺沉弱，苔少舌质淡。肾阳虚命火衰致痿。十补丸加减以进。

关茸粉10g，煅阳起石20g，煅鹅管石20g，二石研末乳细，然后细粉与茸粉和匀，胶囊盛，分20次吞服，淡酒送下，或随汤药吞服。

炮附片10g，肉桂3g（去粗皮研细末分吞），补骨脂10g，肉苁蓉12g，山萸肉15g，沙苑子15g，菟丝子15g，熟地15g，茯苓24g，枸杞15g，远志肉6g，北味子6g，黄精30g，黄芪30g，红参粉5g（分三次吞），炙甘草3g，七剂，水煎服，二日一剂。

1987年2月18日复诊，服煎药已好转，性欲感弱，不易举，能勃起，不射精，先感到口干，夜尿一次，睡眠一般，大便尚好，脉弦缓苔少舌质淡。阳复而阴精不济，与阴阳双补之法。制首乌30g，淫羊藿30g，枸杞10g，熟地10g，旱莲草30g，黄精30g，太子参15g，萸肉15g，干地黄15g，附片10g（先熬一小时），沙苑子30g，肉苁蓉10g，甘草3g。

10服，每日煎服一次。

3月23日三诊：

阳物尚不易兴奋，性欲比以往好，同房时先感到干燥，时而小便余沥不尽，夜尿一次，眠食均佳。脉弦缓苔薄白少舌质淡红。肾精肾气渐复。与保康元气剂服之以巩固疗效，连服可达到正常。

红参粉40g，黄芪80g，制首乌150g，肉苁蓉60g，补骨脂50g，炮附片30g，巴戟肉60g，淫羊藿80g，山萸肉60g，葫芦巴30g，北味子40g，枸杞60g，沙苑子60g，炙甘草30g，茯苓80g，防风30g，熟地80g，菟丝子80g，远志肉50g，仙茅50g（糯米泔淘洗），覆盆子100g，怀牛膝50g。

上药为细末，每服6g，日2~3次，净蜂蜜调吞之。忌生冷、葱蒜油菜薹、菜油、猪牛羊血和酱。

‖一阳丸‖

《补一老人方》

壮阳起痿，止泄精，健房事。治阳痿不举，或举而不坚，过早泄精，无力持久。

方剂：肉苁蓉15g，钟乳粉15g，蛇床子24g，远志肉15g，续断15g，韭菜子15g，鹿茸粉15g，煅龙骨15g，诃子霜24g，砂仁15g，白胡椒30g，炮附子30g，炮姜30g（去皮），青盐24g，雄蚕蛾（未连者焙研去翅足）15g，斑蝥（米拌炒黄）10个，白砒9g（鲜萝葡孔内煮一时半）。

用法：上药十七味，钟乳、龙骨另研，再与余药共研细末，为丸如黄豆大，每服2丸（0.2g），晚服阳事不痿，若欲止之，服冷豆浆即可。

方解：本方脱胎于《圣济总录》治肾脏虚损中、精气衰竭、阳痿、腰脚弱之肉苁蓉散（方见前），去苦寒平之菟丝、石龙芮以壮阳起痿，加《卫生宝鉴》用以涩精固气之固真散（方见前）以止泄精为基础，另加交接不倦之雄蚕蛾壮阳事，涩精起痿以健房事，丸之主效，已见端倪。还用大辛热纯阳之胡椒壮肾气，暖肠胃，解食物中毒，辛温之炮姜以温脾胃。辛可散邪理结，温可除寒通治下元虚冷，砂仁温暖脾胃。辛还能润肾，肾虚气不归元，非此为向导不济，且可引诸药归宿丹田。诃子敛肺暖胃，固肠止精，四药均作用于脾和胃肠，助后天生化之源以养先天既损之精。青盐滋肾水，益精气，功能入血走肾作诸药之引导；斑蝥有雌激素样作用，小量扩张肾小球，专主走下窍，直至精溺处，白砒可使肾部充血，毛细血管扩张，盖因阳物勃起坚硬，有赖于血液充盈于阴茎海绵体中的血窦而出现，二药虽毒，使用微量，已足趋利避害。肉苁蓉散方义中已阐明，此不赘述，诸药协同，一阳得壮，阴精渐充，实为把握先后天协调而恢复性活动健康之良剂也。

第六节　劳伤肾虚、阴阳衰微、阴痿不起

阴痿之症，密切关乎肾，肾开窍于二阴，若劳伤于肾，肾虚不能荣于气，故痿弱也。诊其脉瞥瞥如羹上肥者，阳气微；连连如蛛丝者，阴气衰。阴阳衰微，而风邪入于肾经，故阴痿不起，或少腹痛。下述诸方为前代医家习用，药物大体相类似，加减出入不很悬殊，在应用中可了解其疗效究竟，作今人借鉴，又何尝不可。

‖阴痿方‖

《华佗神医秘传》

治阴痿不起。

方剂：熟地30g，白术15g，山萸肉12g，人参、枸杞各9g，肉桂、苓神各60g，远志肉、巴戟肉、肉苁蓉、杜仲各3g。

用法：水煎服。一剂起，二剂强，三剂妙。

方解：方下只提阴痿不起，不言其他证，今从病因及用药、剂量方面来认识，阴痿多因房劳过度，命门火衰，或因肝肾虚，心脾受损等所致。药物则主用熟地滋阴补肾，益髓填精，和倍肉桂补元阳，治命门火衰；辅以茯苓开心益智，益心脾，安神养精，合人参、白术大补脾以启生化之源，山萸、枸杞补肝肾之虚，助熟地添补精髓，又涩精强阴，山萸也能壮元气，益元阳，助肉桂补下焦不足。轻用远志、巴戟、苁蓉、杜仲为佐使者，以远志通心肾，助心阳，巴戟补助元阳，益精强阴，苁蓉补肾阴阳而增精气，杜仲主性欲过度引起的头目昏沉，补中益气又强阴；全方组合使心肾肝脾均得到补益，阴精阳气亦得到充实，方中人参大补元气，有促性腺激

素样作用。

起阴汤

《辨证录》

治忽然阴痿不起（君火旺而相火又复不衰，方能久战不泄），上补心下补肾，心肾两旺后，补命门之相火，始能起痿。

方剂：人参15g，黄芪15g，白术、巴戟肉、熟地各30g，北味、肉桂、远志肉、柏子仁各3g，山萸肉9g。

用法：水煎服，连服四剂而阳举，再四剂则阳旺，再四剂必能久战不败，服三月如另换一人。

方解：忽然阴痿不起，百计鼓男不再兴，此乃心气不足，本方上补心，下补肾者，有熟地添精补髓，强心肌，扩张肾血管；黄芪加强心肌收缩力，补肾脏元气；人参大补元气，主五脏气不足为主，辅以白术补益脾胃之佳品，为后天资生之要药，调中消食开胃；黄芪壮脾胃，柏仁益脾胃，巴戟补肾益精，壮阳强阴，补助元阳，则胃气滋长，诸药协同，补后天即所以养先天也。萸肉壮元气，益元阳，补肾气，添精髓为佐；用少量北味亦补元气不足，对中枢神经有明显刺激和兴奋强壮作用，柏子仁通心肾，养心血，远志通心肾，助心阳，肉桂补元阳，治命门火衰为佐使；如此可致心肾两旺后，又补命门相火，则痿能起矣。续服三月，如另换一人，表明疗效得到巩固。

济阳丸

《辨证录》

治阴痿不举。

方剂：人参180g，黄芪240g，鹿茸粉60g，龟胶240g，紫河车60g，麦冬120g，北味30g，炒枣仁90g，远志肉60g，巴戟肉240g，肉桂90g，白术240g，菟丝子480g，半夏30g，砂仁15g，黄连24g，神曲3g。

用法：上药为末，炼蜜为丸，每日白滚汤送下15g，一月阳事举，且能善战。

方解：阴痿不起，与元气不足、君相二火虚衰密切相关。元气包括元阴元阳之气，为生化动力源泉，元气不足，影响脏腑器官组织的活动，君火不旺，命火复衰，则发阴痿，亦即元阴元阳俱亏之候。组方着眼于元气，选人参大补元气，滋补元阴，紫河车大补元气，补阴阳两虚，有返本还元之功；黄芪补肾脏元气，又利阴气，北味子补元气不足暖水脏又强阴；砂仁理元气，补命门，导肾气以归元。龟胶滋补元阴，补阴配阳，则不致阳旺阴消，补阳之品多，促使阳随阴化而阳不致独旺；麦冬补心气不足，滋阴血使心火下降，肾水上升，有心肾相交之义；黄连小量能兴奋心脏，配合肉桂交心肾，又有苦味健胃作用。鹿茸禀纯阳之质，壮元阳，走命门心包，补下元真阳，为全身强壮剂；肉桂补阳，益气润肾，治命门火衰；巴戟补助元阳，益精强阴；远志通肾气上达于心，补助心阳，又壮阳补精；重用菟丝子滋阴壮阳，生精益髓，补肝肾，利腰膝；炒枣仁宁心益肾气不足，熟地则收敛精液。白术补益脾胃最佳，得参芪补壮脾胃更妙，砂仁、神曲、半夏等健脾开胃，促使土旺能健运，后天资生以充养先天元气，心肾阳虚得到补益，元阴精血得到滋益，阳生阴长，阳旺有济，阴痿得起，故丸名济阳，亦即配补阴药为功也。

‖钟乳酒‖

《广济方》

疗阴痿不起，滴沥精清。

方剂：钟乳石（研绢袋盛）90g，炮附片60g，当归60g，炙甘草60g，石斛60g，前胡60g，山药90g，五味子90g，人参60g，生姜60g，牡蛎60g，桂心30g，菟丝子135g，枳实60g，干地黄150g。

用法：上药十五味，切以绢袋盛，清酒5 000~6 500毫升渍之，春夏三日，秋冬七日，依量饮之效。

忌海藻、松菜、猪肉、冷水、生葱、芜荑、生冷、粘食等。

方解：阴痿不起，滴沥精清，自是肾之阴精阳气伤损之象。阴精亏耗，精液稀薄，滴沥而下，心火不旺，命火更微，阳气虚衰导致。本酒选钟乳石温肺壮元气，补命门，令阳气暴充，强阴益精治阳痿为主药；肉桂补元阳，治命门火衰，入补阴中药能行血气凝滞而补肾；附子善补肾命火，助人参大补元气，调肺肾气；人参得五味生肾精而收耗气，补先天元真之气为辅。干地黄、菟丝、石斛均属养阴生精益髓要品，地黄用量特重，通血脉，补五脏，菟丝补肝肾，强阴壮阳，石斛补肾强阴止滑精以积精，使阴生而阳长为辅佐。炙甘草补脾养肾气内伤，山药滋补强壮，益脾胃，强阳道，生姜通神明，开胃气，枳实健胃消食，阴痿有气加用，前胡推陈致新，开胃下食，促使脾胃健运，后天得补益以养先天为佐使。当归补心生血，补诸虚不足，五味补元气不足，固精关强阴养髓；牡蛎收敛潜阳，涩精以疗泄精，滴沥精清可止。酒通血脉，行药势，助肾兴阳，协同诸药，能使阴精阳气得充实，阴痿焉有不起者。

范汪无子方

《外台秘要》

治男子虚劳，阴痿不起。

方剂：杜仲75g，蛇床子60g，菟丝子（酒渍）37g，茯苓30g，远志肉37g，炮附子37g，泽泻37g，石斛37g，肉苁蓉30g，五味子30g。

用法：上药十味，研为细末，酒服3g，日服二次。

忌猪肉、冷水、酢物。

方解：治男子虚劳，阴痿不起，为无子而设，主选杜仲、蛇床，以杜仲补肝肾，治肾劳，强阳道，充筋力，蛇床补肾壮阳，益阴起痿，暖丈夫阳气，助男子壮火，配菟丝、五味起痿。辅以附子回阳，补命门火，能引火归源；远志通肾气上达于心，助心阳，强志增精，使心肾火旺，阴痿即起，种子有望。菟丝壮阳强阴，生精益髓；五味壮男子精，补元气不足，强阴补肾气；苁蓉为使，治五劳增精，强肾之阴阳称王为佐。茯苓益心脾，培火生金，开胸腑，调脏气，称上品仙药；泽泻补虚损五劳，养五脏，益气力；石斛补五脏虚劳，强阴益精为佐使。足可使痿起阴强，精气充盈，无子者能种，确可据矣。

雄鹅散

《经心录》

疗五劳七伤，阴痿，十年阳不起，皆缘小房多损阳，神女养母得道方。

方剂：雄鹅肉75g，石斛22g，巴戟15g，炮天雄15g，北味子15g，蛇床子15g，淮山药15g，菟丝子15g，牛膝根15g，远志肉15g，肉苁蓉37g。

用法：上十一味研细末，以酒服3g，亦可丸服，日三次。

忌猪肉、冷水。

方解：本方疗五种过劳因素伤及五脏，肾气过度劳伤而病阴痿十年不起，方用雄鹅肉益气和胃，补虚，利五脏为主药。肉苁蓉治五劳七伤，强肾增精气，润五脏，治绝阳不兴；天雄补肾命之火为主要辅治药。巴戟、菟丝均治五劳七伤，巴戟安五脏，助元阳，强阴益精；菟丝补肝肾，助心阳，增精强志；北味补元气不足，养五脏，强阴，固精养髓；蛇床子补肾益阴，助男子壮火治痿；牛膝根补肝肾，填精髓，壮阳治痿；山药、石斛均治虚劳，补充五脏，强阴增精气共为佐使。诸药配伍，促使伤损之五脏受荫，亏乏之肾气得到补益，阳痿兴而阴更强，托词“神女养母得道”之方，无非信其有效之意耳。

秃鸡散

《医心方》

治男子五劳七伤，阴痿不起，为事不能。

方剂：肉苁蓉60g，北味子60g，菟丝子60g，远志肉60g，蛇床子75g（微炒出烟取仁用更妙）。

用法：上五味焙研细末，每日空服酒下3g，日再，三无敌。不可多服。六十日可御三十妇，又可以白蜜和丸，每服1g，日再服，以知为度。

蜀郡太守敬大年，七十服药，得生三子，长服之，夫人玉门中疹，不得坐卧。

方解：本方治五劳七伤而致之阴痿不起，选药重在壮阳起痿，重用蛇床为基础，余药比例仅五分之四剂量。蛇床子温肾助阳，有雄性激素样作用，能延长动情期，独助男子壮火，治阴痿令阴强；肉苁蓉养命门，补精血，滋肾气，主五劳七伤、男子阳痿，强阴，称强肾之王，绝阳不兴，亦令有子；菟丝子补脾肝肾之要药，添精益髓补五劳七伤，壮阳强阴，并养阴通络，阴中有阳，守而能走；远志肉壮阳益精，振作心阳，养心血，坚强阳道；北五味治劳伤羸瘦，益男子精，强阴，滋肾涩精，补元气不足，对中枢神经系统各部位，均有兴奋强壮作用。合研为散，空腹酒下，散则易散，空腹能加快吸收，酒又善行药势，助肾兴阳，如此应用，方名秃鸡者，盖雄鸡食此，则打雌鸡不歇，啄得雌鸡头上毛秃，不过形容其效力耳。

肉苁蓉丸①

《医心方》

治男子五劳七伤，阳痿不起积有十年，小便淋沥，溺时赤时黄。

方剂：肉苁蓉、菟丝子、蛇床子、五味子、远志肉、续断、杜仲各等分。

用法：上七药研细末，炼蜜和丸如梧子大，平旦服五丸，日再服。

方解：阴痿不起，积有十年，五劳七伤既久，体虚而兼有湿热邪气，发为阴下湿痒，小便点滴淋沥，乃肾虚气化无力，溺时赤黄，肾劳亦为病因之一。方由上方秃鸡散加续断、杜仲组成，原方蛇床子即主男子阴痿湿痒，此加续断、杜仲均补肝肾以疗虚，续断补五劳七伤，缩尿，治尿频数，被誉为疏通气血筋骨第一药；杜仲能治肾劳，强阳道，治小便余沥、阴下湿痒，二药加入，增强起痿之力，痒湿淋沥溺赤诸症，可一并廓清矣。

第七节　麻痹型阳痿

★‖加减秃鸡散‖

（陈镕时方）

治男子阳痿不起，起而不坚，就事如无情，以阳气少，肾元微也。

方剂：肉苁蓉30g，五味子30g，蛇床子60g，菟丝子60g，枳实60g。

用法：上五味，研为细末，酒服3g，日三服。

方解：本方即秃鸡散减远志肉加枳实组成。方中菟丝、蛇床、苁蓉五味均能作用于肾之阴阳而起痿。北味补肾气虚、元气不足而充肾元，蛇床、菟丝壮阳气益阴精，苁蓉滋肾气补精血强肾，加枳实主肾内伤冷阴痿。形同麻痹，惟兴奋足以胜之，北味子对中枢神经系统各部位，均有兴奋与强壮作用，枳实兴奋血管平滑肌，确有助于本证的治疗。秃鸡散服量日再，三无敌，而本方则日服三次，亦可能因麻痹之故，少服一次会推延，可以想见。

★‖阴痿不起方①‖

（陈镕时方）

方剂： 鹿角、柏子仁、菟丝子、蛇床子、前仁、远志肉、北味子、肉苁蓉各等分。

用法：上八味共研细末，每食后服1.5g，日三服，不知更加至3g。

方解： 本方亦系在秃鸡散起痿的基础上加鹿角治虚劳内伤，补阳益肾气，强精活血；柏仁养心安神，益气通心肾，兴阳道；前仁壮阳强阴益精，兼润心肾等；以调心肾虚之加杂症和劳伤所致阴痿不起，选数药为佐使以相助耳。

★‖阴痿不起方②‖

（陈镕时方）

治男子欲令健作房事。

方剂： 蛇床子、远志肉、续断、肉苁蓉各等分。

用法：上四药为末，每服3g，日三次。

方解： 男子欲健房事，阴痿起后，坚强不懈，诚非易事。方中蛇床子有雄性激素样作用，能延长动情期，温肾助男子壮火，主男子阴痿，使阴强；远志肉为心肾药，通肾气上达于心，补助心阳，益精坚强阳道；续断补肝肾，助气调血脉，补五劳七伤，止泄精，为疏通气血筋骨第一药，伤损之外，悉可得益；苁蓉补肾益精壮阳，主五劳七伤，养命门，滋肾气，治男子阳痿。当痿起之后，常服令健有望，达到健作房事时，尤须服用大补肾精气血之元气剂，丰富坚实的物质基础，方保无戕身之虞，保身惜命者，切当戒慎之。

‖远志丸‖

《外台秘要》

治男子痿弱。

方剂：续断60g，山药60g，远志肉60g，蛇床子60g，肉苁蓉60g。

用法：上五味研细末，以雀卵和丸，如小豆大，以酒下七丸至十丸（0.8~1g），百日知之，神良。

方解：男子阴痿羸瘦，必须痿弱并治，从所选偏温性能之药味来认识，本症是肝肾虚，心脾受损而致羸弱的患者。方用续断、山药冠首，以续断补肝肾，续筋骨，通血脉，能促受损组织再生；山药健脾固肾，益精强阴，强筋骨，充五脏，补虚羸；雀卵为丸，以其补肾阳益精血，补心充髓，暖命门，治阴痿，共主羸弱。远志通肾气上达于心，振作心阳，强志益精，坚强阳道；蛇床子有雄性激素样作用，温肾助阳治阴痿，令阴强，益阳事；肉苁蓉滋肝肾精血，补阴补阳强肾关，养命门，协同起痿。药性温和，服量较小，故方后称百日始知效验的良方，盖补虚损之症，欲速则不达也。

‖菟丝子丸②‖

《圣济总录》

治肾劳：囊湿生疮，阴痿失精，小便频数。

方剂：菟丝子（酒浸别捣）、牡蒙、柏子仁（微炒别研）、蛇床子（炒）、肉苁蓉（酒浸切焙）各30g。

用法：上五味共研为细末，炼蜜为丸如梧子大，每服4g，空心温酒下，日午再服。

方解：肾劳多由色欲过度而致肾气亏损，囊湿阴痿、失精（精涟涟）、小便频数均属七伤范围。菟丝补肾养肝，温脾助胃，益精髓，强阴止遗；牡蒙主五脏邪气，用于补虚益气，疗阴疮，治虚劳；柏子仁能安五脏益气，养心益脾胃，通心肾，兴阳道，止遗精；蛇床益脾肾，温肾助阳治阴痿；苁蓉为滋补强壮药，治五劳七伤，强肾关以制失精，增精气而补肾亏，绝阳不兴亦起。诸药配伍成方，补虚益气，脏腑受益，劳伤当随康复。

第八节　神经衰弱、伤精阳痿

阳痿不起，有因思虑过度或劳伤心脾，表现为神经衰弱，健忘失眠，脾胃虚怯，心神不宁，水火不能既济，精神恍惚，头目眩晕等症。下述诸方，可以区别选用。

★‖归脾汤加减‖

（陈镕时方）

健脾益气，补心养血。治心脾两虚，气血不足，神疲体倦，怔忡失眠，多梦遗精，阳痿等。

方剂：白术9g，茯神9g，黄芪9g，炒枣仁9g，人参3g，当归9g，远志9g，巴戟肉12g，鹿药9g，紫河车粉6g（分吞），炙甘草3g。

方解：本方即归脾汤去木香、龙眼加巴戟、鹿药、紫河车而成，合而为治心脾肾之方也。心血虚则怔忡失眠多梦，脾气虚则神疲体倦，肾虚则遗精阳痿。方中参术苓甘草补脾气，使脾运健，开气血生化之源；当归补心养血，黄芪强助血运，枣仁宁心安神养心血；巴戟补肾壮阳强阴，鹿药补气血，治劳伤阳痿；紫河车治遗精阳痿，又用人参大补元气，调肾气；远志通肾气于心，补助心阳，使心肾相交，治梦遗失眠；茯神益心脾，镇惊悸，安魂魄而调脏气；黄芪补肾脏元气，甘草补肾气内伤，令阴不痿，益精养气养阴血。诸药协同，充分发挥补益虚损作用，心脾肾三脏均受补益，毫无疑义矣。

千口一杯饮

《万病验方大全》

专治阳痿不举，一杯作二三百口缓缓饮之。能生精养血，益气安神，其功不能尽述。

方剂： 红参、熟地、枸杞各15g，沙苑子、淫羊藿、母丁香各9g，荔枝肉7个，远志肉、沉香各3g。

用法：上药浸白干酒1000毫升，三日后，蒸三小时久，取起浸于水中，拔出火气，过三十一日饮之。

方解： 阳痿多由房事过度，肾精大伤，损及气血，五劳七伤之候毕露，而治之之法，针对肾精亏虚，气血伤损，本“损者益之，虚者补之”的原则图治。方选人参大补元气，调和肺、肾之气，补虚损为主药；熟地、枸杞大补阴血，益髓填精为辅药，均治五劳七伤。沙苑、羊藿佐杞地补肾益精固精气，沙苑为固精虚劳要药，羊藿强壮性神经，母丁香温中散寒，佐参杞熟地之益气补血以防其滞，得荔枝肉生益气血，和脾开胃，远志肉益精强志定心气，交接水火，沉香性沉多功于下部肾命，能养诸气，调一切不调之气，并宜酒煮服，共同为诸药之使。且淫羊藿、荔枝肉、远志、沉香均能壮阳，合之而痿可起，又有逐渐充盛之精气血为基础，虚损劳伤，自然就愈矣。劳弱之症，最宜缓图，一杯二三百口饮之，符合少量兴奋原理，各药行归脏腑之经，使脏腑处于兴奋状态，功能不足之处，或病理变化部位，即有可能尽早得到调节或恢复，一杯千口饮之，亦具深意。

既济固真丹

《证治准绳》

治水火不既济，精神恍惚，头昏目眩，阳道痿弱，阴湿多汗，遗沥失精，脾胃虚怯，心肾不宁。凡肾水欲升而沃心，心火欲降而滋肾，则坎离既济，阴阳协和，火不上炎则神自清，水不渗下，则精自固，常服壮阳固气，温脾益血。

方剂：白茯苓、沉香、肉苁蓉（酒浸一宿，如无以鹿茸酥炙代之）、北五味、炮附子、龙骨各30g，巴戟肉、当归（酒浸）、川椒（去目）各15g，净柏仁（炒）、枣仁、金樱子（去核炒）、菟丝子（酒浸别研）、益智仁、补骨脂（炒）各60g。

用法：上药共为细末，酒糊为丸，以辰砂9g为衣，每服10~14g，空心用盐酒送下。

方解：本方以促进心肾相交、水火既济为中心，使心肾功能协调，维持生理的动态平衡为前提，选用多功能之药味配合，针对各脏器病变反应之证候为措施，达到壮阳固气、温脾益血之目的，既济固真，方名已赅其意，本勿庸置酌，细味之余，尤有可说。如选对心肾作用诸药：柏仁通心肾，养心气，润肾燥；北五味助心脏活动，滋肾敛汗；补骨脂使心包之火与命门相通，温补肾阳；川椒降泻心火下达，复坚肾水；当归补心养血，生精益神志；茯苓益心脾，入肾化气上行而益气，心肾水火精气血得调。神情恍惚，乃精气内伤，神思不定，有柏仁养心安神，益智宁神，并佐归、柏可以敛肾，龙骨敛心神，养精神，茯苓安魂养神，沉香降逆清神，当可救治。头昏目眩乃肾精不足，不能上充于脑髓，选苁蓉补肾益精，滋肝肾精血，菟丝益精髓，补肝脾肾要药，巴戟益精增脑力，止昏晕，当归补血生精，治眩晕。阳道痿弱，选壮阳起痿之补骨脂补肾火，通命门，暖丹田，硬阳茎，苁蓉养命门，壮阳起痿，巴戟补肾助元阳，炮附补肾命火，得花椒、食盐下达命门而强阴，故用盐酒吞下；川椒亦壮阳补命门，引上逆之肾气归经；菟丝壮阳强阴养肌，沉香暖肾纳气，益精壮阳，痿弱可治矣。阴湿多汗多系肾虚阳衰之症，川椒壮阳疗阴汗，龙骨、北味敛汗，川椒清肝火，除湿热，茯苓行水湿，则肾虚复，湿去汗即止。遗沥失精并治之药有苁蓉、菟丝、益智、枣仁、龙骨，兼治失精者，柏仁、北味、花椒、川椒，遗止而精不再损伤，相对即为补精之用。脾胃虚怯，温中温脾者，沉香、炮附、补骨脂、益智，补益脾胃者，茯苓、苁蓉、柏仁、巴戟助元阳则胃气滋长。全方药味，配伍得宜，分别对证发挥效能，于是脾胃得健，生化之源泉复兴，脏俯受荫，心肾相交，阴阳协调，正常生理活动得振，病由此可愈，常服肾阳壮盛，精气得固，脾胃温和，生化气血，康复之后，肾之真元亦得以巩固，堪称良方。

第九节　治其他病变或单一阳痿

阳痿病患者，身体无其他突出的病理变化，可采用小方或单方治疗，亦可以达到起痿作用。下述各方，均可供选择使用，选择得当，疗效可期。

阴痿不起，起而不坚方

（验方）

方剂：雄蚕蛾（未连者去头翅足，新瓦上焙焦研末）15g，细辛15g，蛇床子15g。

用法：共研细末，雀卵和丸如梧子大，临交接酒服0.2g一丸，若强不止，以水洗之。

方解：本方治痿，能见速效。从药味看，壮阳起痿，雄蚕蛾、蛇床子、麻雀卵可以毕其功，复以细辛伍其间，用意实深。盖欲念之起，皆心火冲动，肾命之火不应，则痿不起，细辛开通诸窍，通阳气、精气，下冲降逆，使心火下达于肾命而温肾中之火，则心火动，命火应，而阳势举矣。火衰阳虚，易于生寒，此又配细辛之另一意义，应用中确具起痿之功，方后言强不止者，以水洗之即足证明。

‖大人阴痿‖

《千金方》

方剂： 菟丝子50g（酒浸别研），丹雄鸡肝2具（阴干百日），麻雀卵25个（煮熟焙研）。

用法：上药研为丸，如小豆大，每吞一丸，酒送，日三服。

方解： 鸡肝补肾起阴，雀卵补肾阳益精血，治男子阳痿，均系血肉有情之品，补益入肾，自然有效，合菟丝益精髓，壮阳强阴，制成丸服，益肾起痿可靠。

‖阳痿方①‖

《千金方》

方剂： 蛇床子，北五味，菟丝子各等分。

用法：上三味为末蜜丸，每服6g，温酒下，日三服。

方解： 本方即秃鸡散去苁蓉、远志为蜜丸。药力较缓，故日服三次，秃鸡散则日服二次，三无敌，阳兴求偶。多入室则伤肾，予此缓进求效，当更有益。

‖阳痿方②‖

《医方集解》

方剂： 紫梢花6g，生龙骨6g，麝香少许。

用法：为末蜜丸，梧子大，每服四丸，烧酒下，欲解饮生姜甘草汤。

方解： 阳痿之症，多与阳衰有关。紫梢花主阳衰阴痿，能益阳秘精，疗真元虚惫，治阳痿遗精余沥；龙骨固精止遗泄，麝香小量兴奋中枢神经系统，开窍通络治阴冷，三药合力起阳痿，并控制早泄有效。

阳痿方③

《食疗本草》

治男子阴痿不起，女子带下、便溺不利，除疝瘕，决痈肿，续五脏气。

方剂：麻雀卵、炮天雄、菟丝子（酒浸一宿蒸），捣之不尽细，再浸晒捣，须臾即悉细，或晒干时入纸条数枚同捣，即刻成粉，且省力。

用法：上药等分为末，丸如小豆大，空心酒下五丸，令茎不衰。

方解：雀卵、天雄均能暖肾与命门之阳气，雀卵又益精血充髓，菟丝益精髓，养肌强阴，补肾养肝，温脾助胃，合用起痿且坚无疑，惟药性极热，非阴脏盛及真阳虚惫之阳痿，慎勿轻服。

阳痿方④

《千金方》

方剂：蚕蛾一升（阴干去头足毛羽末之），白蜜和丸如梧子大，夜服一丸，可御十女，以菖蒲酒止之。

方解：雄蚕蛾为昆虫中最淫者，临死犹交接不倦，功能补肝益肾，壮阳涩精，强阴道，壮阳事，止泄遗，阳痿早泄并治之方也。

驿马丸

《苏颂方》

起阳道，令人有子。

方剂：麻雀肉（十月以后、正月以前取之）30~40支，蛇床子250g，二味同熬膏。炮附子120g研末与膏和丸服之，每服3g，补下有效。

禁忌：不可同李子或各种动物肝脏食之。服白术人亦忌雀肉。雀肉同豆酱食之，令子面黑。

方解：雀肉壮阳道，益精髓，又益气，治阳虚羸弱、阴痿，续五脏不足之气；蛇床温肾助阳，治阴痿，有雄性激素样作用，可延长动情期；阴痿大多为肾命火衰，炮附补肾命之火，又温热脾胃以增食欲，补人强阴。三药合丸，服后有如驿站之马，专为快速传递信息（欲火冲动）而达目的地者然，故丸以驿马名之。

阳痿外用膏①

《万病验方大全》

方剂：新凤仙花籽（急性子）9g，阿芙蓉（鸦片）3g，蟾酥2.5g，麝香0.6g。

用法：共研和为一大丸，外用葱白锤烂包，再加纸一二层色，用水泡湿，放炭中火煨熟，换纸再煨，煨至七次，去葱七次，去葱纸，将药改为小丸如菜豆大，每于将睡，先一二时取一二丸，用酒化开，敷阴头上半时，使阳物举起，将药洗去，然后行事，坚而且久，并能种子，其效如神。

方解：阳痿乃阴茎不能勃起或勃起无力，勃起则由于阴茎海绵体充血，环绕海绵体的白膜使其产生足够的压力，保证足够的勃起硬度，用本药外敷阴头上，直接作用于阴茎海绵体的感觉末梢，引起性冲动，传导至勃起中枢，使之血管窦充血而勃起。各药俱性温，温可使血管扩张，充血容易。急性子能透骨通窍，解一切火毒，阿芙蓉涩丈夫精气，行气之效尤甚，所含之罂粟碱各种途径给药均有效；蟾酥强心助阳气，治肾冷，通行十二经络；麝香小量兴奋中枢神经，开窍通络治阴冷，能引药透达；葱白解散利窍，通上下阳气，杀百药毒，阿芙蓉、急性子、蟾酥之毒解，应用可无顾虑矣。中枢兴奋，十二经络听命，归经药味，引之透达，疗效自有可期。

‖阳痿外用膏②‖

《万病验方大全》

方剂：大附子（重40~60g者）一枚，阿芙蓉1.5g，硫黄末6g，炮穿甲3g（研末）。

用法：将附子挖空，以各药纳入，用好酒250毫升和附子文武火煮干，取出捣烂如泥膏，生用麝香0.01g放脐眼内，再将此膏贴上，应验无比。

方解：阳痿一症，恒多由于下元虚冷，肾与命门之火衰微而致。膏中选用秉气充足之大附子以除沉寒痼冷，补肾与命门之火，硫黄秉纯阳之精，赋火热之性，治下元虚冷，补命火不足，壮阳起痿；炮甲、麝香悉具开通关窍，透达经络脏腑之力，炮甲性专行散，能窜经络达病所，无微不至，麝香兴奋中枢神经系统，兴奋性可及全身，辅佐附子、硫黄达肾命而助火补阳，阿芙蓉能涩丈夫精气，行气之效尤胜为使，贴于脐中（神阙穴），此穴主治百病，宜于老人虚人，当肾虚阳痿患者于此处给药，发挥兴奋强壮作用，治效当无疑义矣。

第十节　治阳痿单方十则

①泥鳅，常常煮食之。（**《集简方》**）

泥鳅甘平入肺脾经。补中气，治消渴、阳痿、传染性肝炎、痔疾等。

按：糖尿病、肝炎、痔疾患者之阳痿，常食之当可获益匪浅。

②鳗鲡（青鳝、白鳝）和五味（葱、姜、椒、韭）煮熟，空心服。

忌与银杏同食，否则易患软风。

鳗鲲甘平，入肝胆肾经。补肾脏，壮虚羸。治虚劳骨蒸、肠风痔漏、腰肾间风湿痹，常入水洗煮，暖腰起阳。湿脚气人服之良。

按：体质虚弱，病有痔漏、肠风、湿脚气患者，有阳痿之病，常食本品最相宜。

③麻雀肉，冬月煮食，功能起阳生子，其效无穷。（《串雅方》）

按：阳痿患者，腰膝冷、夜尿多、有疝气者，常食之最佳。

④麻雀卵，煮食之，更为神妙。

雀卵咸甘温，入肾命门。补肾阳，益精血，治男子阴痿不起，补阳滋阴，治一切痿弱不振等。

按：阴茎阴囊不暖和之阳痿患者，食之最良。又五、六月采得之雀卵食之，效力最雄。

⑤广狗肾粉，酒服6g，令阴强热火，能生子。（《本草纲目》）

狗肾气味平、微毒。治肾劳，体冷用之。

按：狗之外肾即睾丸，身寒阴冷者食之最宜。其发挥主要作用的物质乃睾丸素，狗在联裆时，历时很久，大约取义于此，对阳举不坚而兼患早泄者益佳。

⑥海狗肾酥炙为末，空心酒下3g，或丸服之。（《本草纲目》）

海狗肾咸热入肝肾命门，暖肾壮阳，益精补髓，治虚损劳伤、阳痿精衰、腰膝软弱、精冷。

按：本品为下元虚冷之阳痿精衰者的最佳良药，配方应用更妙。

⑦露蜂房，新瓦上焙枯为末，新汲水调服3~6g，终夜不倒，极效。

露蜂房甘平，有毒。祛风攻毒，灰之酒服，立起阴痿。（《唐本草》）

按：阳痿患者兼患痔漏、牙痛者，服之最宜，气血虚弱者慎服。

⑧大叶千斤拔（无根不倒）15g，泡酒服。（《贵州中草药》）

大叶千斤拔（千斤红）甘温。祛风湿，活血脉，强筋骨。治腰肌劳损，偏瘫，阳痿。（《辞典》）

肾虚阳痿，泡酒。（《贵州中草药》）

舒筋活络，强腰壮肾，治偏瘫痿痹、气虚脚肿、劳伤等。（**《常用中草药手册》**）

按：阴痿患有风湿痛，或因外伤后突发阳痿，用之甚相宜。

⑨羊山臭（骚羊古、山当归、九牛躁、苦爹菜、杏叶防风）30g炖肉吃。（**《贵州咸宁》**）

⑩花蝴蝶（缺腰叶蓼、鸡脚七）30g炖肉吃。（**《贵州中草药》**）

缺腰叶蓼苦寒。消热解毒，舒筋活血、除湿止血、化瘀、镇咳、壮阳。（**《辞典》**）

按：阳痿患者有风湿痔疮、囊湿等用之合适。

第六章

早泄

早泄是早期性功能障碍的表现。即在进行性交活动时，过早地射精，甚至未交而精已泄（或称临门即泄），这就是精关失健，肾门松闭的虚弱兼症，或者是泄精机能过分紧张而易于激动，精神痛苦，难以形容，绝大部分为神经官能症的临床表现。只要节欲保精，加紧治疗，健康是可望恢复的。

精阜炎及后尿道炎，亦可能是早泄原因之一，其炎变导致不正常的排精，或其由经常性冲动刺激引起，而又与早泄互成因果。

另一强中症，亦早泄之类，其致病原因，乃过服壮阳药品，致肾阳旺极而强阳不倒，精液滑流，治宜泻火滋阴。或由虚火上炎，肺金之气不下，宜滋肺引火归元，方可得救。

第一节　虚弱早泄

★‖三肉五子酒‖

（陈镕时方）

强阴助阳，固肾关，涩精气，补虚扶弱。治早泄，见色流精，或临门即泄，或入门即射精，房事无力持久，致使女方得不到性的快感达不到高潮者，对滑精病患者亦能显效。阳痿或阳举不坚而有早泄者均可用之。

方剂：肉苁蓉80g，远志肉40g，巴戟肉50g，沙苑子50g，覆盆子60g，北五味30g，金樱子肉30g，补骨脂30g，桑螵蛸30g，菟丝子30g。

用法：上十味，经拣选炮制后，用白酒2 000毫升，浸泡一周后即可开始服用，每服15 ~ 30毫升，日可饮二次。有酒量者，可服至50毫升，服二周即有效，四周可显效。初服期间戒房事一月，另须制服山药莲芡粉配合，效果更好。如用此酒吞服保康元气剂，效尤显著。

随症可选加药味：

阳痿早泄者加锁阳30 ~ 50g。

阳痿早泄遗精者加葫芦巴20 ~ 30g，紫梢花2~5g。

阳易举而早泄遗精者减去补骨脂，忌锁阳加猪屎豆15g。

禁忌：感冒风寒咳嗽时忌服。如虚火症状明显，或由精阜炎和后尿道炎症引起的早泄患者，暂缓服用。

方解：本方选用诸药，均有止早泄之功。肉苁蓉为强肾之王，主强肾关，增精气；远志肉通心肾，入肾固滑脱；沙苑子强阴固精相配伍为主；巴戟肉强阴同苁蓉助阳更显效；覆盆子固肾涩精；五味子固肾关，辅苁蓉而相得益彰为辅；金樱子固肾涩精止遗滑精早泄；补骨脂硬阳具，延时间，治阳痿早泄为辅佐；桑螵蛸补肾助阳，固精缩尿，治遗精早泄、肾衰精漏自出，与兴奋性机能之药配伍，为治阳痿、早泄之理想药物，用为佐使药甚当。大凡早泄患者，情欲最易冲动，常多阳举未坚，精早射出，阳具很快痿软，安得不望洋兴叹？所以用沙苑、巴戟强阴，固脂、桑蛸助阳，覆盆、锁阳、菟丝强阴健阳以克服痿软之早泄，固脂、锁阳、苁蓉、五味、覆盆、沙苑、桑蛸、金樱协同固涩虚滑之早泄，为一温平结合之良剂，适应面较广。

方歌

入房早泄休神伤，节欲再加饮酒浆。

沙苑覆盆北味菟，金樱固脂螵蛸桑。

远志苁蓉巴戟肉，阴痿芦巴和锁阳。
莲芡茯苓山药粉，涩精寓补下元康。

★山药莲芡粉

（陈镕时方）

治疗早泄病的辅助剂。遗精早泄，食欲不佳，消化不良者，或长期大便不实，或日便2~3次，缘于肠胃吸收机能减弱的慢性腹泻者。

方剂：怀山药500g，白莲肉150~300g，芡实300g，白茯苓200g，糯米（作成米花研粉）5 000g。

用法：先将糯米蒸熟、阴干，河沙炒成米花研粉备用。其余各药研为细粉，细火锅内炒成糙米色（微黄），再合米花粉和匀储存备服，如吃炒面一样，早上开水冲服，随量，加白糖或盐调味均可，能当早点服食，坚持食用三月以上，得痊愈者颇不乏人。晚间亦可加服一次。

方解：剂中诸药，均味甘性平，大能健脾补肾，兼益肺宁心，适用多种遗精早泄症。选用山药滋阴利湿，能润滑又能收涩，主补肺肾兼补脾胃，能止遗泄（山药含黏蛋白和淀粉酶，黏蛋白在体内水解为有滋养作用的蛋白质和碳水化合物，而淀粉酶有水解淀粉为葡萄糖的作用，故山药为滋补药中之上品），而莲米、芡实能固涩精气，治精不固之早泄为辅；茯苓健脾宁心，治心脾虚弱，糯米健脾和中，主含淀粉，具五谷正味以补精为佐使，配伍得宜，故能发挥疗效，并宜多服常服。

地龙韭汁饮

《名医类案》

治阳物易举而早泄，或阳举而不坚而易泄，性交难持久，此为阳痿之先兆，本法甚佳。

方剂： 大蚯蚓11条（韭菜地内者，破开长流水洗净）、韭菜汁2~3毫升（韭菜叶洵净捣绒挤自然汁）。

用法：二物合捣绒，滚酒冲服，日服一次，服至数日即能久战。

方解： 本方寒温配伍，适得其平，协同发挥疗效。早泄多由肝肾阴伤，虚火妄伤，表现为阳物易举，或不坚而过早射精，难得满意的性交。地龙味咸入肾，性寒下行，平肝之虚火，通经络，能解诸热疾，有镇静功能，可延迟泄精；韭菜温中暖下，补虚固精以止泄精，可解地龙小毒，挤汁生用则辛而行血，又能益肝散滞、导瘀，随地龙下行，共同作用于肾脏以制早泄，地龙取韭菜地中者，亦以共生而蚓毒得解，寒温和调，寒者清虚火而不伤阳，温者不燥而不致助火，故尔应用多效。

猪屎豆汤

（民间验方）

固精止早泄，治阳举或举不坚而早泄，或兼患有遗精者。头晕目花、神经衰弱、小便频数、遗尿等症者，查无炎性变化者亦可用本方。

方剂： 猪屎豆15g，覆盆子15g，金樱子24g，沙苑子12g，远志肉6g，淮山药16g，莲子肉15g，芡实15g。

用法：水500毫升，煎至200毫升，分二次服，早晚食前各一服。如无猪屎豆改用小黑豆30g代。

方解： 本方所选药味，全具有固精止早泄功能。阳举不坚而早泄者最多，远志、山药、覆盆补肾强阴壮阳起痿；头晕目花，神经衰弱，虚在肝肾，猪屎豆、覆盆、沙苑子、金樱均补肝肾，止遗尿遗精；再有金樱配芡实、山药、莲肉，寓涩于利之中，达到开尿窍，固精门之效，制早泄更力。诸药配伍，性能和平，无论偏阴偏阳体质之病早泄者，用之辄效，宜久服才能巩固。

★‖加味三才封髓丹‖

（陈镕时方）

滋阴补髓，固精关。治虚火易动，阳物易举不倒，口燥咽干，或五心烦热，交合立即泄精，泄后随又勃起，乃阴衰之极，舌红或光滑无苔，脉细而数，大剂滋养肝肾之阴，方能有济。

方剂：熟地黄24g（蒸后捣如泥和丸，如手足心热者加生地黄15g），天冬15g，太子参15g（去心），盐炒黄柏30g，砂仁15g，知母9g，覆盆子24g，制首乌30g，甘草8g，金樱子膏60g（和丸药用）。

用法：上药除熟地、金樱膏外，余药研为细末与熟地泥、金樱膏揉和均匀，再加适量炼蜜和成小丸，每服6g，日三次，白开水送下，或全为细末，蜂蜜调吞，金樱膏冲化调吞亦可。

方解：本方主治证候，属阴之精血大伤，阴衰之极而虚火易动，以致变生诸证，药分三组图治。三才原为养阴益气润燥之方，加制首乌补肝益精血，更突出养阴生津之功，封髓本为封藏肾水而设，加知母滋阴润燥除烦热，佐黄柏滋阴降火，以制虚火之易动而阳不倒；交合立即泄精，是精关失固，加覆盆、金樱固精关，使封髓更力，覆盆补肝肾还滋养真阴，收敛耗散之阴气而增精液，金樱补五脏，益精髓，养血气，止遗泄。全方药力协调，阴虚之极，亦不难恢复。

第二节　命门火衰或兼脾阳不旺的早泄

‖火土既济丹‖

《辨证录》

治精冷精薄，交接半途而废，或临门即泄（此命门火衰，脾胃之阳气不旺），火不能生土，土气衰微，即难固精而使精厚，必得火生土而俱旺。

方剂：人参、白术、山萸肉、菟丝子、巴戟各30g，山药15g，肉桂3g（为末，分吞）。

用法：水煎服，日三次，十剂而精厚，再十剂而精温，再服3月，永不再弱。

方解：精冷缘于阳虚大衰，精薄系由生精力弱。脾胃运化水谷之精微充养五脏，而又藏精于肾，脾胃之阳不旺，运化力弱，精源匮乏而精自薄。方中人参、白术、山药大补脾胃以助生化而厚精；阳不旺则用山萸、巴戟、菟丝以壮阳而使精温；以肉桂补命门之火以济阴，使火升土旺，火土既济之功可达，其理已明，多服而求巩固，实属必要。再就组成药物分别来看，人参大补元气，山萸壮元气，益元阳，肉桂补元阳，生命火，巴戟助元阳，菟丝壮阳，先天之阳大可得充；人参治脾胃阳气不足，白术补脾胃第一要药，山药补益脾胃充五脏，后天土气得补；山药、山萸均能涩精，半途早泄可控，诚良方也。

‖旺土丹‖

《辨证录》

亦治上方所主证候。

方剂：人参180g，白术、黄芪、巴戟肉各480g，茯苓150g，山萸肉240g，菟丝子、杜仲、山药、芡实各240g，肉豆蔻60g，北味子30g，肉桂90g，补骨脂240g，神曲60g。

用法：上十五味共为细末，炼蜜为丸，每日白滚汤送下15g，服一月阳事改观，而精亦不薄矣。

方解：本方即火土既济丹中加强温补脾胃诸品，能使土气更旺。选加黄芪壮脾胃补肾脏元气，补骨脂通命门暖丹田温脾阳，肉豆蔻消食暖脾胃治精冷，杜仲补中益气又补肝肾，芡实、五味固精关养髓，控制早泄，茯苓益心脾，得松之精则有木性，能疏土，神曲健脾暖胃行气消食，由此土气既旺，生化之源大启，精冷精薄得以改善无疑。

‖扶命生火丹‖

《辨证录》

天分最薄，无风而寒，未秋而冷，严冬冰雪，虽披重裘而身不温，交感数合之后，即望门而流，此命门之火太微。

方剂：人参180g，巴戟肉480g，山萸肉480g，熟地黄960g，肉桂180g，炮附子90g，黄芪960g，鹿茸120g，生枣仁90g，龙骨（煅醋淬）30g，白术480g，北五味120g，肉苁蓉240g，杜仲180g。

用法：上药共为细末，炼蜜为丸，每早晚各用15g，服三月，自然坚而且久。

方解：天分最薄就是禀赋素弱，即先天元气不足，遇寒冷而重裘不温，为元阳虚惫，交感数度，即望门而流，系命火太微。方选人参大补元气，黄芪补肾脏元气，五味子补元气不足，山萸肉壮元气以培根本；复以肉桂补元阳，鹿茸壮元阳，萸肉益元阳，巴戟助元阳，附子回阳气，龙骨潜浮阳，虚惫可得振奋；加之肉桂专补命门之火，得附子相偕补火更力；上述诸药足以疗天分最薄所产生之诸证已无疑虑。据“无阳则阴无以生，无阴则阳无以化”之理，则助以大量熟地益髓填精圣药，强真阴而造肾水，山萸补肝益肾添精髓补肾气，肉苁蓉能补肾之阴阳，增精气，使阴精旺盛；白术乃健运脾气第一要药，人参调中消食开胃，巴戟补助元阳则胃气滋长，黄芪用量亦多，壮脾胃补中益气，杜仲补中益精气，脾胃健运，水谷精微足以充养全身，精气乃旺，阴精得补，则阳有所化，而火自生生不息；又有枣仁养阴宁神，补肾气不足而止遗，苁蓉强肾关，山萸、五味、龙骨涩精固精关，鹿茸补气血，益精髓，止滑泄精出，全方有机结合，足使阴阳协调，生化无穷，阴生阳长，阳火得后天重培，身可自温，肾关得固，望门流精自得控制而达健康之境。

‖壮火丹‖

《辨证录》

亦适应上方主治各证。

方剂：焦术、熟地各480g，巴戟肉、山萸肉、肉苁蓉各240g，枸杞240g，附子45g（用甘草9g煎汁泡过切片微火炒熟），肉桂、炒枣仁各90g，补骨脂（炒）、茯苓膏各120g，北味子30g，柏子仁60g，人参、山药、芡实各15g，龙骨（煅醋淬）30g。

用法：上药为细末，炼蜜为丸，每服10g，日二三次，服二月坚而且久。

方解：本方在扶命生火丹基础上调整药味和剂量而成。乃命火尚未至太微，因而丹名壮火。组方将桂附减半，去鹿茸加补骨脂，使心包之火通命门，柏仁通心肾益脾胃，去黄芪减人参五味用量，亦明先天元气未为最薄之故，去杜仲加枸杞补肾添精益髓更好，另加茯苓、山药、芡实者，旨在培土涩滑泄，且服量可减五分之二，说明治上主症之较轻者，两方互参，可知辨证处方，随症加减，服量多寡之要义矣。

第三节　炎性病变早泄

★‖延泄汤‖

（陈镕时方）

清热固精。治青壮年性欲旺盛时期，有神经衰弱，或泌尿系统炎变，导致阳痿易举而行事早泄者，若两尺脉偏旺者最宜。

方剂：盐炒黄柏15g，砂仁6g，鲜无娘（菟丝苗）30g（干品10g），猪屎豆12g（如无夜关门即加倍），夜关门（茵串子）20g，盘龙参15g，凤尾草15g，甘草3g。

用法：水600毫升，煎至200毫升，分二次服，早晚各一次，连服3~5剂。验尺脉平复，或尺脉微出现时，即停服，配合山药莲芡粉服一段时间以求巩固。

加减法：

肠滑泄泻，小便淋漓加鲜酸浆草30g，以敛阴祛瘀，治神衰失眠。

气阴两虚，筋骨软弱加黄精30g以补虚益气，养阴添精，补五劳七伤。

消化不良或有淋漓者加葎草以消炎，祛瘀血五淋，止精溢，消五谷，益五脏。

血热精滑者加苎麻根10g以大补阴而行滞血，以补为行。

结核病患者加葎草、黄精各40~60g，均有治结核病的效果。

方解：本方用治因精阜炎及后尿道炎，或因手淫、遗精、性交过频及经常欲火冲动刺激而引起的炎变（可用尿道镜检查确诊），或因继发感染性炎症而导致的早泄现象，主选封髓丹为基本，改汤剂内服，首重黄柏坚肾为主，用之泻欲火以消炎，则肾水自固，而无狂越漏泄之患，亦即所谓补肾之意也。黄柏乃广谱抑菌药物，对继发感染性炎变，又得凤尾草、夜关门之辅大可奏功。砂仁、凤尾草之辛，可润肾之燥，得无娘苍、夜关门之苦补肾更力；无娘苍、猪屎豆补肾固精，止遗精早泄；再合盘龙参治虚弱腰酸，并能添精；夜关门治阴虚气弱，养阴滋肾止腰痛，两者相辅而兼治神经衰弱之遗精，甘草从中调和，加上诸药配伍，可以使炎得消，精可固，虚已补，早泄得延迟时间矣。

第四节　强中症

强中一症，亦早泄之类也。阴茎长兴不痿，精阜涓滴流出，常伴有小便多，唇口干燥等，是一种阴虚阳亢，命火妄动之象，多因性交过度，肾气受伤所致。甚者阴脱阳孤，须当辨证急图。究其病因，亦有所不同。有少服五石，五石热注于肾中，下焦虚，少壮之时，血气尚丰，能制五石，及至年衰血气减少，肾虚不复制精液，若精竭则诸病生矣。如有火气太旺，或火妄动而阳物不倒，精液自出，如阴脱阳孤，亦有致死之虞。盖无阳则阴脱而精泄，无阴则阳孤而势举，二者皆致人于死，阴脱之证骤而死，阳孤之证缓而死。脱阴留阳者，阴根于阳，补阳而阴可生，阴生而阳不孤，阴日旺而阳日平矣。有得自终日操心，勤于诵读，创作苦思，入房鼓勇酣战，遂至阳举不倒，胸中烦躁，口中作渴，两目细肿，饮水不解，乃心肾二火齐动之故。日劳其心，则心不交于肾，夜劳其肾，则肾不交于心，心肾不交，则水火无既济之好，觉一身上下无非火气，于心君失权，肾水无力，而命门之火与心包之火反相合，骨中水动，髓海煎熬，肝中龙雷之火相应，三焦之火亦自附和以助炎上之势。火尽上升，阳无所济，势不得不仍归于下，下又难藏，因走于宗筋阴气之间，阳乃用强而不倒矣。辨清病因，结合病情，在下述方法中选用，即能获得救治。

‖华佗治强中方‖

《华佗神医秘传》

强中者，强阳不倒，此虚火炎上，而肺金之气不能下行也。

方剂：玄参40g，麦冬40g，上肉桂1g（研末吞）。

水煎三服即愈，他日可重整戈矛，再图欢合。

方解： 虚火上炎，灼及肺金，金气不能下行生水，肾水乏源，水不济火而强阴不倒。主用玄参滋阴降火，补肾气，为抑制无根之火圣药；麦冬养阴润肺，降心火，滋肾水，并能生精；肉桂引火归元，少量用于补阴药中，则能行血气而补肾。三药协同，虚火受制而下降，肺肾之阴得滋养而肾水由生，水能制火。不倒之阳可以平复。早期出现强中宜此方。

‖猪肾荞麦汤‖

《千金方》

治强中病，茎长兴盛，不交精液自出，消渴之后，即作痈疽。

方剂： 猪肾一具，大豆200g，荞麦、石膏、人参、茯苓、磁石（棉裹）、知母、葛根、黄芩、花粉、甘草各9g。

用法：上十二味，以水3000毫升，先煮猪肾、大豆，取2000毫升，去渣下药，煮取600毫升，分三服，渴乃饮之，下焦热者，夜辄合一剂，病热渐歇则止。

方解： 强中出现消渴，病情已深入一步，后有痈疽继发，本方则以止消渴为中心立意，泻火而愈强中，生津止渴，养阴益血，翼防继发痈疽。方以白虎加人参汤为基础，以石膏治三焦火热，止消渴，为除烦热要药，知母滋水之源，泻膀胱、肾经之火，滋肾水，治消渴，平命门妄动之火；人参能调和肺气、肾气及元气，泻阴火，滋补元阴；甘草补脾益气，生津养阴血，益精养肾气内伤，以大豆易粳米，能宽中下气，为缓和滋养之品，共同辅佐猪肾、荞麦二主药，猪肾补肾虚，止消渴和理肾气，与大豆同煮，相须益力，荞麦生津养胃治消渴强中；佐用葛根、花粉生津止渴，起阴气，清热降火，磁石潜阳纳气，益精除烦，养肾脏；茯神安神，开心益智，佐阴药而去滞，黄芩泻实火实热，解热渴，专泻大肠下焦之火为佐使。各药配伍得宜，止消渴，泻火热，力量集中，火被泻而长兴之茎可倒，消渴止而痈疽继发可防。

地柏大黄汤

《金鉴方》

强阴不倒，精自流出，此名强中。小便多，唇口干燥，乃阳盛实热，或阴虚阳亢，命火妄动之象，多因性欲过度，肾气受伤，不急治，必发痈疡。

方剂：生地3g，黄柏3g，知母3g，龙骨3g，大黄3g，枳壳3g。

用法：水煎服。余用时常加甜桔梗、空沙参（产四川中江县）各5~10g。

若胃虚食少者，加砂仁、甘草各3g，水煎服。

方解：实热、阳亢、火动均为致强中之因，唇口干燥小便多，阴津受伤益显，精自流更损肾之真阴。生地补真阴，凉血清火，相火炽，乘阴位，阴虚火旺证甚宜；黄柏清热泻火，降火自顶至踵，为肾经主药，泻膀胱龙火，降心火，泻火则肾水自固，选为主药，辅以知母滋阴凉心，滋肾水，泻膀胱、肾经之火，治实热命火有余，佐黄柏去火即可以保阴；龙骨潜浮阳，气入肾中以益肾，缩小便；大黄治实热，折火势以泄拥滞，安和五脏，枳壳调五脏下气，利大小肠。火热被清降而消，真阴受滋补，火泻而阴固，强阳即倒，精流即止。至于出现胃虚食少，加砂仁和胃健碑，又能润肾，甘草和中养阴血，益气生津，亦颇合适，寓有封髓丹之义。

韭子固脂散

《中药大辞典——经验方》

治强中，玉茎强硬不萎，精流不住，时时如针刺，捏之则痛，乃肾滞漏疾也。

方剂：韭子30g，补骨脂30g，为末。每服9g，水一盏煎服，日三次。

《验方大全》此证名肾漏，又名妒精。或云生杨梅疮（梅毒患者）多有此病。原方加黄柏6g水煎服。若不见效，照强中选方治之。

方解：玉茎强硬不萎，乃命门火旺，精流不住，即精滑之极，即有脱精之险。精赖心君之火方能谨守，君火旺能操权，则相火听命；君火衰，则相火反操其柄，命门为藏精之腑，君火一动，相火已暗送其藏精至精门流出，形成强中。韭菜子补肝肾主漏精，补下焦肝及命门藏精之不足；补骨脂固精气，治肾泄、流精，通心肾之火，使元阳坚固，骨髓充实，涩可以治精脱也。**《验方大全》**治肾漏方，即本方加黄柏以清命门过旺之火，亦有可取之处。

第五节　痨病火动，阳物易举易泄

‖龟地补精潜阳汤‖

（经验方）

治痨疾火动，阳物易举易泄病，由肾阴亏耗，相火妄动而致。

方剂：龟板30g，生地30g，熟地30g，制首乌15g，菟丝子15g，黄柏15g，灵磁石30g，水2 000毫升，熬至400毫升去渣，分二次温服。

方解：痨疾，见于积年染症，传变不一的结核病，或为五脏之气有一损伤，积久成痨，劳困疲惫，甚而为瘵，羸瘦凋敝，本证由于肾阴亏耗，相火妄动而阳物易举易泄。方选二地、首乌、菟丝，均归肾经，协同能补肾滋阴、生精添髓，二地本为肾家要药，首乌更能涩精，龟板、磁石潜阳补肾益精、补水制火；黄柏泻妄动之相火，而肾水自固，诸药配合，发挥滋阴降火威力，促使阴亏得补，相火得平，故可获效。

‖芒硝合掌法‖

（经验方）

治痨病火动，阳物易举。

方剂： 芒硝5~10g。

用法：将芒硝适量分放两手心中，握住阴茎，其硝自化，阳不举矣。如欲再举，以烧酒合泥敷阴毛上，阳即复举。

方解： 芒硝咸寒，泻热软坚，坚者以咸软之，热盛者以寒消之，即此方意也，总因相火妄动而阳举。其病难愈，终至贪色亡身，不如不举，安心净养为妙，保身惜命者，应留意及此。

‖地黄补精膏‖

（经验方）

治强中病愈后，速给本方常服，大补肾精俾速复元。

方剂： 熟地150g，生地150g，菟丝子90g，枸杞子150g，制首乌150g。

用法：上药用清水煮三次去渣浓缩，加入陈阿胶90g收膏，每早晚各服一匙，开水冲下。

方解： 强中病精自流失，损伤肾精过多，多须急补，庶免变生他证，方选地黄为主。熟地为强真阴、造肾水、益精髓之圣药，强心通血脉，以运五脏之精充填于肾；生地补五脏内伤不足，填骨髓，益阴液，为肾家之要药；辅以制首乌益精血，增精髓，强壮精气神；枸杞补肾生精，益精血，善治痨伤；菟丝子滋阴、生精、益髓为佐使，协同发挥填精补髓之功。

‖阳物挺胀方‖

《万病验方大全》

方剂： 甘草梢60g，小黑豆60g，煎浓汤服。

方解：阳物挺胀，多由服用温壮药物或金石虫类兴阳药而中毒导致，既挺又胀，似肿非肿，排尿不适，或有痛感，选用草梢、黑豆煮浓汁服，由于黑而小之豆为雄豆，入药最佳，能润肾，治肾病利收下气，善解五金八石百草及虫毒；草梢清火解毒，直达下焦，善去茎中痛，合煮饮汁，愈男女阴中一切热毒之气。

第七章

遗精、梦遗（梦交）、滑精、脱精

凡不在性交时，精液泄出体外，统称遗精。大体划分又有梦遗（女子称梦交）、滑精、见色流精的不同，但都是肾精外泄，损害身体健康的因素，而在病变程度上各异，却又有寒热虚实及挟杂之分，治疗上亦须辨别，注意诊悉病因，了解病变轻重及病程，患者机体强弱和有关脏腑的联系，综合分析，辨证论治，方克有济。

遗精（失精遗泄）若久治不愈，预示着性功能障碍危机已经潜在；如出现滑精，则可谓为初见障碍端倪；而见色流精者，是性功能障碍已初步形成。所以发生遗精能及时治疗，即是预防性障碍的有力措施，保持性健康的重要一环，是医家病家都不应忽视之病。下面将方药分类记述，提供临证参考。

第一节　女子梦交

女子梦中与男子交媾，遗出淫淫精液，即为梦交病。其致病原因，大约有如下数端：室女孀妇，性情乖戾，时动肝火，肝藏魂，肝伤则魂不安，入睡梦与男交，不能自主，为抑郁梦交；或禀性多淫，而守于礼教，不克作私奔偷墙之举，然欲火炽盛，无可遏制，念念不忘，入睡即梦与男交，此为思欲不遂的梦交；另有过食膏粱厚味，煎炒炙爆，湿热拥结，注于下部，使作淫梦，此为湿热下注的梦交。抑郁、所思不遂的梦交病状，都会阴津淫淫，肢体疲弱，饭食不思，默默寡欢，如有所失。病久发展至面黄肌瘦枯槁，魂益不安，欲火愈炽，梦交益频，甚则每夜二三次，精神疲惫欲死，出现危候。湿热下注梦交，则小便短赤，舌苔黄垢，胃纳不佳，甚则面色萎黄，失治则湿热蕴结不解，梦交愈频，至尿短而赤涩作痛，久则更亏精液，精神疲弱，饮食不想，正虚邪实，比较难治。如能早图，配合调养，均可以得到痊愈。

抑郁梦交，切戒忧郁、气恼，游山玩水以乐情志，多看喜剧电影和戏剧，以怡悦心神，务使精神舒缓轻快，使肝气条达，魂魄安定，其病有时可以自愈。

所思不遂梦交，亟宜清心寡欲，切勿妄转邪念，徒增病势。男女即时选择配偶，婚后阴阳调和，其病可愈。寡妇也须改嫁，使欲念得遂，可以获愈。

湿热下注梦交，切戒饮酒（啤酒、果酒、黄酒、醪糟均须戒），少进膏粱厚味，以杜湿热产生之源，当湿热排除后即可自愈。

凡梦交愈后，都应大补精血，使能迅速复元，振作精神。

一、抑郁梦交

未婚女性（室女），已婚妇女与丈夫久别，丧偶未再婚配（孀妇），秉性乖戾，好高骛远，慑于物议，因而情志抑郁难舒，时动肝火，多怒伤肝，肝伤使神魂不安于舍，而梦与男交，并羞于启齿告人，久则阴津不断受损。先宜舒肝解抑郁，朝服逍遥散为主，配用琥珀定志丸晚服，以安神定志亟治之。

逍遥散

《和剂局方》

养血柔肝，益脾和中，治肝气抑郁不舒，默默寡欢，如有所失，肢体疲弱，不思饮食而梦交。

方剂：柴胡、白芍、当归、白术、茯苓各9g，生姜、甘草各6g，薄荷3g，水煎服，分二次，早晚各一服。

方解：肝性急善怒，能达则顺，不能达则郁，郁则火动而诸病生，此肝经血虚火旺，抑郁不乐所致之梦交病，由于食少，土虚不能升木，血虚不足以养肝，肝为木气，全赖土以滋培，水以灌溉，若中土虚，则木不升而郁，阴血伤则肝不滋而枯，土虚火旺，血少而梦交益频，更使精血大伤，致成恶性循环，故会出现危候。方中茯苓、白术助土得以升木，当归、白芍益营血以养肝，薄荷解热散火郁，甘草和中补土为助，柴胡、生姜升发以达木郁，遂其曲直之性，故命方名为逍遥。柴芍苓术有镇静作用，柴芍甘草疏肝解郁，姜术可促进消化液分泌，增进食欲，吸取精微以补既耗之精血，实为肝郁脾虚，肢软食少，情志不畅，多梦交接有用之良方。

琥珀定志丸

《沈氏尊生书》

扶肝壮胆，安魂定魄。治思虑恐惧，神志不宁，疲倦善忘，寐中多梦，盗汗遗精，女子梦交。

方剂：琥珀30g，制南星240g，人乳粉（姜制）、人参、茯苓、茯神各90g，块朱砂、菖蒲、远志各60g。

用法：共研细末，炼蜜和丸，每服9g，临卧时姜汤或桂元汤下。

方解：神志不宁，寐后梦交，琥珀、茯苓、茯神、朱砂、远志均能安神定志，琥珀消痰证，除遗精；茯神镇静，开心益智，止多患怒；朱砂清肝养精神，心热非此不除；远志通心，祛痰，治心神不安；茯苓和魂炼魄，养神利痰气；南星化痰散结气，补肝风虚；菖蒲逐痰，益心志，肝苦急以辛补之。化痰祛痰利痰气，诸药配合，作用更显著。人参、茯苓、人乳和中补气，人参大补元气，益元阴，安神，能提高脑体力机能，改善睡眠和情绪，并固脱生津；茯苓益心脾，得土气之厚，培土益气，通神而致灵；人乳补心益智，充液填精，补血安神，使梦交伤损之阴津有补，速配服此方，自能达到志定神安，魂魄宁静而梦交即愈。

二、所思不遂梦交

未婚女性，思慕标致男子，或看淫书淫画，致淫念常起，欲火不时冲动；或已婚妇女，秉性多淫，思念远离丈夫，或丧偶孀居，遵守道德礼教，不敢私通异性，且畏人言，而欲火猖獗，不可遏制，念念不忘，睡梦中与男子交媾，不得自主，即为所思不遂梦交。服药效果反不如心病用心药来医。未婚女性，择配结婚而遂愿；孀居妇女，速行改嫁以遂欲念，由此而自愈者不乏其人。药用黄柏散或龟知地黄汤亦能收效。

‖黄柏散‖

《和剂局方》

欲火冲动，思色不遂，女子梦交。脉出寸口，两尺偏旺，用之最宜。

方剂：黄柏、知母、玄参各90g。

用法：共研细末，储有盖瓷器中，勿泄气，每晚临卧吞服9g，开水送下，中病即止，不宜多服久服。

方解：本方组成三药，均味苦而性寒，苦能清火，寒能胜热。生黄柏能降实火自顶至踵，专泻肾与命门膀胱之火；知母降无根之肾火，佐黄柏滋阴降火，去火即所以保阴，故云滋阴降火也；得玄参滋阴降火泻无根之火为佐使，三物配合，确能大清肾热以制淫火，睡后淫火不升，淫梦自不作矣。病者脉出寸口，为思色不遂之证征，两尺脉旺为肾与命门之火盛，欲火冲动而作梦淫无疑。梦交止后，立即停服，庶免寒甚伤阳之弊。

‖龟知地黄汤‖

《水玉堂验方》

所思不遂，欲火冲动，睡则梦与男子交。

方剂：龟板30g，知母9g，川黄柏9g，生地30g，玄参9g，水

800毫升，煎至150毫升，去渣分二次服。

方解：本方即大补阴丸加玄参（亦即黄柏散加龟板生地），全方五药均可入心肾等经，并有滋阴降火作用，以之荡涤欲火，故改汤服。除具备前方黄柏散功用外，更重加龟板、生地亦具深意，将大补阴中熟地改用生地，不失补阴之功，更加强泻火之力，黄柏、知母生用不炮制，直折冲动之欲火更有力，地黄、龟板通心入肾以滋阴，大有补水制火之功，玄参滋阴而泻无根之火，黄柏降实火以釜底抽薪，知母泻肾火治命门相火有余，诸药协同，使肾火下降，水升火降，心肾交泰，则欲念不升，实为治病求本之法也，较之黄柏散方则大大增强滋阴补水之力，又重用龟板滋阴潜阳而使冲动之欲火潜伏，是为又胜一筹之治。

三、湿热梦交、遗精

多因醉酒厚味过多过度，脾胃受伤，湿热内郁，或平素过食生冷水果，痰湿拥滞，复外受湿热，引动内湿，注于下部，浊气邪火，伏于精窍，扰动精室，致成遗精梦交。其证精时遗泄，女子睡梦交接，小便短赤，舌苔黄浊，精神困倦，四肢无力，胃纳呆滞。如果因循失治，会发展为淋证。治宜泄热导湿为法，苍白二陈汤加味，或用蒲灰散、三才封髓丹合服，使湿热清利，精关封固，其病可瘥。萆薢菟丝丸亦可选用，发展到淋证，可用鱼脑石散。

★‖加味苍白二陈汤‖

（陈镕时方）

醇酒厚味过度，生冷水果进食过多，致脾胃受伤，湿热内郁，或痰湿拥滞，浊气邪火，扰动精室而致遗泄者。

方剂：苍术（米汤水漂）10g，白术10g，陈皮10g，制半夏10g，白茯苓12g，炙甘草3g，生姜2g，黄柏9g，知母9g。

另外升麻、柴胡、厚朴可随证加减。

用法：水煎服，日二次。脾清气升，浊气降而脾胃健运，则遗精自止。

方解：本方主治醇酒厚味过度，滋生湿热，食生冷水果过多，损伤脾胃之健运，以致湿聚成痰，湿热挟浊痰内郁下注，精室受扰，精关失固而发生遗精或梦交。选用二陈汤燥湿祛痰温胃为基础，加苍术燥脾湿，健胃解诸郁，白术补脾益胃，燥湿和中为主，以扶受伤之脾胃，法于扶正祛邪；加味则依升清降浊法以健运脾胃，并清利内郁湿浊邪火以制止遗精、梦交，祛邪安正之效。立方中肯，选药精心，自获效无疑。盖遗滑精伤损身体，急止遗滑为要务，加黄柏清热燥湿泻火，治梦遗，清浊邪，泻火则肾火自固，得知母配伍，滋阴降火止遗精；茯苓益心脾，行水湿，能致魂魄安和，并化气上行而益气，质重能培土；白术乃健脾益胃之专剂，去诸经中湿，增加尿量排泄；苍术泄水，清溲溺之浑浊，擅长解郁，化浊腻舌苔，健胃安脾；陈皮理气调和，燥湿化痰，除膀胱郁热，通五淋，利小便，健胃和脾，佐甘草和气，平胃用之消食去湿。由此脾胃得补而土旺能胜湿，就能健运，湿热难留，痰源消除，精室无扰，精关自固而遗止矣。半夏荡涤痰浊，有开泄滑降之作用，治白浊梦遗，配苍术、茯苓治湿痰显效，得生姜而毒解，姜能促进消化液分泌，使食欲增加，甘草补脾益气生津，益精养阴血，协调诸药共同发挥清热、燥湿、除痰、健脾胃、止遗清，邪去正安而病愈。

‖蒲灰散‖

《金匮要略》

治小便不利及厥而为皮水者，又治湿热下注梦交。

方剂：蒲灰120g，滑石120g。

用法：二味共为细末，每服6g，开水送下，日服三次。

方解：本方治湿热壅结下焦而致的梦交证，出现小便短赤，因病起于过食生冷瓜果而致湿积，贪膏粱而使热聚，和内外感受之湿邪为患。蒲灰去湿热，利小便；滑石通九窍，去湿热，通六腑津液，《本经》“荡肠胃中积聚寒热，益精气”，蒲灰、滑石配合，利小便，除湿热，湿热壅盛而致之梦交可自止矣。

鱼脑石散

《水玉堂验方》

湿热遗精、梦交失治，湿热壅结发展为淋证者。

方剂：鱼脑石12g，蒲黄灰15g，滑石18g，冬葵子12g，瞿麦12g。

用法：水八碗煮取二碗，去渣，分二次温服。

方解：组合本方各药，皆有利小便作用，故五淋癃闭皆治，鱼脑石通淋化石，主小便淋沥不通，滑石、冬葵子、瞿麦均治五淋为辅，滑石清热渗湿，利窍通腑，冬葵子主五癃，达诸窍，瞿麦主关格诸癃结，凡下焦湿热诸病皆治。蒲黄灰利水道，治小便不通，又止泄精，滑石益精气，瞿麦养肾气，三药相伍，含有寓补于泻之义，对湿热遗精梦交失治成淋之证，宜其有良效矣。

萆菟丝丸

《医宗金鉴》

治湿热下注梦交。

方剂：川萆90g，菟丝子150g。

用法：研细末，炼蜜为丸，每服9g，开水下。

方解：湿热下注壅盛，出现遗精梦交，萆薢与菟丝均能利水治湿，止遗精梦交，萆薢利膀胱水道，治阳明下流浊湿而固下焦；菟丝单用可治心虚、日夜梦、精频泄，并生精滋阴益精髓，二药配合，实为扶正祛邪以治本证之良法，若肾气虚弱，腰膝酸痛，筋骨软乏，菟丝实足以补之，萆薢亦主腰背痛，强筋骨，补水脏，益精明目，故此对遗泄时日稍久机体损伤之弱者，尤宜适用，实乃补泻兼行之法也。

第二节　男子梦遗、滑精、见色流精、脱精

一、偏热属实（一般体质不太虚）类

1. 夜梦遗精

在梦中与女交接而精遗出，称为梦遗（梦漏），多因见色思情，相火妄动，或用心过度，心火亢盛所致，病多在心，故有“有梦治心，无梦治肾”之说。这里先就偏热属实或体质一般不太虚之证，分别病因，选方治疗如后。

‖清心丸‖

《普济本事方》

治梦遗：①思虑无穷，所愿不得，妄梦而精遗者；②由经络热而得者，心忡恍惚，膈热壅，舌干者；③年壮血气亢盛，久无色欲，不得交泄而精遗（精满自溢）者。清心丸主之，封髓丹、石斛汤亦可用。

方剂：黄柏30g，冰片（梅片最好）3g。

用法：共为细末研匀，炼蜜和丸，每服2~3g，浓煎麦门冬汤送下。大智禅师方，梦遗不可全作虚冷治，亦有经络热而得之者。

另如生地、知母、莲子、黄连、茯苓、菖蒲、远志等均可随证选加。

方解：以清心名丸，是以清心为主而次及其他之方。用黄柏苦寒清热泻火，入心肾经，《本经》“主五脏热”，其降热作用，能自顶至踵，心火、郁火、膈热、经络热都能清散，有梦遗精，病多在心，故以清心为主；冰片辛苦凉，散郁火，散心肾热，以其大辛善走，故能散之，能镇心秘精，若由经络热而梦遗者，心忡恍惚，冰片镇心秘精甚当。年壮血气充盛，久无色欲以泄其精，亦由火盛火

郁导致遗泄，精囊充满，反射刺激性兴奋而梦遗，“盛者折之”，必须泻火坚肾才能制其妄泄；黄柏苦以坚肾，冰片辛以润肾，足使肾得坚润而安适，遗精可愈，药简而效宏。此方诊得两尺脉偏旺者用之最宜，如两尺脉弱者则应谨慎，或加适应药物以调整之。

封髓丹

《卫生宝鉴》

主厥阴火动，夜梦遗精，肾气衰弱，精关不固，精神疲乏。

方剂：黄柏90g，缩砂仁30g，炙甘草21g。

用法：共研细末，面糊作小丸，或炼蜜为丸，空腹时每服9g，淡盐汤送下。

方解：本方为固精之要药，方用黄柏为君，以其味苦性寒又能坚肾，肾脏得坚，则阴水不虚其泛溢，寒能清肃，则龙火不至于奋扬，水火交摄，精有不安其位其乎？佐以甘草，以甘能缓急，泻诸火与肝火之内烦，且能水土合为一家，以妙封藏之固。砂仁者，以其味辛性温，善能入肾，肾之所恶在燥，而润之者性辛，砂仁通三焦，达精液，能纳五脏六腑之精而归于肾，肾家气纳，肾中之水自藏矣，此有取于封髓之意也。

又有论云：肾者主水，受五脏六腑之精而藏之，肝木为子，偏喜疏泄母气，厥阴相火一动，精即随之外溢，且肝又藏魂，神魂不摄，则鬼交精泄之证作。黄柏之苦寒坚肾，清火以益阴，砂仁之辛温，健脾运气以益精，甘草之甘温以调和黄柏、砂仁之一寒一温，俾有水火既济之功用，则火平而水自固矣。

按两论深合实际，不再加浅识。

三才封髓丹

《卫生宝鉴》

补肾泻火，健脾开胃。治脾肾不足，遗精腰酸，食欲不振，精神疲乏等症。

方剂：天冬、熟地黄、人参各15g，黄柏90g，砂仁45g，炙甘草22.5g，研细末，米糊为丸，每服10g，酒苁蓉煎汤送服。

方解：方即三才汤合封髓丹。三才汤主气阴两伤，睡卧不安，不思饮食者，并可治五劳七伤；封髓丹主火动遗精，精关不固，用以封藏肾水。天冬主润肺肾及各脏，济阴降火，兼可镇心强骨髓，具有金水相生之义；地黄为使，熟地黄润肾强真阴，补肾造肾水，喻为填精补髓圣药，使遗泄所伤之精有补；人参大补元气调肺肾，生津泻阴火，滋元阴，调中益气，消食开胃，得砂仁为伍，健脾运气，甘草调和，脾能增食欲，多吸收五谷精微输于脏腑转藏于肾，填补精髓以修复肾损；黄柏泻火坚肾，得参冬泻降阴火协同，封固肾之精髓能更好发挥，遗泄可制止。再以脾胃气健，元阴精髓得充，脑体力机能提高增强，腰酸神疲等诸症尽除矣。

‖石斛汤‖

《证治准绳》

治精实极，眼视不明，齿焦发落，通身虚热甚，而胸中烦闷，夜梦遗精。

方剂：石斛、小草（远志苗）、黄芪、麦冬（去心）、生地（洗）、茯苓、玄参各30g，炙甘草15g。

用法：捣或切成粗末，每用12g，清水80毫升，加生姜5片同煎，不拘时服。

方解：本方以石斛名汤，具有一定意义。石斛甘淡微咸寒，生津益胃，养阴清热，能强阴益精，除虚热，治阴伤目暗，疗梦遗滑精，又补肾积精。其甘可悦脾，咸能益肾，多功于水土二脏，又肺呼气，肾纳气，子母相生，使肺气清则真气旺，顺气下行以生肾水，达到强阴益精目的，又得麦冬、地黄为辅，发挥作用更好，配小草益精补阴气，止虚损梦泄，去血中郁热，散少阴风热；麦冬清心除烦热，养胃滋阴，生精益血。即《本经》主伤中之意，降心火，滋肾水，专治劳损虚热之功居多；玄参入肺肾滋阴降火，除烦闷及胸中气，疗胸膈心肺热邪，补肾气明目；协同地黄壮水以制无根之火，脾肾水受伤，真阴失守得以控制。生地补真阴，填骨髓，补肾气，利耳目，补五脏内伤不足。其余四药辅佐石斛完成滋阴、解虚热、除烦满之功，卓有余裕矣。再佐以茯苓开胸脏，治胸胁逆气、烦满，其质重、气清、味淡，质重培土，清能益金，淡能利水，得土气之厚，能调虚热、虚火，凡涉虚皆宜，为诸阴药之佐而去滞，还能通神和魂而练魄，偕同麦冬安神定魄，得梦魂安定，热清火伏，梦中遗精可止矣。炙甘草补脾益气生精，补一切虚损，养阴血益精，养肾气内伤；若阴损及阳，阳不足者可补之甘，黄芪甘温补气升阳，补诸虚之不足，增元气，去肌热，补肾脏元气，在大队阴药中，有此升阳益气之品以反佐之，使阴药阴而不凝，又有茯苓之通利，使呆者不滞，诚得立方之妙也。精是构成人体与生命活动的基本物质，患者生命活动，尚不失为健壮者，故云精实，然似实而非真实证；目昏乃失去精气的正常濡养，视物模糊，是梦遗精伤之明征。从齿焦发落看，齿乃阴液受损而焦枯，如齿焦而有垢，为肾虚火盛，胃液未竭，正合本方适应之证，无垢则胃液大伤，脾肾元阴枯竭，病已危重，恐本方力难胜任了，然供临证参考亦佳。发落是肾虚血衰不能荣发所致，发落渐落稀疏，滋肾养血又为急务。由于阴虚血弱出现全身虚热则胸中烦闷，属内热抑郁不舒，以致夜梦遗精牵延不愈之虚象毕露，治实火梦遗之法又欠当了。总的来说，此证是梦遗伤损阴精而外形尚未太虚，为阴虚病而不十分严重，故方药以养阴益精血、安神定魄以止梦泄而图治，石斛一药所具效用几乎全可适应各证，配伍诸药亦各具特色，用之可以使人放心。

梦遗运气法

《医学衷中参西录》

人常说，心病难医，少年梦遗的病，多是心病，这种病，有的用药不易见功。方书载有人患本病百药不效，一僧教以运气法如下：

自尾闾（脊骨尽处）将气提起，如忍大便之状，且耸肩缩颈，如用力顶重物，其病遂愈。按此法早晚（睡前）各练运五七次，能够获效。

2. 郁热遗精

肝肾郁热，精关易于疏泄，梦交精泄，脊心俱热，恍惚膈热，或兼见脉洪滑，身心发热等症。猪肚丸、滋肾丸加味、猪苓丸、清心莲子饮等方治之，各随其宜。

猪肚丸

《证治准绳》

治梦遗白浊，肌肉消瘦，小便频数，妇女淋带。

方剂：白术（饭上蒸炒）120g，牡蛎（煅透水飞）120g，苦参（酒浸七次）90g，共细末。

用法：猪肚1个，煮极烂，研如膏和丸，每服6g，米饮或热汤送下，每日3～4次，服之遗止发胖。

方解：本方是以猪肚为主治药，故以之名方。猪肚为补脾胃之妙品，止带浊、遗精，补虚损，治虚劳羸瘦，小便频数；选用白术为辅以补脾益胃，他药无出其右，被喻为专利，治小便不利，去诸经之湿，和中益气长肌肉，使体重肌力增强，所以又为后天资生之要药。牡蛎收敛涩精，益精止小便，本为肾经之药，并有清热除温之功，盖少阴有热，则女子带下赤白，男子泄精，牡蛎解散少阳内结之热而能收涩精气，亦选作辅治之品。苦参苦寒，苦燥湿，寒胜热，通淋涩，荡湿火，治梦遗滑精，肾水弱而相火炽者用之，还能平胃令人嗜食，有补中、养肝胆气、安五脏、定志、益精之功。猪肚、白术大补中气益脾胃，脾胃属土，土旺则能健运，就能胜湿，牡蛎、苦参、白术、猪肚又各有专司，相互配合，发挥协同作用，将蕴结湿热之邪排除，后天脾胃之气得健，去邪安正之治收功，故能使精浊止，小便利，淋带除，肌肉渐丰，消瘦自腴矣。

‖滋肾丸加味‖

《兰室秘藏》

清下焦湿热，助膀胱气化。治热蕴膀胱，尿闭不通，小腹胀满，尿道涩痛。加味更治下焦湿热扰动精室而止遗泄。

方剂：黄柏30g，知母30g，肉桂1.5g，茯苓24g，枣仁（炒）24g，石菖蒲9g，生地30g（捣泥和丸）。

用法：上药除生地外，余药均为细末，入生地泥再加入适量凉开水和为小丸，每服10g，日服三次。

方解：滋肾丸方，原为泻热化水而设。李杲说："热在下焦血分而不渴者，乃真水不足，膀胱干涸，乃无阴则阳无以化，法当用黄柏、知母大苦大寒之药以补肾与膀胱，使阴气生而阳自化，小便自通。"所以肾热移于膀胱，气化阻碍，以致小便不通故用之。方中知柏滋阴降火，泻肾与膀胱之蕴热，加生地清热而填补真阴，反佐少量辛热之肉桂于滋阴降火药中，则能行血气而补肾，配辛温之石菖蒲，共开九窍，以肾苦燥，急食辛以润之，桂、菖润肾开窍，通津液而尿闭开，通其气则气化能出矣，癃闭得解，尿利热即除去；加枣仁"主心腹寒热，邪结气聚"（《本经》），治"肾气不足，遗精梦泄，小便淋沥"（《本草汇言》）；茯苓淡能利水，佐生地知柏诸阴药而去滞，为桂、菖等阳药之使而宜其道，得小便通利，蕴热解除，胀满自消，精室无扰，则遗泄自止矣。

猪苓丸

《普济本事方》

年壮气盛，情欲动中，所愿不得，意淫于外，致梦遗白浊，今肾气闭，则一身之精气无所管摄，故妄行而出不时，脊心俱热者。

方剂：半夏30g（破如豆大），猪苓120g。

用法：先用一半半夏炒至黄色不令焦，地上出火毒半日，取半夏为末，米糊为小丸，候干，用前猪苓末60g炒微裂，同用不泄砂缸中养之，空心温酒下6～8g，常服于申未间（下午四五时许），冷酒下。半夏有利性而猪苓导水，盖导肾气使通之意也。

方解：方中半夏"治白浊梦遗带下"，猪苓治淋浊带下，乃直接治年壮气盛，欲火冲动而意淫于外，招致之遗精白浊（女子带下）。肾气闭，乃二阴之窍不利，睡梦中精窍又为欲火冲动相扰，反无管摄，故妄行而不时梦遗白浊。其脊心俱热者，是欲（相）火冲动，不得宣泄，相火寄于肝胆三焦，郁而不宣引起，其所以不宣，则缘于肾气之闭。《纲目》言半夏"涎滑能润，辛温能散亦能润肾，故行湿而通大便，利窍而泄小便"，二便利肾气可开；猪苓："甘淡微苦，苦主下降，而甘淡又能渗利走散，升而能降，降而能升，故善开腠理，分理表阳里阴之气而利小便"（《本草汇言》），入膀胱肾经，解热除湿，行窍利水。半夏、猪苓配合，相得益彰，故方自注云，半夏有利性而猪苓导水，盖导肾气使通之意也，尿窍通利，郁热水湿去除，精窍无扰而本处于闭合状态，遗浊带下悉自止矣。

清心莲子饮

《和剂局方》

益气阴，清心火，止淋浊。治用心过度，心火亢盛，肾阴不足，口舌干燥，梦遗淋浊，遇劳即发，及热扰营血，血崩带下，烦燥发热，亦治神经衰弱的遗精，脊心俱热者亦宜。

方剂：石莲子9g，黄芩9g，地骨皮9g，车前子9g，茯苓9g，黄芪9g，人参3g，麦冬9g。

用法：水煎服，日三次。

方解：本方首先提出益气阴，清心火，止淋浊。黄芩、麦冬、地骨皮配合有深意，黄芩凉心去热，能泻实火，除湿热、热淋，麦冬清心除烦，养阴生津，能降心火，养肾髓，又补心气不足，治虚劳烦热、咽干口燥，得车前为使，利尿解热作用发挥更好；地骨皮清热凉血，退热补正气，治虚烦不眠、健忘、小便不通、赤白浊，益阴气，能裕真阴之化源而不伤元阳，三药协同甚至能适应方下所述各证。莲子则养心益肾补脾，清心解热除烦，治夜寐多梦、遗精淋浊，止渴去热，止泄精，《纲目》言“交心肾益精血，固心气”，实至当之论，故以莲子名方亦具特点。《本草逢源》言莲子“得人参之大力开提胃气，补助脾阴而涤除热毒，方始克应”，本方人参大补元气，泻阴火而滋补元阴，生津，安神，健忘、神衰等得助；黄芪补肾脏元气，壮脾胃去肌热，炙甘草补脾益气生津，益精养肾气内伤，补五劳七伤一切虚损；茯苓益心脾，开胸腑，调脏气，对神衰梦遗，能发挥良好效用。车前子利小水而不走气，与茯苓同功，“行功疏肾，畅郁和阳。设情动过节，膀胱虚，气艰于化而津不行，溺不出者，单用车前疏泄，闭愈甚矣，必加参苓甘麦，养气节欲，则津自行，溺乃出也”，《本草汇言》此论，深得此方立意之旨。余每用此方皆根据病情侧重，常对药味剂量灵活增减，如淋浊较甚，黄芩、车前子、茯苓加重；遗精突出，莲子、麦冬加倍；神衰严重，体虚表露，参芪骨皮增量，茯苓改用茯神；邪火实火明显，黄芩重加，骨皮、车前子增量，常可收满意的疗效。

内热遗精方

《活人心统》

方剂：铁锈末3g，冷开水服下，三服即止。

用法：铁锈末取法：选用生锈铁器火中锻红，待锻透后取出，冷后刮取锈皮，在水中淘去粗赤汁，烘干研末用。

方解：患者身有内热扰肝，则肝魂不藏而多梦，内热扰心而心神不宁。铁锈辛苦气寒，具有镇心平肝解热功用，服之即可收效。《医林纂要》言铁锈“补心宁神除热”，用于内热遗精，恰到好处。

将军蛋

（验方）

清火，止遗精。

方剂：生大黄末1g，鲜鸡蛋1个。

用法：将鸡蛋大的一端顶上敲一个小孔，入大黄末在蛋内，孔用纸糊好蒸熟，空腹服，四五朝即愈。

方解：本方寓泻于补，补泻兼行以清火止遗精，有一定疗效。鸡蛋内黄外白，入心肺宁神定魄，熟食补脾益胃，全蛋滋阴润燥，卵白气清，其性微寒，能清气，治伏热，形不足者补之以味，卵黄气浑，其性温，能补血，黄白兼用其性平，精不足者补之以气，全蛋则兼理气血。生大黄通一切气，调血脉，泄壅滞，治湿热淋浊，调中化食，安和五脏。少用之能调气治气郁，其苦入心，寒泻热，遗精缘于火热或气郁所致者，兼有燥伤阴，或体虚而致遗精者，用之咸宜。

3. 痰壅遗精

因久思气结成痰，痰迷窍络，精神不宁所致。治宜导痰为主，用四七汤先豁其痰，后服猪苓丸或威喜丸调之。

‖四七汤‖

治痰壅遗精。并治半夏厚朴汤主治“梅核气，七情郁结，痰涎凝聚，状如破絮，咽中如有物阻，咳吐不出，咽之不下，胸脘满闷，或胸肋攻撑作痛，或咳或呕恶等，可用于神经官能症。

方剂：半夏12g，厚朴12g，茯苓12g，生姜9g，大枣9g，紫苏叶9g。

方解：本方治七情郁结而致痰气壅滞的遗精。结者散之，治病求本，行气开郁除痰为要务。方中半夏降逆除痰，生姜助半夏温胃散结，茯苓助半夏渗湿行痰，三味专除痰涎凝聚，加上厚朴下气宽中，治胸肋逆满。苏叶醒脾胃开郁而畅情志，加大枣主心腹邪气，补脾和胃，茯苓开胸腑，调脏气，培脾胃，共同崇土胜湿而消痰源。厚朴苏叶配合，能使气机调畅，逆降痰消，诸症解除，遗精随之而愈。

‖威喜丸‖

《和剂局方》

功能化湿固涩，治元阴虚惫，精气不固，余沥常流小便白浊，梦寐频泄，妇人血海久冷，白带、白漏、白淫、下部常湿，小便如米泔，或无子息。

方剂：黄蜡125g，茯苓（去皮切块）125g，猪苓75g。

用法：同于瓷器内煮20余沸，晒干，用猪苓、茯苓研为细末，熔黄蜡和丸如弹子大，每服1丸，空服时细嚼，满口生津，徐徐咽下，以小便清利为度。

忌米醋、气怒、劳力。

方解：本方主病乃浊湿未去，正气先虚，故言其功能化湿固涩。首要是化湿，茯苓甘淡，能益心脾，行水湿，善调脾胃痰湿，其功降而下，故能利湿浊从小便而去，久服安魂养神，梦寐频泄可治，得黄蜡之收而精气可固。茯苓生在松下土中，属阳，其性浮而升，其气自上应于苗（名威喜芝），故能气上行而益气，能调脏气，元阳虚惫者即可受益。妇女的白带漏淫、下部常湿、尿如米泔，亦为湿浊征候，故可并治之。其用猪苓同煮，乃取其行水渗湿以助茯苓为功，猪苓多服久服必损肾气，故煮后弃之，盖以脾虚者恐再泄元气也。细嚼满口生津，徐徐咽下，口中所生之津，称华池之水，有补真阴之力，病虽见元阳虚惫，而有阴生阳长之义存焉。且精气不固，余沥频泄，带浊白淫，均使津耗阴伤，无论阴损及阳或阳损及阴，均导致两者俱虚。湿浊未去，不堪峻补，此方选药及服法，实寓补于清利除湿之中，诚妙法也。

4. 郁滞遗精

泛指郁滞不得发所致，临床以实证为多见。如五气之郁，七情之郁，五脏本气之郁等多种划分，其中以肝气郁结、气郁化火、痰气郁结者较多。由于郁滞因素所致之梦中遗泄，用固涩剂，其病反甚，乃愈涩愈郁之故，选用如下诸方较妥。

壮年男子，梦遗白浊，少腹有气冲上，每日腰热，卯作酉凉，腰热作则手足凉，前阴无气，腰热退则前阴气致手足温。又旦多下气，暮多噫时振膈，一二旬必遗，脉旦弦而大，午洪大，预知其有郁滞，先用沉香和中丸大下之，次用加减八物汤、滋肾丸20g。稍予蛤粉等涩药，则遗与浊反甚，或一夜二遗。改用导赤散大剂煎汤服之，遗浊皆止。

‖沉香和中丸‖（滚痰丸）

《养生主论》

祛痰散结，治湿热老痰，壅塞气机，喘咳痰多，神志昏蒙，大便秘结，舌苔黄厚而垢腻，脉滑数而有力者，为消炎泻下剂。

方剂：酒蒸大黄、黄芩各250g，百药煎15g，青礞石（火硝煅为金色）15g，沉香15g。

用法：共为末，水和成丸，每服3~6g，日1~2次，白开水服下，食后空腹服。

方解：本方立意主旨，已见方下，气机为郁滞之痰热所阻，发生淋浊梦遗，方选大黄、黄芩以清下实火开泄湿热为主，大黄荡涤肠胃，去留饮宿食，推陈致新；黄芩泄胸中气，消膈上疾痰，宣畅肠胃，二黄合力破积滞壅气，而结可散。礞石坠痰消食下气，除顽痰壅积留滞，熔硝制后能利湿热痰积从大肠而出，得大黄功益宏。沉香降气调中补五脏，去邪气，坚肾和脾胃，调一切不调之气，为气郁气结之要药，佐攻痰药能降气安神，疏通经络，使血随气行，痰随气转。凡湿、热、血、气、痰之壅结，郁滞之偏实诸证，皆能开泄荡涤以去，加百药煎润肺化痰，生津止渴，能收湿消酒，定嗽解热，痰滞热涌致咳喘者亦可愈，痰除结滞散，病因消除，淋浊梦遗即自止矣。

‖加减八物汤‖

用于郁滞遗精白浊证，经攻下之后，及时补益气血，恢复健康。八珍汤主治：气血两虚，虚热，饮食少思，大便溏泻，或病后虚亏，形体消瘦，面无华色，头晕目眩，心悸气短，舌淡苔白，脉象细弱。或痈疽难溃，溃而难敛，以及妇人带下漏血、腰痛等。

方剂：白术、茯苓、人参、黄芪、当归、熟地、白芍各9g，川芎6g。

用法：上药为散，每服15g，水二盏煎至一盏，去渣食后温服。

方解：本方由四君子汤补气健脾，四物汤补血调血组成，能使人整个机体功能状态得到改善。加黄芪减甘草者，乃用黄芪增强补气之力，故减甘草之缓。俾使服沉香和中丸攻下之后，机体正气同时受到攻下之伤，能够尽快得到补充和恢复，此即祛邪扶正之妙用也。

滋肾丸

配合加减八物汤服用，则又在扶正之中兼祛除未尽之余邪的灵活用法。

导赤散

《小儿药症直诀》

治心火偏旺，口舌生疮溃烂，小便短赤而热或刺痛。

方剂：生地9g，木通6g，甘草梢4~5g，淡竹叶4.5g。

用法：水煎，二次分服。

方解：本方清心火利小便，为医界公认之良方，用于郁滞因素化火所导致之遗精白浊，经用止涩药而遗浊加剧，乃涩则更郁之故。木通之通可去滞，泻火行水，通利血脉九窍；淡竹叶凉心经，益元气，除热，利小便短赤；生地清热凉血补真阴；草梢清火解热毒，梢子达下焦，止尿痛，淋浊证用之宜，各药配伍得力，郁滞可通而去，火邪清则能凉，滞去热解，宜乎遗浊能止。

神芎丸

《儒门事亲》

中年男子梦遗，医用涩药，连溃数夜先予神芎丸大下之，却制猪苓丸服之得痊。本方主治心经积热，风痰壅滞，头目赤肿，或有疮疖，咽膈不利，大小便闭涩，一切风热之证并服之。

方剂：生大黄、黄芩各60g，生牵牛、滑石各120g，薄荷叶、川芎各15g，上药为末，水泛为丸，每服6~9g，食后温水送下。中病即止，不必尽剂，过而生愆。

方解：本方对心经积热，风痰壅滞引起的诸证，能解上下蓄热而泄之，可谓丝丝入扣。由于郁滞引起梦遗，去滞本为先务，医用固涩，壅滞益甚，故连遗数夜，中年患此病，自当以去邪安正为法。牵牛泻下利水，治一切气壅滞，逐痰，通气秘风；滑石清热利窍，降心火化痰，行积通壅滞为主药。大黄通九窍利大小便，泄壅滞，辅牵牛驱火而下；黄芩泻实火，降痰热，破壅气，凉心去热为辅。川芎行气开郁，畅气中之气，黄连泻火治热盛心烦，涤出肠、脾、胃三家之湿热。薄荷疏风散热，宜通脏腑，治食滞气胀，清宿食为佐使，诸使配合；可使濡者得通，脏腑宣畅，壅滞导发之梦遗可止矣。

倒仓法

《丹溪心法》

肠胃为市，以其无物不有，而谷为最多，故曰仓。仓，积欲之室也。倒者倾其旧积而涤濯使之洁净也。

治脏腑肠胃经络宿滞，百药不效者。一患便浊精滑不禁，诸药不效，试用本法得安。

方剂：肥嫩黄牯牛腿精肉10～15斤。

用法：夏月三伏中制剂，将牛肉切成小片，去筋膜，入砂锅中长流水煮烂糜，捣、绞取汁，取三次，去渣，以汁入锅内，慢火熬至琥珀色为度、胶成。隔水炖锅中，时添微火，则不冷不馊，令患者预先断猪肉，并食淡三日，前一日勿食晚饭，再移居于明亮密室中不通风处，预备臭粪桶、瓦盆，贮所下之物，以新瓷瓶盛所出之溺。然后以前项胶汁，令病者频频饮之，积数十杯，自然吐利，视所出之物，必尽病根乃止。吐利后必渴甚，不可与汤，以所出之溺，乘热饮之，以荡涤余垢，吐利后倦怠觉饿，先以米饮，后以淡稀糜，三日后方可稍食菜羹，调养半月或一月，自觉精神焕发，形体轻健，沉疴悉去矣。嗣后终身须忌牛肉，永不复发，如有余胶，熬如虎骨收藏，即震天胶，可入补剂。

方解：《韩氏医通》："牛肉补气，与黄芪同功。……肉者胃之药也，熟而为液，无形之物也，故能出肠胃而透肌肤，毛窍，爪甲无所不到，在表者因吐而得汗，在清道者自吐而去，在浊道者自利而除，有如洪水泛涨，陈污顺流而去，盎然涣槁，润枯泽槁，而有精爽之乐也。”

5. 止遗精滑精验方单方

★‖金莲猪肉汤‖

（陈镕时方）

治梦遗滑精，发作较频繁，腰酸脚软，精神困乏，眼神昏暗，食纳反饱。青壮年男性及中年久患遗精滑精者甚效。

方剂：金樱子根60g，樗根白皮（臭椿根）60g，莲须30g（荷叶60g亦可），八角枫根30g，猪精肉500g（公猪阉割去睾丸）。

用法：上药淘去泥沙，熬水二次去渣，炖猪肉喝汤，汤可加糖，肉可随意吃，炖时不用盐，每周炖食一二次，连服三五次甚效，可再续服。

方解：本方为平性苦甘合化之剂，具有固涩之功。适用久患梦遗滑精而精伤者。猪肉甘咸平入脾胃肾经，补肾气虚竭，又补肾液，起羸；金樱根甘酸涩平，樗根皮苦涩寒，莲须甘涩平（荷叶苦涩平），同具固涩精气止遗滑作用，而樗根对久滑者更相宜，八角枫根苦微甘辛而温，为良好的肌肉松弛剂，并有麻醉作用，可控制阴茎的紧张兴奋，避免与裤被接触摩擦而产生遗滑。甘辛温与苦涩寒合化而得其平，故能发挥平补固精止遗滑之功也，寒热虚之证均适应无碍。

案例：1969年9月，熊××，男，38岁，患遗精滑精四五年，时常一周二三次，严重时每夜均现，有梦或无梦不定，经各中医医院治疗，效果最佳时半月一次，停药不久，渐转密。腰时常酸痛，精神疲惫，四肢无力，食后反饱，眼时昏花，脉细缓、左尺脉沉弱无力，舌苔薄白欠润，舌质淡红，诊断：精关失固，肾精亏损。先拟六味地黄汤合水陆二仙丹加味五剂，服后仍一周遗精二次。复诊时即与金莲猪肉汤三天服一服，三剂服完后，半月未再现遗滑精，精神好转，腰酸痛减轻未彻底，继用滋肾固精、健胃益神之品嘱其连服多剂。半年后偶然路遇，见其精神饱满，体质已趋壮健，问其遗精再作否？熊云："那炖肉药方真好，自那以后未再发生过遗精，可谓全愈矣。"

余多年来运用本方治疗遗滑精患者近百人，均收到满意疗效，一得之验，不敢隐秘，公之于此，希望能有更多类似患者得到助益。

★‖挡道赤心汤‖

（陈镕时方）

治湿热偏重，小便黄或不利之青壮年遗精患者，或兼脾胃气不足者，连服可以显效。

方剂：车前草10窝，大红枣10枚。

用法：熬汤服，并将枣子吃下，每日或间日一次，半月一个疗程，大多一个疗程即愈。

方解：车前草甘寒入肝脾，能降火泻热，利水除湿热，疗泄精，并促进消化道分泌；大枣甘温入脾胃，补脾和胃，补肾暖胃，善补阴阳气血津液等一切虚损。二药均味甘，寒温之性调和得平，泻中寓补，祛邪扶正，确具简便验，效果亦佳。

案例：1982年4月，胥××，17岁，夜梦遗精，周一二次不等，已半年之久，小便黄，近来食欲曾减，消化力渐差，精神不振，脉濡而数，苔薄腻而黄，舌质淡尖红。诊为湿热内郁，梦中遗泄。与挡道赤心汤连服，红枣二斤未用完，梦遗未再作，精神转好，食欲转佳。

本方多次用验，疗效可靠，饮汤食枣，其味甘美，患者乐于接受，能坚持治疗。

‖荷叶散‖

《民间验方》

治男子遗精白浊，女子赤白带浊均效。

方剂： 荷叶（不拘量）。

用法：研细末，每服9g，老酒送下，日二三次，甚验。能饮酒者白酒送亦可。

方解： 荷叶能升发元气，利湿升清，补助脾胃，开胃消食，治男子遗精，有固涩保精之力；苦涩之味，实以泻心肝而清金固水，能去瘀止血，固精涩浊，故亦治女子带浊。老酒具活血养气暖胃之功，相辅而相成，其效益宏。

‖外用五倍散‖

《串雅方》

治遗精、自汗、盗汗。

方剂： 五倍子，适量。

用法：研极细末，女儿津调湿，贴脐窝内，外敷纱布，胶布粘着，遗精可止。自汗盗汗，自唾调湿亦可。小儿盗汗用父母唾津亦可收效。

方解： 五倍子酸平，入肝肺肾等经。敛肺，止自汗、盗汗、遗精。用口津调湿，利用津液溶其有效成分，便于吸收。贴于脐中（神阙），属于任脉，而任脉起于小腹内（胞中），从会阴开始上至前阴，向前缘腹胸正中线通过脐部，脐部吸收药力，易达病所，发挥敛涩作用而止遗精。止自汗、盗汗，亦以其具有敛肺收涩之作用也。此方多用于小儿自盗汗患者，效果也是满意的。

二、肾脏虚损遗精、滑精类

肾虚遗精多因思虑过度、心阳暗炽，房事不节、肾脏亏虚，多见怯弱，或表现为腰脊酸痛，胫酸跟痛，耳鸣耳聋，发落枯萎，性机失常（梦遗、滑精、早泄、阳痿等），久病面色暗黑，尺脉弱等。近一步辨清阴虚、阳虚、气虚或兼其脏器疾病影响致遗精者，必须兼顾，选方论治如下。

1. 肾阴虚遗精

肾阴虚主证：五心烦热，升火烘热，舌红裂剥，头目眩晕，便秘溺赤，傍晚口干，盗汗，梦遗，失眠，脉细弦数。如心阳亢奋，肾阴内烁，见梦遗频频，口渴舌干，面红颜赤，甚则闭目即遗，一夜数次，疲倦困顿等，宜清心摄肾为主，用补心丹、六味地黄丸加减等治之。如因思虑无穷，所愿不得，意淫于外，入房太甚，宗筋弛纵，发为白淫梦遗等，秘精丸治之，或与八仙丹等同治。

‖六味地黄丸‖

《小儿药证直诀》

滋补肝肾，治肝肾阴虚，虚火上炎而致腰膝酸软，头目眩晕，耳鸣耳聋，盗汗遗精，或骨蒸潮热，或手足心热，或消渴，或虚火牙痛，舌燥咽痛，舌红少苔，脉细数。本方能改善肾功能，改善植物神经系统和治疗性腺功能障碍。

方剂： 熟地24g，怀山药12g，山萸肉12g，茯苓9g，泽泻9g，牡丹皮9g，研为细末炼蜜为丸，每服9g，日二次，开水或淡盐汤送下。

方解： 本方用治肾阴亏损，虚火上炎，导致遗精梦泄诸证，为滋阴补肾良法。以熟地养真阴，填精补髓之圣药为主，辅以山萸肉温养肝肾、壮元气而收涩盗汗、遗精，并添精髓；山药益脾肺而滋肾固精；熟地滋腻，得泽泻之宣泄肾浊以济之；山萸肉得丹皮清泻肝火以佐之；山药收涩脾经，得茯苓之淡渗脾湿以和之，六味配伍，开阖俱力，实则三阴并治之方，为补阴之正宗也。

三才封髓丹

《卫生宝鉴》

益肾固精泻火，健脾开胃。治肾气衰弱，虚火妄动，精关不固，夜梦遗精，腰酸，或滑精，食欲不振，精神疲倦等。可用于神经衰弱的遗、滑精。

方剂：天冬、地黄、人参各15g，黄柏90g，砂仁45g，炙甘草22g。

用法：共为末，面糊为小丸，每服10g，日二次，苁蓉15g切片酒浸一宿，次日煎三四沸，空腹、饭前送下。

方解：封髓丹为固精要药，其理见前。本方加三才为丸，即为三才封髓丹，三才中的天冬补肺以生水，地黄补肾以益精，人参补脾以健食，能治阴液元气两伤，气血俱虚之证，达到降心火、益肾水，润而不燥，故虚火上炎、梦遗失精，本方能够显效。

大封髓丹

《五海藏方》

固真元，降心火，益肾水。治火狂，阳太盛，肾水真阴虚损，心有所欲，速于感动，应之于肾，疾于施泄。

方剂：炒黄柏60g，砂仁（盐水炒）30g，甘草15g，半夏、茯苓、猪苓、红莲花蕊、益智仁各7.5g。

用法：为末，芡实粉打糊为丸，每服6~9g，日二次，空服时随米饭送下。前三味为正封髓丹，黄柏、甘草为小封髓丹（《圣济总录》名黄甘丸，治多饮积热自戕致梦泄），古人谓泻心火非也，实乃泻相火，益肾水之剂。

方解：本方首标出固真元，是以固涩为其基本立意。其组成乃封髓丹、猪苓丸为基础加味。封髓丹主厥阴火动、梦遗精失不固，为降心火、益肾水之专司；猪苓丸治精欲冲动，意淫于外，梦遗白浊，二方加红莲花蕊清心通肾，固涩精气；益智固气涩精，治遗精虚漏；茯苓称四时神药，入土最久，得土气之厚，故能调三部之虚，即虚热、虚火、脾虚疾湿，凡涉虚皆宜之（**《理虚元鉴》**）。肾主水，受五脏六腑之精而藏之，封髓乃降火益水之主方，此则心有所欲，速感于肾而施泄，又须急予固涩而使精不再损，为具体体现封藏之深义，故以大封髓丹名之。

神效散

《圣济总录》

治梦泄。

方剂：白茯苓（去黑皮）30g，猪苓（去黑皮）6g。

用法：二味水煮合宜，去猪苓，将茯苓焙干，研为散。每服3g，温酒调下，空心夜卧各一服。

方解：本方主治梦中遗泄，而梦者魂不宁之所使也，白茯苓益心脾，凡涉虚者皆宜。陶弘景言："通神而致灵，和魂而炼魄，利窍而益肌，厚肠而开心，调养而理卫，上品仙药也。"用猪苓同煮，取其甘淡渗利走散，升而能降，降而能升，分理表阳里阴而利小便，茯苓亦利水，则可使尿窍开，精窍闭，神魂安而梦泄止矣。

秘真丸

《刘河间方》

镇涩固精。治白淫，小便不止，精气不固及有余沥，及梦寐与阴人通泄。

方剂：龙骨30g，大诃子皮5枚，砂仁15g，朱砂3g（研细留0.3g为良）。

用法：为末面糊丸，绿豆大，每服12丸，空服温酒开水任下，不可多服。

方解：立方本意，镇涩固精。白龙骨为主治多寐泄精、小便白涩之品，能敛心神，安魂魄，安寐固精；朱砂养精神安魂魄，益气以辅之，心热非此不能除，纳滞留之火以安神明，二药重镇安神，梦寐通泄，可以制止；诃子皮为收敛药，固滑泄而止遗精，砂仁健脾运气以益精之外，又可防止龙骨、朱砂重坠影响消化为佐使，其不可多服之告诫，对朱砂毒性已有认识矣。

‖八仙丹‖

《本事方》

治虚损，补精髓，壮筋骨，益心智，安魂魄（镇坠神之浮游），令人悦泽驻颜，轻身延年益寿，固闭天癸。

方剂：伏火朱砂、真磁石、赤石脂、代赭石、石中黄、禹余粮石（六味并为煅醋淬）、没药、乳香（乳钵坐水盆中研）各30g。

用法：研为细末，匀研极细，糯米浓饮调丸如梧子大或豆大，每服一粒，空腹盐汤下。有人年七旬，梦漏羸弱，气惴惴然，虚损，得此方服之，顿尔强壮，精气闭固，饮食如旧，予尝制服，良验。

方解：本方由六种矿物药和两种树脂组成，首先提出治虚损，最后闭天癸，这就是立方本意。天癸来源于男女先天之肾精，受后天水谷精微的滋养而逐渐充盛，维持人的生长、发育、生殖。凡思欲无穷，入房太甚，或自淫遗精，耗伤肾精而致虚损者咸宜。方中磁石、朱砂安神明，定魂魄，交心肾，磁石、石脂补虚损，治五劳七伤，益精气，能强壮筋骨；石脂、赭石、粮石配合，能养心气，和血气，秘精敛神，治贫血萎黄，并固下、止脱精而闭固天癸；粮石与石中黄炼服，可轻身延年，粮石、朱砂合用，悦泽人面而驻颜；乳香调气和血，治气血凝滞，宣通脏腑，为流通经络之要药，没药散瘀血，久服舒筋膜，通血脉；二药相兼，作用更好，佐使矿物药不致沉坠而发挥其更大效益。

金锁思仙丹

《沈氏尊生书》

治阴虚火动梦遗。色欲伤属于心火者，常服精神完固。

方剂：莲须、石莲肉（去皮及内青翳）、芡实各300g。

用法：研为细末，再以金樱子1 500g去毛籽，水淘净，入大锅内水煎，滤过再煎，加饴糖和匀前药为丸，每服6~9g，日二次，空腹时盐汤送下，月后见效，即不走泄。

方解：本方从萃仙丸中脱胎而来，摘选其中四味，莲蕊、石莲肉清心通肾，固肾涩精，止梦遗滑泄；芡实、石莲肉开胃进食，补中养神益气力，补益脾肾之精气，疗遗精；金樱子益精髓，养血气，涩精止遗精。金樱膏加饴糖，亦具补脾之功。总之阴虚火动，清心加固涩即可止遗，遗止则阴精不再多伤，补中益脾胃剂可更多地吸收水谷精微以益既伤之阴精，常服之精气得固，精神有所养而完好。

左归丸

《景岳全书》

壮水滋阴，治肝肾精血亏损，腰酸腿软，眩晕耳鸣，自汗盗汗，遗精，口舌干燥等。

方剂：熟地黄240g，怀山药、山萸肉、枸杞子、菟丝子、鹿角胶、龟板胶各120g，川牛膝90g。

用法：熟地蒸捣膏，龟鹿胶蒸化合丸，余药研为细末，炼蜜为丸，每服20g，日二次，白开水或淡盐汤送下。

方解：本方壮水滋阴为主旨，调补肝肾精血亏损为中心，以六味地黄丸为基本，去苓泽之渗利，去丹皮之泻肝火，易以牛膝入肝肾通经活血走腰脚为使，引下加诸药发挥补下作用。方中熟地强真阴，造肾水，补血虚，为益髓填精之圣药，用为主药；龟胶为治阴虚血亏之要药，补阳分之阴，合鹿胶补血益精，治肾气不足为辅，有阴生于阳，阳随阴化之妙。山药属阴之专门药，能涩精止遗，菟丝滋阴益精髓，山萸肉涩精添精髓，枸杞补肝肾，生精益血为佐使。诸药协同，治肝肾精血亏损、腰酸腿软、眩晕耳鸣，随精血之恢复便而就愈，汗出遗泄亦从收涩止遗药力的发挥而自止。阴补足则水自壮，阴津上达则口舌干燥亦愈，壮水滋阴的主旨得以完成。

左归饮

《景岳全书》

补益肾阴，治肾水不足，腰酸遗精，眩晕耳鸣，口燥盗汗等。

方剂：熟地9~60g，山药6g，枸杞8g，山萸肉3~6g，茯苓5g，炙甘草3g。

用法：水煎服，日三次。

方解：本方乃为六味地黄汤化裁，去泽利水，去丹皮清泻肝火，加枸杞补肾生津血，治阴血不足；炙甘草补脾益气生津，养阴血，益精养气，治一切虚损；熟地强真阴造肾水，补血虚，益髓填精，协同山药、萸肉敛汗止遗精，能使阴精得到保护，不受损伤，肾精阴血得补，肾水得以资生，腰酸眩晕耳鸣可愈，阴津恢复则口燥自除。茯苓可为诸阴药之佐而去滞，调脏腑，长阴益气力，诸证自愈。

乌金散

《医垒元戎》

治阴虚，梦泄遗精不禁。

方剂：八肋鳖甲不拘多少，去裙斓，净洗过，烧灰存性，研为细末，每日一次，用清酒小半杯，童尿半盏，陈葱白七八寸，同煎至七分，去葱白和渣，日西时服，须臾得黏臭汗为度，次日进粟粥，忌食他物。

方解：方出金末元初王好古撰，明时王肯堂采用。《医垒元戎》只取鳖甲（多为八肋）烧研，《证治准绳》选用九肋鳖甲（颇难得）烧灰存性细末用，而煎药时不用童尿略异。鳖甲入肝肾，养阴清热，补阴又能补气，配伍葱白能达表和里，通阳气，盖无阳则阴无以化，有化乃有生，有生即有化，而补阴补气之功达矣。日西时服，此时为天之阴气渐旺，邪随通阳之力而臭汗得出，阴虚生燥，肾恶燥，急食辛以润之，葱酒皆辛故宜。次日进粟粥者，粟能滋阴养肾气，健脾除胃热，煮粥食，益丹田，补虚。由此阴虚得补，梦泄自止。“阴虚则无气，无气则死”，此方唯使真阴之气有化有生，鳖甲补阴又补气，当能理解其功效矣。

阴虚无上妙方

《万病验方大全》

天 生水，命口真阴，真阴不能制火，以致心火上炎而克肺金，咳嗽者，火刑金，吐痰者，肾水上泛而为痰，如锅中之水，热胜则腾湿也，岂区区草木之功所能济哉。必须取华池之水，频频吞咽，以静治于无形，然后以汤丸佐之，庶几水生火降，而成天地交泰之象耳。主方在吞津液，华池之水，人身之金液也，敷布五脏，洒陈六腑，然后注之于肾而为精，肾中阴亏，则其水上泛而为痰，并将华池之水一涌而出，痰愈多而肌愈瘦，病诚可畏。今处一法，二六时中，常以舌抵上腭，令华池之水，充满口中，乃正体舒气，以意用力，送至丹田，口复一口，数十乃止，此所谓以真水补真阴，同气相求，必然之理也。每见今之治阴虚，专主六味地黄等味以滋壮水之法，未为不善，是舍真求假，不为保生十全之计，此余为谆谆是言也。卫生君子，尚明听之。

按：气功家练功时，常是舌抵上腭，功完毕时，华池之水盈口，徐徐咽下，意送丹田，亦为练气功之大助。

2. 肾阳虚遗精

肾阳虚主证：畏寒肢冷，腰酸浮肿，舌淡胖润，夜尿频多，便溺清，气短语怯，自汗，昏蒙无神，阳痿，滑泄，面色不华或灰暗，脉微弱迟。以温阳止遗为主，方选天雄散、补骨脂丸等。

天雄散

《金匮要略》

《金匮》不载其证。《方极》云："治小便不利，止逆，脐下有动，恶寒者。"《方机》："治失精，脐下有动而恶寒或动逆，或小便不利者。"《类聚方广义》："治老人腰冷，小便频数，或遗溺，小腹有动者。"

方剂：天雄90g，白术240g，桂枝180g，龙骨90g。

用法：研为细末，酒服1.5g，日三次，不力增至2g。

方解：此为大温大补大镇纳之剂，方中白术入脾以纳谷，以精生于谷也；桂枝入膀胱以化气，以精生于气也；龙骨摄精以归于肾，深得《难经》所谓"损其肾者益其精"之旨；天雄不易得，可以附子代之，能长阴气益精强志，调血脉，暖水脏，强筋骨。配合甚得宜，故能发挥其补阳摄阳之效。

病案：谢某，男，37岁，遗精加剧已三年多，每月遗三至八次不等，曾服过多种补肾涩精止遗药品，未显效果。就诊时面色苍白，精神萎顿，手足不暖，入冬时冷极，食纳不佳，小腹有动而阳不举，脉迟而弱，舌淡胖润，与天雄散半料，服未尽剂而遗精即止，其余症情基本好转。

补骨脂丸

《圣济总录》

治梦泄。

方剂：补骨脂（炒）120g，龙骨、山萸肉、巴戟肉各30g。

用法：研细末，炼蜜和小丸，每服3g，空腹盐汤或酒送下，日服1～2次。服时嚼吞胡桃肉3～5枚更佳。

方解：本方治梦中泄精，包括遗精、梦交，凡由肾虚所导致者皆宜。方中补骨脂补肾助阳，能使心包之火与命门相通，暖丹田，温脾阳，对梦泄而有早期出现阳举不坚、早泄之患者更为适宜，选为主药；白龙骨主多寐、遗精，入肾脏中发挥固精作用为辅；山萸肉壮元气益肾涩精，益元阳，添精补髓；巴戟肉为补肾要剂，能益精助元阳，宫冷梦交，体力衰败用之咸宜。后三药均能安五脏，对遗泄损伤及有关脏器得到安抚，阳虚得之至为恰当。

固阳丸

《和剂局方》

固阳涩精。

方剂：黑附子90g（炮制），川乌头60g（炮制），白龙骨30g，补骨脂50g，小茴香、川楝子各50g。

用法：研为细末，酒煮米糊为丸，每服10g，空腹温酒送下。

方解：阳虚阴必走，肾阳虚故有阴精遗泄之患，选用炮黑附子以暖五脏，善补命门之火以回阳气；乌头助阳退阴，功同附子而稍缓，辅附子共除脏腑沉淀；龙骨敛浮阳，止梦泄而固精；补骨脂佐附子、乌头通命门，暖丹田，又补肾助阳；小茴香辛热温肾散寒，功亚于附子而力稍缓，补命门不足而助暖丹田，与川楝子苦寒能坚肾水治遗精，两药配合使阴阳寒热错综之邪得解，温药中使以苦寒，深寓反佐之意。方中附子、补骨脂温脾胃之阳，小茴和胃理气，使脾胃阳气治而纳谷散精以充五脏，精复藏于肾，既走之阴精得补，固阳涩精之目的已达。本方可翼羽天雄散立功，以酒吞丸，更使附子能善走诸经而发挥效能。

‖固真散‖

《证治准绳》

涩精，固精气，暖下元，治入睡即遗精。

方剂：白龙骨39g，韭菜子59g。

用法：为细末，每服6~8g，空腹用酒调服。

方解：梦中遗泄，心藏神，“随神往来调之魂”（《**灵枢·本神**》）。肾因遗泄而伤阴精，又为心火扰动，致心肾失调，肾阳虚惫，寐则遗精，只宜固涩。孙思邈早用温辛咸之韭子治肾经虚冷梦遗，以韭子补肝肾壮阳暖下，固涩精漏有功，王肯堂则配以龙骨敛心神，能固精气，主多寐遗泄，两药配伍，命名固真散，对肾气过劳，肝魂不宁，不能收摄，最为适宜。

‖煨肾附子散‖

《圣济总录》

治肾脏虚惫，遗精盗汗梦交。

方剂：猪肾1只，附子末3g。

用法：猪腰去筋膜，入附子末湿纸裹煨熟，空腹稍热服之，即饮酒一盏送下。

方解：肾为水火阴阳之脏，虚惫之因不外乎阳气阴精受损，附子辛热暖五脏，回阳气，补肾及命火之虚；猪肾性寒而能止遗精、盗汗、梦交和理肾气之虚，遗精止而阴精自充，肾脏阴阳疲惫即自可恢复正常。

‖肉苁蓉丸②‖

《圣济总录》

治肾劳，心忪乏力，夜多梦泄，肌肉发热，口内生疮，脐腹冷痛。

方剂：肉苁蓉30g，巴戟、石斛、牛膝、附子、羌活各30g，桔梗、远志、萆薢、独活、枳壳、黄芪各15g，熟地、干地黄各30g，当归30g，海桐皮0.8g。

用法：十六味为细末，炼蜜和丸，每服4g，食前米饮或温酒送下，日三次。

方解：肾劳乃由性欲过度，肾气损伤；心悸怔忡为持续心跳剧烈，由心血心阴虚损，心阳不足所致。心肾俱病而夜多梦泄，虚火上炎患口疮，阴血虚损致肌热，寒邪在里而脐腹冷痛。病由虚至，当以扶正为主导，选苁蓉、地黄为补五劳之先声，苁蓉乃强肾之王，巴戟为助，肾劳得之最佳。辅以补肾脏元气之黄芪，既壮脾胃，又去肌热，和附子疗一切沉寒痼冷，引火归元，附子、牛膝配合愈脐冷痛，又能益阴壮阳，虚寒腹痛交宜。石斛养阴，疗通身虚热，兼治梦遗滑精、五脏虚劳脚弱均佳，合用使热解痛止。干地黄合石斛、牛膝养阴益阴引热下行，口疮可愈，熟地、当归、黄芪配合补真阴治血虚，远志通肾气上达于心而助心阳，附子、巴戟助元阳，苁蓉、巴戟补阴补阳，心之阴阳得补益而心忪可止，羌独活协同附子搜风除寒止痛，桔梗、枳壳利五脏，补血气，补五劳，萆薢坚筋骨益精，海桐皮通经络，走肝经，助各补心脾肝肾之品，乏力之症自除，本方诚为扶正祛邪之良法也。

玉锁丹

《和剂局方》

治肾经虚损，心气不足，思虑太多，真阳不固，溺有余沥，小便白浊如膏，梦中频遗，骨节拘痛，面黑肌瘦，盗汗虚烦，食减乏力，此方温而不热，极有神效。

方剂：五倍子500g，白茯苓125g，龙骨62g。

用法：为末水糊为丸，每服14g，食前盐汤送下，日三次。

附注：五倍子涩脱之功，优于龙骨。

方解：丹名玉锁，固脱止汗，涩精潜阳即其要旨。主以五倍子治梦中频遗、盗汗，发挥其收敛固脱之功；龙骨为辅，治多寐梦泄，敛汗缩尿，图尿浊余沥；茯苓益心脾，龙骨敛心神，心气不足得益而虚可安，脾得补而食增，减除思虑过多之伤损，茯苓强通壮利，五倍子、龙骨收敛固涩，使通利而不增遗滑，固涩而不至呆滞，相辅相成，遗泄控制而肾精有所藏，虚损者可由锁而相应得以补充。

‖金锁丸‖

《本事方》

亦名茴香丸，治遗精梦漏，关锁不固。

方剂：小茴香（炒）、葫芦巴、补骨脂（炒香）、白龙骨各30g，木香45g，胡桃肉30个，羊石子（羊睾丸）3对（破开，盐15g擦、炙熟研如泥）。

用法：上药前五味为末，后二味同研成膏和酒浸蒸杵为小丸，每服6~10g，空腹温酒或盐汤下。

方解：遗精梦漏（泄），缘于精关不固、关锁不力，选补骨脂固精气，又得胡桃（止遗泄）而力更优，龙骨固精潜浮阳，止梦泄，葫芦巴止遗精、早泄，羊石子主肾虚精滑，五药协力，遗精、梦漏得以关锁。而本证之阴精不固，本于阳气之虚，故又选用木香调理诸气，和胃快脾暖肾气，茴香致火于水以益肾中之阳，葫芦巴、补骨脂暖丹田，下焦阳气得暖而固精更有力，故符金锁之美称。

‖安肾丸‖

《和剂局方》

治肾经久积阴寒，膀胱虚冷，下元虚惫，耳垂唇焦，腰腿肿疼，脐腹挤痛，两肋刺胀，小腹坠痛，下部湿痒，夜梦遗精，恍惚多惊，皮肤干燥，面无光泽，口淡无味，不思饮食，大便涩泻，小便滑数，神困健忘。常服补元阳，益肾气。

方剂：肉桂（去粗皮不见火）、川乌（炮去皮脐）各500g，桃仁（熟炒）、白蒺藜（炒去刺）、巴戟肉、干山药（姜汁炒）、茯苓（去皮）、肉苁蓉（酒浸炙去腐）、石斛（去根炙，一作酒炒）、白术、川萆（炒）、补骨脂（炒）各1 500g（一方无肉桂、茯苓，一方无桃仁）。

用法：研为细末，炼蜜和小丸，每服6~14g，空腹盐汤或温酒送下，小肠、腹坠痛以茴香酒下。

方解：此方因肾脏为风寒所袭，故用乌头、蒺藜以祛风散寒；盖风去则肾自安，原无事于温补也，其他桂、苓、术、萆、脂，实从事于祛湿利水，醉饱入房，汗随风蔽，所以肢体沉重，非借疏通沟洫，病必不出，因仿佛地黄饮子而为此剂，被用地黄、菖、志、冬、味、萸、附以交心肾之气，此用蒺萆、术薪、骨脂、乌头以祛内陷之风。与崔氏八味丸迥异。

韭子丸

《圣济总录》

治肾脏虚冷，腰胯酸痛，腿膝冷痹，夜多小便，梦寐遗泄、日渐羸瘦、面无颜色，兼治女人恶露、赤白带下。

方剂：韭子500g（净拣）。

用法：一味以醋汤千百沸，取出焙干，旋炒令作油麻香，研细末，炼蜜和丸，每日空腹温酒下4 ~ 6g。

方解：《纲目》云："韭乃肝之荣，肾主闭藏，肝主疏泄。"《素问》云"足厥阴病则遗尿"，韭子入肝肾，方仅用此一物，且用醋久煮，则入肝更能收敛，可制肝之疏泄太过而梦泄尿频、遗尿及白淫。补肾阳固精暖腰膝，治腰腿酸软冷痛，固精即止遗精漏泄，小便频数、女子带下者，能入厥阴补下焦肝及命门不足，命门者藏精之府，故能同治。

益智汤

《证治准绳》

治肾经虚寒，遗精白浊，四肢烦倦，时发蒸热。

方剂：鹿茸粉、巴戟肉、肉苁蓉（酒洗）、炮附子、山萸肉、桂心、防风、白芍、枸杞子、牛膝（酒浸）、熟地（酒浸）、炙甘草各3g作一服，水二盅，生姜五片，盐少许，煎至一盅，空腹服。

方解：前人有论，“阴寒精自出”“阳虚阴必走”。方中含有茸附汤（得效方）、甘草附子汤（仲景方），辛润能温水脏；药用附桂温阳散寒，又有防风、生姜为助，内外之寒，均可解除，鹿茸补真阳，为全身强壮剂，茸附汤本治精血俱虚、潮热、怔忡、肢体疲乏一切虚之证；熟地强真阴，白芍养血敛阴，山萸肉壮元气并涩精，枸杞生精益血，配用以益涩既走之阴精而可愈时发之蒸热，又得桂附引火归元之力，牛膝引热下行而蒸热自熄；巴戟、怀膝合用，巴戟补五劳，强筋健骨，怀膝补肝肾，强足膝，配合茸附，四肢烦倦自止；苁蓉固精关，止遗漏，既可补阴，又可补阳，滋补强壮，合诸药足能达到阳虚得补，使阴精能以内守，阴寒一散，则精浊当不漏泄，终达阴平阳秘之善境。

内补鹿茸丸

《卫生宝鉴》

益精止白淫，治思虑过度，阴阳气虚，虚寒遗精。

方剂：鹿茸（酥炙）、菟丝子（酒浸蒸焙）、沙蒺藜、肉苁蓉、蛇床子（酒浸蒸）、黄芪、桑螵蛸、阳起石（煅）、附子（炮）、肉桂各等分。

用法：为细末，炼蜜和丸，食前温酒下6g。

本方脱胎于**《圣济总录》**，鹿茸丸去紫菀、白茯苓加沙苑子、黄芪。圣济鹿茸丸治男子肾脏虚惫，遗泄不时，黑瘦。

方解：本方证起于思虑过度、心不摄肾，因患白淫，白淫乃耳闻目见，其精即出，或因溲而下，使肾之阴精阳气至虚，虚寒遗精是阳虚阴走之象，精自出乃阴寒之兆，壮阳温寒、益气固精即本方主旨。选鹿茸能壮元阳，补气血，补男子腰肾虚冷，治精滑自出为主药；苁蓉、菟丝助其补阳为辅；肉桂、附子、阳起石为佐，助阳以温下焦虚寒；黄芪补肾脏元气，适于一切气血虚衰之证，与苁蓉补阴补阳合用力宏，又得温肾助阳之蛇床子，温散寒，辛润肾，桑蛸补肾固精，沙蒺藜固精止遗为佐使更为有力，鹿茸、菟丝子益精髓，苁蓉、桑蛸、沙蒺藜均能补益精气，确具益精之功，固精即可止白淫，虚得补、寒已散而遗自止，方名内补，首标鹿茸以之名丸，实具深意。

鹿茸益精丸

《证治准绳》

治心虚肾冷，漏精白浊。

方剂：鹿茸（去毛酥炙黄）、桑螵蛸（瓦上焙）、肉苁蓉、巴戟肉、益智仁、菟丝子（酒浸）、杜仲（去粗皮切姜汁炒）、禹余粮石（煅醋酒）、川楝子（去皮核取肉焙）、当归各90g，韭菜子（微炒）、补骨脂（炒）、山萸肉、赤石脂、龙骨（另研）各15g，滴乳香7.5g。

用法：为细末，酒煮糯米糊为丸，每服14g，食前白茯苓汤送下，日二次。

方解：方治心虚肾冷，是水火两脏俱病，漏精白浊，为肾冷阳虚，无力固滤，必赖心火下达为助，而心虚下达无力，致漏精带出、白浊时下，立此方心肾并治。选鹿茸为主药，能补下元真阳，益气血精髓，治男子腰肾虚冷，精液自出；补骨脂能使心包之火与命门相通，暖丹田，补肾火为助，而疗肾冷更力；辅以苁蓉补阴阳强肾，巴戟、萸肉助益元阳，益智，杜仲暖肾治肾冷，韭子、菟丝暖腰膝冷，楝实去痼冷，各药合力，肾得暖而冷可除。心主血藏神，当归为心经本药，补心益血治虚冷，龙骨敛心神，涩精浊，赤石脂养心气，安心除烦，补骨脂通心肾，益智止心气不足之多梦遗精为佐。漏精白浊伤正，固涩当为首要，桑螵蛸止肾衰漏精白浊，得龙骨止小便泄精，益智敛涩虚漏，赤石脂、萸肉涩精，余粮石秘精敛神，韭子治遗精漏泄，共为佐使。扶正益精，亦为急务，鹿茸、山萸、菟丝均益精髓，苁蓉、巴戟、杜仲皆益精气，使虚者得补，乳香调气血之滞，节固涩之偏，面面俱到，鹿茸益精名丸，体现主从实质俱当。

‖韭子散‖

《圣济总录》

治肾脏虚冷遗泄。

方剂：韭菜子（醋蒸炒香）60g，附子（炮制去皮脐）、桑螵蛸（炒）、泽泻各0.9g，蜀椒（炒出油）0.9g，赤石脂（研）、龙骨各30g，炙甘草0.3g，研为散，每服9g，空腹温酒服下，日再服。

方解：肾脏虚冷属阳虚，阳不为阴固而致遗泄，选韭子壮阳固精止遗为主，用龙骨固精为辅（即固真散），加赤石脂涩精止遗补虚损为佐，再以少量附子补火治痼冷，花椒补命门元阳除冷，桑蛸助龙骨涩精止虚冷之遗泄，泽泻泻肾邪，起阴气，止泄精，补虚损，炙甘草调节其间为佐使，使温阳补火而不过，涩而有节，虚冷遗泄，从而就愈。

‖右归丸‖

《景岳全书》

温补肾阳，治肾阳不足而致气怯神疲、腰酸肢冷，或过劳伤肾，命门火衰，脐腹冷痛，便溏泄泻，遗精滑精，早泄阳痿，阳衰无子，脉细等。

方剂：熟地240g，山药120g，山萸肉90g，枸杞子、菟丝子、鹿角胶、杜仲各120g，当归90g，肉桂60~120g，制附子60~180g。

用法：熟地蒸捣成膏，鹿胶蒸化加炼蜜和其他各药为末和丸，每服6~9g，白开水送下。又治神经衰弱，慢性肾炎的腰痛、尿频尿急、夜多小便等症。

方解：方本阴中求阳之义，重用滋阴补肾的益精填髓圣药熟地为主，辅以附子回阳，肉桂补元阳，同补肾命之火，温补不足之阳，以治气怯神疲、腰酸肢冷、阳痿、早泄、遗滑精等症；鹿胶治阳痿、滑精，补肾气劳伤，当归治心腹冷痛，偕桂附冷痛可除，补有形之虚损，充气血以生精，山萸、枸杞、菟丝、杜仲俱补肝肾，萸杞菟佐熟地增益精髓，助桂附补阳，杜仲止梦泄，同杞菟治腰酸，山药补中益气力、理便溏泄泻、又同萸肉而涩精，共为佐使，达到温补肾阳的总目标，右肾为命门，桂附补火，又有引火归元之力，故丸称右归，亦明其义矣。

‖右归饮‖

《景岳全书》

补益肾阳。治肾阳不足而致气怯神疲、腰酸肢冷、阳痿遗精、脉细等。

方剂：熟地6~9g或加至60g，枸杞子、杜仲、山药各6g，炙甘草、肉桂各3~6g，山萸3g，附子3~9g。

用法：水煎服，日三次。

方解：本方主治证候与右归丸主证基本相同，症状略轻，而没有某些症状，故于丸方中减去疗虚冷腹痛、补血生精之当归，壮阳益髓之菟丝二味，改丸用汤，期于速效，亦足以适应诸症而收功。

3. 肾气虚遗精

肾气足则肾之生理功能能正常活动，虚则会出现遗泄等病理变化，缘肾气乃肾精所化之气，表现为肾脏的功能活动，如生长发育、性机能活动等。若因遗精、滑泄，房事过度，损伤肾精，亦即损伤肾气，进而无力固精，遗滑转甚，另如元气（包括元阴元阳之气）禀受于先天而赖后天营养以滋生，由先天之精所化，它发源于肾，通达全身，推动一切器官组织的活动，为生化动力源泉，肾精伤，元气亦伤，所以保精极为重要。补肾固精，尤必须继之。凡遗泄早期发现，及时与保精汤寓治于防，以保元气不伤，肾气不虚，健康即得到保障，继与秘精丸、水中金丹、金锁正元丹、无比山药丸等适时治疗，谨于下面分述之。

‖保精汤‖

《验方大全》

治遗精久则玉关不固，精尽而亡，世人往往用涩精之品，所以不救，倘于未曾太甚之时，大用补精补气，何至于此。

方剂：芡实、怀山药各30g，莲子15g，茯神6g，炒枣仁9g，人参3g。

用法：水煎服，先将药汤饮之，后加白糖15g拌匀，连渣同服，每日如此，不须十日即止，亦不遗矣。

方解：方选芡实、山药为主，莲子、茯神为辅，共为补脾要药，最适用于肾气虚、精关不固的遗精，并治早泄，芡实益肾疗遗精，山药补脾胃益气力，并益肺滋肾，莲肉补脾土，治泄固精，茯神安魂魄养精，化气上行而益气，炒枣仁补肾气不足，熟地收敛精液，合茯神治夜梦遗精更力，人参大补元气，调和肺肾之气，滋补元阴元阳，治脾胃阳气不足。综观本方着眼于脾胃为生化气血精液之源，精得补益，可以化气，肾气充足，功能活动正常，遗精不待固涩而自止，遗精止而精自不伤，即所以保精名汤之谓也。

‖秘精丸‖

《证治准绳》

治元气不固，遗精梦泄。

方剂：大附子（炮去皮脐）、龙骨（煅通赤）、肉苁蓉（酒浸一宿）、怀牛膝（酒浸焙干）、巴戟肉各30g。

用法：为细末，炼蜜为丸，每服6g，空腹温酒或盐汤下。

方解：元气包括元阴元阳，本方主元气不固、遗精、梦泄，而元阴由此损伤，乃阳虚阴必走酿成，选用附子补肾壮阳，助阳气不足为主，巴戟助元阳益精为辅，苁蓉既可补阴又可补阳，强肾关而增精气，怀膝补肾益精利阴气为伍，龙骨主多梦遗精，能敛浮越之正气，气入男子肾脏中为使，使不足之阳得补。肾关得固而遗泄止，阴精相应得到增益，元气复即可自秘，故丸名秘精。

水中金丹

《证治准绳》

治元脏气虚不足，梦寐阴人，走失精气。

方剂：阳起石、木香、乳香（研）、青盐各7.5g，杜仲（去皮姜汁制炒）、骨碎补（炒）、茴香（炒）各15g，白龙骨30g（紫者槌碎绢袋盛大豆同煮，豆熟取出焙干研），黄狗肾1对（用酒一升煮煎切作片焙干），白茯苓30g。

用法：为细末，酒煮面糊为丸，如皂子大，每服2丸，空腹温酒下，忌房事。

方解：方选龙骨、白茯苓为主药，以龙骨敛心神，足制梦寐阴人，并主多寐泄精；白茯苓益心脾和魂炼魄为助，脏气可调，碎补温养下元，治肾虚遗精，杜仲补中益精气，止小水梦遗，青盐助水脏精气，功能走血入肾而滋肾水，阳起石、黄狗肾均治肾劳，起石用于元气虚冷、精滑不禁，狗肾性温，暖脾胃而腰肾受以为辅。木香、乳香、茴香用以调气理气，木香善治梦寤魇寐，佐龙骨止梦阴人，通心气，暖肾气，乳香为宣通脏腑，流通经络之要药，茴香益肾中之阳，开其蔽瘴之气，共为佐使。诸药配伍入水脏中调补其精气，遏止其梦寐失精而有效，堪称水中金丹。

‖金锁正元丹‖

《和剂局方》

治肾气不足，气短，肢怠，目暗耳鸣，脚膝酸软，遗精溢汗，泄泻便数，一切虚损之证。

方剂：五倍子240g，补骨脂300g（酒浸炒），肉苁蓉（洗焙）、巴戟肉、葫芦巴（炒）各500g，茯苓（去皮）180g，龙骨（煅另研）90g，朱砂（另研）90g。

用法：前六味，研为细末，再和后二味另研者和匀，酒煮米糊为丸，每服4g，空腹时温酒或盐汤送下。

方解：本方为玉锁丹加味组成。重加强肾之王的苁蓉，强肾关，止遗精，增精气，补虚损，又补肾之阴阳，为主药；巴戟肉乃补肾要剂，治耳鸣目暗，能强筋健骨，肢怠脚膝酸软颇对症为助；葫芦巴滋养强精，益火消阴，治肾虚冷而遗泄者；补骨脂通心肾命门之火，治腰痛膝冷，能温脾阳，利于止泻为辅。再以朱砂益气明目养精神，协同玉锁丹中诸药为佐使，故一切肾气虚损皆可适应。

‖无比山药丸‖

《儒门事亲》

治肾气虚脱，腰体疼瘦，目暗耳鸣而遗精者。

方剂：赤石脂、茯苓神、山萸肉、熟地、泽泻、巴戟肉、牛膝（酒浸）各30g、炒杜仲、菟丝子（酒浸）、干山药各90g、五味子30g，肉苁蓉（酒浸焙）120g。

用法：为细末，炼蜜为丸，空腹温酒或盐汤下，米饮亦可，每服4~6g。

方解：本方治肾气虚脱等证，脱为气血阴阳严重耗损的综合表现。肾为藏精之脏，由于精气不断耗损，导致功能衰竭，出现虚脱、腰体疼瘦、目暗耳鸣，此为精血大伤，丧失正常濡养而虚羸毕露，遗精又再损肾气。张从正先生用山药、苁蓉二药，均能补中，可开气血之化源，山药涩精以塞其流，治五劳七伤，补虚羸，充五脏，益气力，能愈诸虚百损，久服令耳目聪明；苁蓉为滋肾补精血要药，能补肾之阴阳，主五劳七伤，益精气，养五脏，共选为主药。辅以熟地、山萸、巴戟、怀膝、杜仲，加强益精填髓之力，熟地强心补血，山萸壮元气涩精，菟丝强筋骨生精，巴戟助元阳则胃气滋长，怀牛膝疗伤中少气，杜仲补中充精力，止梦遗，大多补肝肾。佐以五味疗肾气虚，能入肾固精养髓，养五脏，茯苓神益心脾，养精益气，赤石脂养心气涩精。泽泻补虚损五劳，止泄精，养五脏，益气力，肥健，利水则滋腻不呆，固涩不凝为佐使。以山药名丸，基于本经久服之义，虚弱之体已到肾气虚脱状况，短暂服药，绝难为力，攻下派转而用温补法，提示着根据症情而施方药，照顾整体周到，确实无可比拟，张氏无愧为前代医学名家。

补肾磁石丸

《圣济总录》

治肾脏久虚，体热疼倦，遗精，形瘦色昏，膝腹疼痛，耳常闻钟磬风雨声。

方剂：磁石（煅酒浸五遍）30g，五味子15g，枳实15g，鹿茸30g，赭实（炒）45g，煅牡蛎0.9g，巴戟0.9g，山药0.9g，附子（炮）0.9g，肉苁蓉（酒浸去皱皮切焙）0.9g。

用法：十味研为细末，炼蜜和丸，空腹用牛膝酒送下4~6g。

方解：肾脏久虚，亟待补益，磁石、鹿茸二药，可以适应大部分症情，故选为主药。磁石补男子肾虚，益精，除大热，明目聪耳治目昏耳鸣，治肢节肿痛；鹿茸为全身强壮剂，益精髓气血，治虚劳羸瘦，耳聋目暗，神乏滑精。辅以赭实益气强筋骨以治体倦，充肌以治形瘦，明目而治色昏，合五味子补元气不足，治肾气虚，固精关止遗精，壮男子精以养五脏。苁蓉乃强肾之王，为五味之使，同固精关止遗，又增精气。枳实利五脏，长肌肉；山药涩精止遗，补虚羸，长肌肉，除寒热邪气，助耳目聪明；牡蛎涩精止遗又益精，补肾祛烦热；附子补虚，制伏虚热，暖五脏，止心腹冷痛，善走诸经除寒，共为佐使，用治方下主症，堪称面面俱到。

小菟丝子丸

《和剂局方》

治肾气虚损，五劳七伤，小腹拘急，四肢酸痛，面色黯黑；口唇干燥，目暗耳鸣，心忪气短，夜梦惊恐，精神困倦，喜怒无常，悲忧不乐，饮食无味，举动乏力，心腹胀满，脚膝痿缓，小便滑数，房室不举，肌肉湿痒，水道涩痛，小便出血，时有余沥，并宜服之。《验方大全》用治女劳及夜梦遗精、白浊崩中带下诸证。认为是遗精之圣药，屡用屡效。

方剂：菟丝子（酒浸研）150g，石莲肉60g，白茯苓（焙）30g，怀山药60g（留20g打糊）。

用法：为细末，山药糊为丸。每服10g，温酒或盐汤下，空腹服。如脚无力，木瓜汤下，晚食前服。久服填骨髓，续绝伤，补五脏，去万病，明视听，益颜色，轻身延年，聪耳明目。

方解：肾为先天之本，藏精之脏，脾胃为后天之本，消化吸收水谷精微以充养肾之精气。本方主证由于五劳七伤损伤肾之精气致虚而变生诸症，首重益先、后天之精气立法。主用菟丝子补肝肾、滋阴壮阳，生精益髓，坚筋骨，治痿缓，养肌肉，增气力，补肝血，愈目暗，滋肾水止酸疼；辅以石莲肉补虚损，益脾开胃，养心益肾，补五脏不足，利十二经脉，益精气，利耳目，得山药、茯苓更良；佐以山药滋养强壮，补虚羸，充五脏，强阴涩精，补中益气力，久服聪耳明目；茯苓益心脾，调脏气，培土益精，调营理卫，长阴益气力为使。诸症适应周到，多服效力自宏，药味少，有别于其他菟丝丸，故以小冠之。

4. 肾虚兼他脏病变的遗精

肾虚遗精，辨其阴、阳、气虚论治，已如前述，独肾泄者，如前首治其肾，兼有他脏疾病导致遗泄者，须两治之，其他脏自泄者，治其本脏则可。以下述及两治或从他脏之治，大概精自心而泄者，则血脉空虚，本纵不收；精自肝而泄者，色青而筋痿；精自脾而泄者，色黄肉消，四肢懈惰；精自肺而泄者，皮萃毛焦，喘急不利；精自肾而泄者，色黄黑，髓空而骨堕，即脉亦可辨之。下述各随其治。

‖心肾丸①‖

《证治准绳》

治水火不济（互相失调），心下怔忡，夜多盗汗，便赤梦泄。

方剂：牛膝根（酒浸）、熟地黄、肉苁蓉（酒浸）各60g，菟丝子（酒浸研）90g，鹿茸（去毛酥炙）、附子（炮去皮脐）、人参（去芦）、黄芪（蜜炙）、五味子、茯神（去木）、山药（炒）、当归（去芦酒浸）、龙骨、远志肉（姜汁炒）各30g。

用法：为末，酒煮糊丸，每服14g，空腹枣汤下。

方解：方治水火不济，乃心肾两者失去正常协调关系，因而产生怔忡盗汗，多梦遗精。方从治心方面重用菟丝子减心率，使心的收缩振幅加大，抑制怔忡；茯神为心病必用之药，益心脾而除心虚，止惊悸；熟地强心肌，扩张肾血管，造肾水，通血脉，治血虚；参芪当归强心大补气血；附子强心补助阳气不足；龙骨敛心神，止盗汗、遗精；远志通心安神，通肾气上达于心，助心阳，得茯苓神更佳，调节失调之心肾达协调之境。治肾方面用牛膝补肝肾填精；苁蓉补阴阳增精气；熟地为益髓填精之圣药；菟丝补肝肾，益精髓，协同茯神、黄芪均利尿而愈便赤；山药益肺滋肾，治脾胃虚；附子补命火，暖肾水；鹿茸壮元阳，益精髓，二药善助益气血之黄芪成功；五味子补元气不足，对中枢神经有明显刺激兴奋强壮作用，使虚衰失调之心肾大得补益；盗汗、遗精症状，亦以五味、龙骨、山药、黄芪、菟丝之固涩而制止。由此心肾相互协调而就愈，丸名心肾，已示适用精之要义。

心肾丸②

《纲目》

治心肾不足，精少血燥，心下烦热，怔忡不安，或口干生疮，目赤头晕，小便赤浊，五心烦热，多渴引饮。但精虚血少、不受峻补，并宜服之。

方剂：菟丝子（淘净酒浸蒸捣）、麦冬（去心）各60g。

用法：为细末，炼蜜丸，每服14g，空腹食前盐汤下。

方解：方治因心肾不足而致病，心失阴血所养，发为烦热怔忡，肾水不能上济心火，使心火偏旺，口干舌疮、小便赤浊、五心烦热多渴等症并发；肾之阴精不足，阴血不足以养肝而肝病，则目赤头晕，总由于血少精衰导致，又不受峻补。用菟丝子微温，麦冬微寒，合而得其平，即含有补而不峻之义。菟丝子为补肝肾脾之要药，益髓填精以滋肾水，补肝脏风虚以治目赤头晕，协同麦冬生津止消渴，清心除烦热，菟丝子强心，麦冬补心气不足，怔忡可安，滋阴益血，是使心火下降，肾水上升，口干舌疮尿赤浊能解，精虚血少得补，心肾相交得调，诸症可除矣。

按：两方俱名心肾丸，**《证治准绳》**心肾丸为心肾相互失调，偏于阳气不足，峻补以求协调为务；**《纲目》**心肾丸为阴血肾精衰少，重在养血益精，补而不峻，以求平复耳。

茯菟丸

《和剂局方》

治思虑太过，心肾虚损真阴不固，溺有余沥，小便白浊，梦寐频遗，能健脾补肾固精。

方剂：菟丝子（酒浸）150g，石莲子（去壳）60g，白茯苓（去皮）90g（一方加山药、五味子）。

用法：为细末，酒糊为丸，每服10g，日二次，盐汤下。

方解：本方药味即前小菟丝子丸减山药，茯苓加三倍易名为茯菟丸。以白茯苓为衰弱强壮的四时神药，补心脾，调脏气，伐肾邪，安魂养神为主药；菟丝子强心、补肝脾肾、滋阴生精益髓，止遗泄为辅；石莲肉补心肾脾，交心肾，固精气，厚肠胃，补虚损，固下焦，其固涩之性，最宜滑泄之家，治赤白浊、多寐遗精为佐使；下焦得固而遗浊止，精髓相应得到补益，三药均有补脾胃作用，气血阴精之生化大启，心肾虚损，得水谷精微不断充养而复康。一方加山药、五味，山药本为菟丝之使，加强补益脾胃，益肺滋肝肾，涩精，充五脏之效更宏（即前小菟丝子丸），再添五味子兴奋强壮中枢神经，补元气不足，固肾关，暖水脏，养五脏，入肾固精养髓，岂不更妙。

远志丸

《济生方》

治因事有所大惊，梦寐不宁，登高涉险，神不守舍，心志恐怯，及心肾不足，梦遗滑精。

方剂：远志肉、石菖蒲各15g，净枣仁、茯苓、龙齿（醋煅飞）各30g，飞朱砂15g一半为衣。

用法：共研细末，炼蜜为丸，朱砂为衣，每服14g，空腹热姜汤下或沸汤下，临卧时温酒送下。

加减法：

精髓不守者加五味子15g，固精关养髓。

阳事不举者加山药30克滋肾强阴精，山萸肉30g壮元气涩精，肉桂15g，补益元阳涩精协举阳事。

自汗不时者倍枣仁敛汗，加黄芪30g固表止汗。

亦治因欲火太炽，思想无穷，而致遗滑者，而从心治，心清则神宁，而不妄起。（证治准绳引叶氏论）

方解：心肾不足，梦遗滑精，必得心肾并治。方选远志为主，远志通心肾，助心阳，安神强志，对神不守舍，心志恐怯，甚恰；石菖蒲益心志，开心孔，治心气不足神衰为辅；枣仁能镇静，宁心安神，治肾气不足遗泄；茯苓安魂养神，保神气，益气力；龙齿敛心神，固精与朱砂镇心安神明，深符重可镇怯之旨，用为佐使，配合应用，无不咸宜。以远志名丸，亦具治心肾之深意。

‖茯神汤‖

《证治准绳》

治欲火太炽，思想太过，梦泄不禁，夜卧不宁，心悸。

方剂：茯神4.5g，远志肉、炒枣仁各4g，石菖蒲、人参、白茯苓各3g，黄连、生地黄各2.5g，当归3g（酒洗），甘草1.2g。

用法：水二盅，莲子7枚捶碎，煎八分，食前服。

方解：本方亦为治心肾之剂。欲火太炽，火必妄动，思想太过，又伤心脾，梦泄不禁，肝肾必伤，心肾俱病，夜寐不宁而心悸，茯神汤确可为功。茯神为茯苓附松根而生，得松之余气（多孔菌核体），茯神为抱根生者，治心病必用之品，具有镇静安神作用，补心脾，止惊悸失眠，选为主药；人参大补元气，调肾气又能安神；枣仁宁心安神，益肾气，止遗泄，镇静催眠为辅；远志、石菖蒲通心强志安神，治神衰心气不足；生地黄甘寒泻心欲妄动之火，并补真阴以济之；当归养心血以消欲火之太炽为佐；黄连苦参入心泻火，止心悸神志不宁；莲子交心肾，固涩精气，协人参补脾开胃，得茯苓发挥作用更良，又可清心为使；甘草补五脏，益精养肾气内伤，调和诸药而发挥效益。茯神名汤，足以明确镇静安神之功用耳。

‖妙香散‖

《王荆公方》

安神闭精，安心气，治心虚神弱，不能摄肾而精遗。

方剂：五色龙骨、益智仁、人参各30g，远志肉、白茯苓（去皮）、茯神（去木）各15g，朱砂（研）、炙甘草各1.5g。

用法：研为细末，每服6g，空腹时，温酒调下。

方解：用心过度，致心虚神弱，不能摄肾而精遗。方选龙骨敛心神，安五脏，又固气脱，益智治心气不足，暖肾敛涩止遗。白茯苓益心脾，调脏气，养血；茯神开心智，除心虚，安神养精，治心神不安；甘草益气补五脏，益精养肾气内伤为佐；朱砂安养精神，通心肾益气定心为使。各药同达到安神闭精，定心气的目的。

‖金锁玉关丸‖

《证治准绳》

治心虚不宁，遗精白浊。

方剂：芡实、莲子肉、莲花蕊、藕节、白茯苓、白茯神、干山药各60g。

用法：为细末，用金樱子1000g，去刺乱捶碎，水10升，熬至八分，去渣，再熬成膏，仍用少许面糊和丸，每服10~14g，不拘时，温米饮送下。

方解：方治心虚不宁、脾肾亏损而病遗精白浊。主用芡实、莲子肉补益心脾肾，疗遗精尿浊，用金樱膏和丸，对肾气精关不固，能倍增固肾涩精效力；茯苓、神辅助莲、芡补心肾、安神养精，治遗浊更效；莲蕊清心通肾佐芡实固涩肾精甚佳，藕节中粉质，补腰肾敛散固精止浊；山药补脾胃益肺滋肾，充五脏，涩精止浊，共为佐使，且各药多有协同作用，发挥固涩精关精气，止遗精白浊之更大效能，肾关不固而病遗浊者，得关锁而免外遗，丸名金锁玉关，乃赞本丸功效之义也。

当归补血汤加味

《兰室秘藏》

补气生血。治精自心而泄，血脉空虚，本纵不收者，脉细或虚大，舌质淡。补血汤主治血虚面色痿黄，神疲乏力，心悸梦泄。

方剂：当归6g，黄芪30g，熟地15~30g，远志6g，制附片6~9g，菟丝子10~20g，炙甘草3g。水煎服，日三次。

方解：心主血脉，脉乃血之府，脉细弱或虚大，舌质淡，皆血脉空虚之明征，本纵不收，意即阳举不坚而又遗泄，此用精自心而泄的证候群。以当归补血汤加味为主，当归生血补心，血能载气，黄芪补气强心，气可运血，协同治一切气血虚衰之证；辅以熟地补血强心肌，扩张肾血管，为益精填髓之圣药；制附片温肾助阳气，活跃细胞机能，强阴补五脏，脉细弱无神，当急用；远志通肾气上达于心，增强肌紧张有利于本纵不收，菟丝子补肝肾，润心肺，益精髓，止遗泄，炙甘草补脾益气生津，养阴血，适用于一切虚损为佐使；共同配伍完成补气生血之用，精泄自心者，可以制止矣。

补血荣筋丸

《张氏医通》

治精自肝而泄，色青而筋痿。原方主肝衰筋缓，活动不便等证。

方剂：肉苁蓉、菟丝子、天麻各60g，牛膝120g，熟地180g，木瓜、五味子各30g，鹿茸15~30g。

用法：为末蜜丸，每服6~9g，空腹时人参汤或温酒送下。作丸时减去鹿茸，选加锁阳、制首乌、五加皮、狗脊等。

方解：肝色青而主一身筋膜，由于阴血不足，筋膜干枯，发为筋痿。症见筋急拘挛，渐至痿弱不能运动，伴口苦爪枯，且阴精遗泄，精伤无以化血，阴血更难养筋，补血养肝，当作急务。肾为肝之母，虚则补其母，方用熟地补肾滋阴治血虚，强真阴，造肾水，苁蓉强肾增精，能补肾之阴阳共为主药。牛膝、菟丝均补肝肾，牛膝益精利阴气治痿，菟丝子滋阴生筋，助人筋脉止遗泄，五味治肾气虚，壮精固精，强阴养髓，苁蓉为使，选为辅药。天麻主筋急拘挛或瘫痪不遂，去阴肥健，为血虚病中神药；木瓜舒筋活血通经，强筋骨，丸去鹿茸加锁阳润燥养筋治痿弱；狗脊补肝肾治遗精，坚肾养血补气；五加皮壮筋骨，养肾益精，治四肢不遂，共为佐使。达到补血荣筋之目的。筋痿精泄即能康复和自止。

四君子汤

《和剂局方》

精自脾而泄者，色黄肉消，四肢懈惰。四君子汤主益气健脾，治脾胃气虚，运化无力，食减便溏，面黄肌瘦，四肢乏力，舌质淡白，脉缓弱或细软。

方剂： 人参6g，白术9g，茯苓9g，甘草3g。

适于选加各药：南五加皮、芡实、菟丝子、黄芪、五味子、枸杞子、沙苑子、蜂蜜。

用法：水煎服三次。

补中益气汤

《脾胃论》

调补脾胃，升阳益气。治脾气不升，溺尿及阳气下陷，精气不统摄而遗精，亦治精自脾而泄者。

方剂： 黄芪9g，人参4.5g，炙甘草3g，当归10g，陈皮6g，升麻3g，柴胡6g，白术9g，生姜3片，大枣9g。

用法：水煎二次分服。前方选加药味，亦可选加。

方解： 四君子汤加味，主治精自脾而泄者。脾主肌肉，消瘦则为脾病表征，脾主四肢，懈惰是脾气虚弱现象，面色黄乃血虚，由遗泄损及阴精气血，主用四君益气健脾，方中人参大补元气，白术燥脾补气，茯苓渗湿泻热，甘草和中益土，促使气足脾运，饮食倍进，营养物质（水液精微）多量吸收以荫全身。如患者气虚、食减、运化差明显，选加黄芪、五味、五加皮、芡实、蜂蜜（便溏不用）等益气补中，壮健脾胃以启化源；色黄肉消突出，又宜选加枸杞、菟丝、沙苑子、五味等益阴血，易颜色，长养肌肉；四肢懈惰乏力，宜加菟丝、沙苑子、枸杞、五味、五加皮以坚筋骨而治酸软脚弱，虚损劳乏；精泄较频，选加芡实、北味、沙苑子以固涩精关，止遗泄并生精养髓以补充丧失之精。能随症情偏重或突出点，灵活应用，脾泄可以治愈无疑。

补中益气汤调补脾胃，升阳益气，已明其效用，亦治精自脾而泄者。出现有脾气不升与阳气下陷诸症状时，本方是以适应；最主要的是精气不统摄而遗精，则又须从四君子汤选加诸药中精心选用更好。

‖参麦散‖

《内外伤辨惑论》

治精自肺而泄者，皮萃毛焦，喘急不利。原方益气养阴，治热伤元气，喘急欲脱，短气汗出，口舌干燥，脉细弱或虚。

方剂：吉林参（太子参、北沙参可代用）6g，五味子6g，麦冬9g。

用法：作散服或煎汤服，散服每用10g，金樱子膏冲化兑服，日二次。煎汤服，则加金樱子15~30g煎服，日三次。

下列各药可斟酌选加：蛤蚧（为散，不宜汤服）、黄芪、枸杞、蜜蜂、覆盆子、甘草。

方解：遗泄而见肺之气血伤损而致的皮毛枯槁，本脏病变之喘急不利，故云精自肺而泄，亦涉及肾气之虚。肺主一身之气，用人参大补元气，调和肺气和肾气，滋补元阴，治短气、喘促为主药；

麦冬养阴润肺，益精养肾髓，主泄精羸瘦短气，能悦肌肤，美颜色，大有益于皮萃毛焦为辅；五味子补元气不足，治肾气虚，固精且养髓，配人参生肾精而收耗气为佐；金樱子补五脏，养血气，涩精止遗；蛤蚧补肺气，为定喘咳佳品，益肾精使肺肾得养；黄芪佐人参补气，固表止汗，治诸虚不足；覆盆、枸杞生精益血，助麦冬悦泽肌肤，好颜色；蜂蜜益气补中安五脏诸不足，润肺止咳；甘草养气生精，补益五脏，养阴血益精气为佐使。元气由补而充，精血受益，精关固而遗自止。

5. 滑精、见色流精

滑精乃在睡眠中无梦而精自遗出，醒后始觉精泄体外，称滑精，比有梦而精遗者更重。多因思欲不遂，房事过度，肾元亏损，精关不固所致，少数因下焦湿热而起，病多在肾。故有“有梦治心，无梦治肾”之说。至于见色流精，是滑精之最严重者，得见美色，欲念一动，精即流出，是在清醒之时出现，乃精关衰惫，体质大虚之候。如不积极治疗，寿命将会短促。主要治法宜补肾培元，固摄精关。苓术菟丝丸，百补交精丸，金锁固精丸，左、右归饮，金鸡夜梦汤等方治之。

苓术菟丝丸

《景岳全书》

治脾肾虚损，精神困倦，梦遗滑精，妇女带下。

方剂：茯苓、白术（米泔水洗炒）各120g，菟丝子（淘净酒浸一日煮极烂捣为饼焙干）300g，莲肉120g，五味子（酒蒸）、山药（炒）各60g，杜仲（酒炒）90g，炙甘草15g。

用法：共研细末，山药陈酒煮糊为丸，每服10g，空腹时热汤或温酒送下。

方解：脾虚则精神困倦，肾虚而梦遗滑精，在妇女则为带下。健脾补中，滋肾固精，着力于脾肾图治，方中白术、菟丝、山药、莲肉、杜仲、甘草均补益脾肾，茯苓益心脾，五味纳肾气，重用菟丝乃脾肾肝之要药，能全面适应各症为主药，治遗泄、精自出，益气力以治困倦；苓术为辅，茯苓调脏气，保神气，又佐阴药去滞，白术治倦怠嗜卧，含滋阴药善补肾；莲肉、山药、五味能固精液，涩精止带，杜仲充筋力，益精气，甘草益气养气血，共为佐使，药力集中，适应症恰当，应用确效。

百补交精丸

《葛玄真人方》

治梦泄，精滑不禁。

方剂：熟地（酒浸一宿切焙干）120g，五味子150g，杜仲（去粗皮剁碎慢火炒断丝）90g，山药60g，牛膝根（酒浸一宿焙干）、肉苁蓉（酒浸一宿切碎焙干）各60g，泽泻、山萸肉、茯神（去木）、远志肉、巴戟肉、石膏（煅赤去火毒）、柏子仁（微炒加研）、赤石脂各30g。

用法：为细末炼蜜为小丸，每服4g，空腹酒送下，男女并宜服之。

方解：梦泄、精滑不禁，都缘肾元亏损，精关不固所致。方中重用五味子补元气不足，入肾固精关，养五脏，得苁蓉固肾关为使，效力更彰为主药；熟地滋阴补肾，益髓填精，杜仲补肝肾，治肾劳为辅药；精滑亟待涩止，山药、萸肉、赤石脂、煅石膏、泽泻共同佐五味涩精止遗滑不禁，既损之精得补，苁蓉强肾增精，巴戟助元阳，山萸壮元气，怀膝利阴气，均能补肾益精髓，山药、茯苓、杜仲、巴戟、柏子仁、赤石脂补中益脾之气，吸水谷之精以充百脉，柏子仁、远志、茯神通心肾安神魄，有利于梦泄为佐使；石膏煅用以避其过寒而性敛，“东垣用以除胃热肺热，散阳邪，缓脾益气，邪热去则脾得缓而元气回”（《本草经疏》）。“称百补者，水谷之精充百脉，怀膝填精助十二经脉，交精者心火下交于肾，肾水上济于心，相互协调，诸药合力，精滑当能制止，故丸称百补交精，具有较深之涵义。”

按：张从正在此方基础上调整其分两，并去石膏、柏子仁加菟丝子名无比山药丸，治肾气虚脱遗精，可谓善用古方，足以启后辈运用古方之窍妙矣。

‖金锁固精丸‖

《医方集解》

治肾关不固，心肾不交，梦遗滑精，盗汗虚烦，腰痛耳鸣，四肢无力，亦用于神经衰弱的梦遗滑精，遗尿失眠多梦等。

方剂：沙苑蒺藜（炒）、芡实（蒸）、莲须各60g，龙骨（酥炙、一作煅）、牡蛎（盐水煮一日夜煅粉）各30g。

用法：共为细末，莲肉煮糊为丸，每服9g，空腹时淡盐汤送下，或白开水送下，日服二次。

方解：固精有力，犹如金锁，以之名丸，主言其功。全方组成药味，均具固肾涩精止遗泄效用，而精关可固，遗滑能止。莲须清心通肾，固肾而丹田之精气无遗，龙骨敛心神，其气入肾中而益肾又止汗，莲肉养心益肾，补脾益精血，心肾由此可交；龙牡收盗汗，莲须除虚烦，沙苑治腰痛，芡实令耳聪，莲肉益气力，合而适应方下诸症，面面俱到，宜其为现代医家乐于采用。本方五药脱胎于萃仙丸中，只增牡蛎一药，是善于化裁古方之先例。

★‖金鸡夜梦汤‖

（陈镕时方）

补肾健脾，调阴阳，秘精气，治劳伤体瘦，久病体虚，夜梦遗精，见色流精，或已现早泄阳痿等症。

方剂：金樱子肉60g，鸡肾草（或鸡肾参）60g，夜关门（茵串子）60g，梦花（结香、梦冬花）30g，仙茅（淘糯米泔浸泡24小时去皮勿见铁器）60g，刺梨根60g，浮尸草（多茎萎陵菜）60g，紫茉莉根60g，凤尾草60g，巴戟肉、益智仁各30g。

用法：上药水煎二次，约得汤3 000~4 000毫升去渣，用猪肚一个，装入巴戟、益智仁在内，置入药汤中慢火炖烂后，喝汤吃猪肚，用盐或加糖均可，多餐吃完。遗精流精，一二剂可止，三四剂即能巩固疗效。

方解：本方以补肾为重点，健脾胃为中心，固精止遗为措施而达到阴阳协调，精气固秘，无论劳伤、久病而致之虚损羸瘦，均可得到恢复。方选金樱子（或根）、鸡肾草（或参）为主药，夜关门、梦花、浮尸草、猪肚为辅，加上佐使诸品而达到治疗目的。金樱子补五脏，养血气，益精髓，生津液，固精止遗泄；鸡肾草补肾益气，治肾虚腰痛；夜关门补肝肾益肺阴，治遗精，梦花滋养肝肾，养阴止梦遗，浮尸草补阴虚，治久病体虚；猪肚补虚损，健脾胃，治虚劳羸弱止遗精；健脾胃则更加上刺梨根健胃涩精止遗，巴戟壮元气则胃气滋长，益智温脾，金樱治脾虚泄，夜关门治胃痛劳伤，脾胃得补则中气受益，而精气自生，根本固而五脏皆安为佐。补肾并从阴阳两方面而调之，鸡肾草补肾壮阳治阳痿，仙茅温肾阳填骨髓，巴戟温肾阳，补五脏，治遗精、早泄阳痿，益智暖肾，固气涩精，补肾虚滑沥；另从阴一方面用夜关门、梦花、金樱、浮尸草、紫茉莉根，性秉纯阴，柔中带利，以防淋漏，治劳伤体瘦，配凤尾草利湿热，止遗精为使。各药配伍，足使肾可安，脾肾健，精可固，虚损复，如由久患遗滑精而致之早泄、阳痿，还须另用方药继之，方能奏全功。

‖九龙丹‖

《证治准绳》

治斫伤太过，败精失道，精滑不禁。

方剂：枸杞子、金樱子（去核）、莲花蕊、莲子肉、芡实、山萸肉、当归（酒洗）、熟地黄（酒蒸另研）、白茯苓各60g。

用法：为末，酒糊为丸，每服20g，或酒或盐汤下。如精滑便浊者，服2~3日，溺清如水，饮食倍常，行步轻健。

方解：斫伤太过，肾之精血必已大伤，房事过多或非正式排精，射精无力，半留精道致成败精，溺时遗浊又精滑不禁，不断伤精，病成危笃。方选山萸补肝肾，壮元气，安五脏，莲肉补脾土，土为元气之母，茯苓益心脾，泻土气之厚，调三部之虚皆宜；枸杞补肾生精，善治劳伤，熟地强真阴，造肾水，二药共同填精补髓，以补救既损之精，着眼于虚。以精滑非纯用固涩药可止，因为遗精滑泄，常是尿窍闭、精窍开，用金樱、山萸、莲须、莲肉、芡实均有固肾涩精之力，并用茯苓配合芡实莲肉寓利于涩之中，能达到开尿窍以除失道之败精，固精门以止不禁之滑泄而塞精之再流失。组成药物九种，性能各有异同，用量相等，习称龙为神异动物，生九子性格志趣各异，以九龙名丹，亦颇有意义。

三仙丸

《世医得效方》

治梦遗滑泄。

方剂：益智仁60g（用盐60g，炒去盐），乌药30g。

用法：共为末，用山药30g为糊和丸，以朱砂为衣，每服10g，空腹临卧服，盐汤下。

凡病精滑不禁，自汗头眩，虚极，或寒或热，用补涩之药不效。其脉浮软而散，盖非虚也，亦非房事过度，此无他，因有所视，心有所慕，意有所乐，欲起方兴，不遂所欲，而致斯疾，既以滋补且固不效，将何致之，缘心爱则神不归，意有所想则志不宁，当先和营卫，营卫和则心安，次调其脾，脾气和则志舍定，心肾交媾，精神内守，其病自愈。其法用人参9g，当归3g洗焙为末，作3服，糯米饮调下，服毕自汗止而寒热退；头眩遂愈，精不禁者，用白芍15g，丁香9g，木香9g剁散，每用生姜5片，枣2枚煎空腹服，即心安神定，精固神悦。

方解： 缩泉丸方倍益智仁加服量二分之一，易名三仙，用治梦遗、滑泄。以益智温脾暖肾，固气涩精，补肾虚遗精虚漏及治心气不足梦泄；同乌药共理元气，且乌药善除膀胱肾间冷气，治尿频遗溺；山药助涩精益肺，补肾及脾胃，以滋养强壮剂，三药合丸，治下焦阳虚或有冷气之遗精滑泄甚效，故称三仙。方后论述及用药，是危氏家技之发挥，可谓善用古方之良师。

虚滑遗精方

《本事方》

方剂： 白茯苓60g，砂仁30g。

用法：为末入盐6g，精羊肉批片掺药，炙食，以酒送下。

方解： 由虚而致滑泄遗精，从益脾肾而图治，本事引方主选白茯苓益心脾，调脏气，伐肾邪，能培土，凡虚皆宜用；以砂仁为茯苓之使能入肾，砂仁辛能润肾燥，又醒脾开胃，大开食欲；配血肉有情之炙羊肉，益气补血，温中暖下，治五劳七伤之品，气血生化之源充裕，虚者得补，滑遗可止。

珍珠粉丸

《张洁古方》

治白淫梦遗，泄精及滑出不收。此方乃以苦坚之的降火滋阴法。

方剂： 黄柏皮（新瓦上炒赤）、珍珠粉各500g。

用法：为细末，滴水为丸，每服20g，空腹温酒送下。法曰：阳胜乘阴，故精泄也，黄柏降火，蛤粉咸而补肾阴。

方解： 方后已标明方意和治则，原本勿须赘述。惟白淫遗精及滑出不收，已呈下部不坚之病，肾欲坚，急食苦以坚之，故选黄柏之苦，又能降阴火，补肾水，治梦遗，泻精浊，发挥坚肾之功；珍珠粉镇心安神，养阴熄风，止遗精白浊，药价太昂，改用蛤粉（蛤蜊粉）清肺热，滋肾燥，寒制火而咸润下，亦止遗精白浊。二药合丸，效力颇佳。而珍珠母海蛤壳则无止遗精白浊之记载，切不可混淆，特附及之。

‖干地黄丸‖

《圣济总录》

补益，治肾劳，精气滑泄。

方剂：熟干地黄80g，鹿茸粉、远志肉、山萸肉各45g，蛇床子15g，菟丝子（酒浸别捣）60g。

用法：为末，炼蜜和丸，每服6g，食前酒下。

方解：丸以补益为前提，治肾劳。肾劳得自色欲过度或矜持志节所致，精气滑泄加重致虚之由；劳困虚寒，则遗精白浊，多梦纷纭，耳鸣腰痛如折诸症发生。选地黄为主以补五劳七伤，为益髓填精之圣药，兼补五脏；以鹿茸、菟丝为辅，鹿茸系全身强壮药，壮元阳，补气血，益精填髓，治腰痛虚冷，滑泄精自出，特利于矜持志节者之精溢自出，菟丝子补肝肾，能生精滋阴壮阳，益精髓，去腰痛，腰脊屈伸不利者能屈伸；远志通心肾，壮阳增减，同地黄能固精脱；萸肉益元阳，涩精补肾气，壮元气，添精髓，蛇床子补肾壮阳益阴，暖丈夫阳气，三药共为佐使，元阳一补，虚寒当去精髓增益，肾劳可复，补益功到，精气滑泄，当可制止。

‖五味子丸‖

《圣济总录》

治肾脏虚惫，阳气亏乏，真元失禁，精自流出。

方剂：五味子、龙骨、牡蛎（煅）、牛膝（浸酒切焙）、桂心、山萸肉、萆薢、白茯苓（去皮）、巴戟肉、山药、续断、石斛、附子（炮裂去皮脐）各15g，吴茱萸（汤洗焙干炒）0.3g。

用法：研为细末，炼蜜和丸，如梧子大，每日午夜，空腹盐汤送下8g。

方解：本方症缘于肾阳亏乏，真元失禁，反应出肾脏虚惫，精自流出，则益虚其虚。选五味、山萸为主，率龙骨、牡蛎、山药等固精关而止涩精之自流，更有后述诸药中之止梦遗滑泄诸品之辅佐，收效绝佳；附子、肉桂补壮元阳，山萸、巴戟，助益元阳，龙骨、牡蛎潜浮阳，茯苓为诸药之使宣通其道，能使亏乏之阳复壮，浮越之阳下潜；再有补精养髓，益精填髓之五味、山萸、巴戟、萆薢、石斛等和味萸还补壮元气，安养五脏，山药益脾胃充五脏，附子补命火，暖五脏，吴茱萸子温中理气，利五脏等药协同，即足以充填失禁损伤之真元。元阳真阴均得到补充，虚惫之肾脏自可康复。

约精丹

《沈氏尊生书》

治遗精，小便中泄精不止。

方剂：白龙骨60g，韭菜子1 000g（霜后采者酒浸一宿焙）。

用法：共研细末，酒调糯米粉为丸，每服5g，空腹时盐汤下。

方解：韭子主遗精带浊，梦遗溺白，尿精白淫，得龙骨主漏精崩中，能涩精，肾气过劳不得收摄者最宜；龙骨敛心神，潜浮阳，主多寐梦泄，小便尿精，两相配伍，相须为用，约束精之漏泄，故以约精名丹，方简意赅，对阳虚或偏寒体质之遗泄患者，无不咸宜。

按：此方即《圣济》韭子丸加龙骨一味组成，方见前肾阳虚遗精类方中。

肉苁蓉丸③

《圣济总录》

治膀胱久冷，小便数，泄精不止。

方剂：肉苁蓉（酒浸切焙）、鹿茸粉、附子（炮裂去皮脐）各

60g，萆薢、龙骨（煅醋淬）、山萸肉各30g，补骨脂45g。

用法：研为细末，炼蜜和丸，每服6g，姜汤下，空腹食前服。

方解：肾与膀胱相表里，小便数病在膀胱，泄精不止病在肾，是腑脏兼病，因于元阳不足而患虚冷，虚者宜补，冷者当温，本方甚合。选肉苁蓉温而不燥之强肾五药以强肾关，增精气为主。辅以鹿茸、附子、山药壮益元阳，鹿茸补下元之真阳，主精益自出，可强壮全身；附子补虚散寒，益火消阴，暖五脏，使便溺有节而下治尿数。山萸肉壮元气，补肾气涩精又能添精补髓；补骨脂补肾助阳，使心包之火通于肾命；龙骨固精涩尿，治小便泄精，气入肾中，益肾最宜，萆薢补水脏益精，止淋浊遗精共为佐使。诸药协同，虚者得补，冷者得温，泄精得固涩可止，自当收效。

按：肉苁蓉丸①治肾劳，本方肉苁蓉丸②治膀胱虚冷，方名相同而治证各异，配伍亦殊，主治虽各有别，而治中遗精滑泄又则一也。

遗精保养法

《医学大辞典》

常宜静守无欲，卧时摩擦足心及肾俞穴，屈足一而侧卧（本书概述中有两式），则精自固。

肾俞穴位于第二腰椎棘突下旁开一寸五分是穴。

6. 脱精

男女交感乐极：一时精出不能制止，甚至精脱而死。此时切不可离炉，不可惊走下床，仍然搂住，男脱则女以口送热气至男口中，一连数十口，则必然悠悠然阳气重回，女脱则男亦如之。实属婚爱男女不可不知之事，否则立即悲从中来。

华佗治脱精神方

《华佗神医秘传》

方剂：人参60~120g，附子3g。

用法：煎浓汁，乘热灌之，急救。随即煎服下方。

方剂：人参、黄芪各90g，熟地、麦冬各30g，附片、五味子各8g。

用法：水煎服。

方解：出现脱精，立即与参附汤，人参大补元气，主气虚精脱兼见阳症，得附子回阳固脱之力更显著。阳回气复，急服后方，以参芪五味大补元气，熟地、麦冬强真阴、补阴血，益精填髓，通血脉，润肺生津，以补充脱精之耗损，附子善引补气药行十二经以追复散失之元阳，引补血药入血分以养不足之真阴，善助参芪成功。方具参附、芪附汤之功，有生脉散之力，复有麦味熟地之滋，康复自然有靠。

参蛤汤

（验方）

治脱精。

方剂：上好人参15g，蛤蚧尾1对，以水6碗，煮取1碗，顿服。

方解：人参大补元气，调和肺肾之气，能固脱滋补元阴，蛤蚧尾交接命根，益肾固精，补肺气即所以滋肾，参蛤配伍，气精即可得固，实为挽命之方，急宜备办，迟则不救。

脱精急救二法

1. 男子精泻不止，女咬其人中，痛极自止。

2. 用人抱起，以人之口气呵其口，又恐不能入喉，急以管通其两头，入病人喉中，使女子呵之，不必皆妻妾也。凡妇人皆可，尽力呵之，虽死去亦生。

第八章

男女不孕、不育症

不孕症和不育症两个词，现在应用上常常混淆。青壮年夫妻，结婚三四年，常住在一起，因某种原因，女性从未怀过孕，称为不孕症，已怀过孕，但不到分娩时即流产或早产，死胎，或产后早夭者，称为不育症。

处在生育年龄的夫妇，不孕或不育者，其中必有一方或双方在生理或病理上存在不同程度的异常变化。指导育龄夫妇生养一个健美的孩了，满足其愿望，并告以优生优育的知识，提高人口素质，按计划来生育，是大有利于国计民生的。那种把不孕育子女的责任归因于女方的观点是错误的、极不公正的，应由双方共同负责，男须气足精充，女必经调血盛，而后可孕育。男女不孕不育的原因很多，任何一方有生殖器官发育不良，或缺失不合，是难能孕育的，药物往往难以为功，不属本篇论述范围。

第一节　男性原因不孕症

男子性功能障碍引起不孕者较多见。由于少年时遗精、手淫、婚后房事过多过频，损伤精气，以致肾精亏乏，过早出现阳痿不举，或举而不坚不久，射精无力，临事早泄（射精过早，临门即泄），难于完成正常性交活动；或者虽能性交，所射精液中无精子，或精子数量少，精子活力差，死精或畸形精子超过百分之三十，或不射精等，均可导致不孕。

无精子常是出于淋病。如淋菌性副睾炎的结果，小管被瘢痕组织塞住；也有发生在糖尿病、伤寒、结核病及梅毒之后的，在膀胱炎、前列腺炎或肥大等发生阻碍时，都可使精子不能从精液中排出，这称精液缺乏（包括精清精薄）。有睾丸发育不良偏小或睾丸严重病变，使精子产生障碍，还有内分泌功能障碍，均会引起无精子或少精子，这些都是男性原因不孕症因素。无精子有永久性的，绝难成孕，或为暂时性的，亦可能使女方怀孕。

精子数量少，活力不足，同房射精无力，或不射精，亦为男性不孕症之因素，精子数量少，除有生精障碍外，还有耗精过多的原因，精子活力不足，见于隐睾症，睾丸发育不全（大小不一或双侧俱小），以及吗啡中毒及梅毒病后，射精无力，常是肾气损伤过甚后出现，泄精射不出，但聚于阴头，精清精冷者皆无子。一切不孕的病例，男子都应该检查精液，如发现精子有任何不正常，则不孕原因，多半属于男性。

同房不射精，但梦中又遗泄者，总的来说，是精关失调。不射精，难达性高潮，如同房时情绪异常紧张，因而肝失调畅，疏泄失职而影响排精者，有房欲过度，亏耗肾阴，精室匮乏，无精可排者；亦有肾阳不足，气化失司，精关闭锁，无力推开者；复有阴虚阳亢，性欲旺盛，肾之阴精不能上济于心，以致精关不开者，总依客观病情结合病史拟订方药，始可为功。

《金匮要略》：“男脉浮弱而涩为无子，精气清冷。”从脉诊上可以预知其不孕。不过精气清冷，还有图治之方。

治疗与男性有关之不孕症，必须研究病因，审因论治，随证选方，灵活加减，方为得宜。因阳痿、早泄，不能达到满足的性交，或不能性交者，下述方药提供选择外，还可从前述治疗阳痿早泄方中检寻，如因肾气虚弱，肾精衰少，阳气太虚，肾阳衰惫，精薄精冷，或有漏精白淫（前列腺炎），遗精滑泄，同房不射精，或射精无力，或精液中无精子等等，下面各方，可以适宜选用。

★‖补肾强精丸（散）‖

（陈镕时方）

治肾气虚弱、肾精衰少、射精力微、精液稀薄或量少。精液检查：精子数量在5 000万/毫升以下，活动力低于75%，畸形精子或死精在20%以上者，用本方补肾强精甚效。

方剂：首乌30g，黄芪15~30g，熟地黄15g，山萸肉12g，北五味6g，菟丝子12g（酒浸蒸捣二次），枸杞12g，覆盆子15g，沙苑子12g，淫羊藿20g（去梗），巴戟肉12g，补骨脂10g，仙茅10g（淘糯米水泡去赤汁），锁阳10g，远志肉6g，甘草6g。

用法：上药捡5～10剂，研为散或蜜丸，每服10g，日三次，如为丸或散不便时，亦可汤服。三、四、五、六、七月，散服为好，嫩蜜或米饮调吞，每服3~5g，日三次，食前服。其余月份，即为蜜丸，每丸重3g，每服2～3丸，日服三次，米饮送下或五加皮酒、五味子酒、参杞酒送服均可。连服2～3月后，查精液数量、活力均达到正常水平，续服二周，始可停药。屡用屡效。

配方加减：左尺脉虚，肾水虚衰，倍加熟地、沙苑、山萸；右尺脉虚，肾火虚衰，加肉桂5g、炮附片10g、补骨脂5g；两尺脉俱虚，水火俱衰，加东北红参10g、鹿茸粉5g、鱼鳔胶10g、桂心5g、熟地10g、制首乌15g、炮附片10g；阳强易举，减去仙茅、锁阳、沙苑子；阳举不坚，射精无力，再加补骨脂10g。

方解：本方主肾精虚衰，以补肾强精为目的，重视补充元气。选用首乌为重要主治药，以其含卵磷脂，有强壮神经作用，能增加精子数量和提高精子活力，即益精血、增精髓、补筋骨之元气；黄芪补肾脏元气、益阴阳、壮脾胃；熟地滋养阴血，配入阳药中亦补肾脏元气，共为主药。山萸肉补肾气、壮元气，北五味滋肾固精、补元气不足，选为重要辅治药。菟丝子、覆盆、枸杞助首乌、熟地益阴以补精髓；淫羊藿、巴戟、锁阳、仙茅、远志、补骨脂温肾助阳以补火益精填髓，协同五味、萸肉、沙苑发挥固精作用，复在黄芪补气益阴阳的统一下，发挥佐治功能；沙苑益肝肾，治虚损劳乏，炙甘草益五脏，养肾气内伤为使，共同完成补肾强精之功，远志交通心肾之气，补骨脂使心包与命门之火相通，均可使射精有力，有利于卵子受精，淫羊藿促进精液分泌，为种子准备好条件。全方十六味均补肾，十二种能益精补髓，滋阴补阳、阴生阳长、配伍得宜，所以多验。

病案1：余某某，男，32岁，体质较好，婚后七年未孕育子女，爱人苏某，月经正常，无病。检查精液：精子4 000万/毫升，正常活力仅有56%，诊为肾虚精弱。用补肾强精丸一料，服完后复查精液，精子数量已达1.5亿/毫升，正常活力的精子75%。经过半年后妻仍未孕，嘱其爱人来诊，得悉月经周期31天，每次经量不多，色不鲜，小腹微有冷感，诊为胞寒而血不足，故经水迟至，与温经汤加减调理，在月经30天对期的当月怀孕，足月产一男孩，体质健康。

病案2：陈某，男，30岁，1987年3月就诊，体质一般，婚三年余未孕育子女，检查精液，精子成活率50%，活动率Ⅱ，有自身凝集现象，40分钟不液化。服补肾强精散一料，复查精液，精子计数5 700万/毫升，成活率80%，活动力较好，异常精子8%。予前方续进。其爱人9月1日来诊自汗症，始悉已怀孕四月。

病案3：杨某，男，29岁，1983年6月其爱人婚后即孕，两月流产以后，即未再孕。1987年2月精液检查：精子计数5 800万/毫升，成活率45%，死精55%，正常形态40%，异常60%。左小腹隐痛，余无不适。诊为精衰不孕。予以补肾强精丸（因作丸散困难改作汤服）。并用制首乌炖鸡食之，每周一次，建议海参、淡菜随佐餐。三月后复查精液：精子计数5 000万/毫升，正常形态90%，活动率20%，异常10%，左小腹隐痛未除，两睾时而微痛。继予前方先后共50剂，诸症已愈。6月复查精液：精子计数7 500万/毫升，活动率70%，7月20日与爱人来诊，停经40余天，晨尿检查为阳性。当与泰山盘石散，固胎以防流产。

★‖仙山金菟汤‖

（陈镕时方）

补精壮肾，治男子阳失其道，肾精衰少，阳举不坚，射精无力，甚至早泄或交接无精，婚后五年不孕育子女者。

方剂：仙灵脾12g，山萸肉15g，金樱子12g，菟丝子15g，沙苑子12g，巴戟肉12g，补骨脂12g，干地黄12g，北五味9g。

用法：每日一剂，水煎煮三次，早中晚饭前各服一次，连服5～10剂。

加减法：如射精过早或有遗滑精者：加莲须15g、乌贼骨6~12g。如夜间盗汗多者：加煅龙骨15g（煅）、牡蛎15g、白术12g。

方解：本方主男子阳失其道，肾精衰少，重在补精壮肾立法。选仙灵脾（淫羊藿）、山萸肉为主药。羊藿温肾壮阳，为阳痿妙药，能强壮性神经，促进精液分泌；山萸肉补肾气，兴阳道。配以金樱、北五味固精以涩精，并合菟丝等四味均具有生精之力为辅药；北五味强男子精，补元气不足，与山萸壮元气，菟丝壮阳滋阴，对肾精衰少，阳失其道用之至当恰好。巴戟为补肾要剂，助元阳益精；补骨脂温肾助阳，能固精气、硬阳茎、延时间，射精远而有力；沙苑子固精坚肾水，功专补肾，止早泄，配伍各药补肾之力、固精作用更显，发挥更好的辅助作用。干地黄滋阴又养血，调剂诸药之温而不使之太过，并扩张肾血管，有助阴茎勃起，作为佐使甚佳。协同补骨脂助勃起而坚硬，配主药山萸肉使阳道得兴，即为种子提供了有利条件。

典型案例：何某，男，29岁，自诉阳举不坚，婚后五年未育子女，婚前有遗精史，初婚性交时射精很多，渐在萎缩时精始流出，无力射精。1961年9月来诊时，已至性交时无精射出，脉细弱尺脉更甚，苔洁舌质淡红。诊为肾气亏损，精血已弱，七伤之候已明，属于早期性障碍。患者年轻，机体活力尚不坏，峻补似非所宜，只从肾损着眼，选拟补精壮肾的仙山金菟汤加桂心、龙骨、牡蛎与服，连续15剂，假满返青海，至1962年其爱人返渝生产第一个男孩，以后连生四胎均健康。

五子衍宗丸

《朱丹溪方》

添精补髓益肾。治肾虚遗精，阳痿早泄，小便余沥不清，久不生育，及气血两虚，须发早白。

方剂：菟丝子240g，枸杞240g，覆盆子120g，车前仁60g，北五味30g。

用法：上药干燥为末，炼蜜为丸，每服9g，日二次，开水或淡盐汤送下，冬月可以温酒送服。

方解：繁衍宗嗣，必须肾精肾气充足，五子配伍，添精益髓补肾气确能达到。菟丝、枸杞为主药，菟丝本为补脾肾肝三经要药，益血充气，生精益髓，治遗精阳痿、小便余沥；枸杞滋补肝肾，强阴补虚劳，阴血不足、气血两亏者，用之咸宜。覆盆、车前、北味为辅佐，覆盆补肝肾，涩精缩尿，为治阳痿遗精良药，故《本草蒙筌》谓“肾伤精竭流滑”，车前仁主虚劳，通肾气，《本草汇言》谓“同补肾药用，令阴强有子”；北味补元气不足，暖水脏，固肾涩精止遗，又强阴。诸药配伍精当，已被认为不孕症习用之方。

按：本方为补肾强精固涩剂。余每用于患者早泄遗精病人即去车前子，以车前仁为遗精早泄之忌品，另加芡实、莲肉为丸服。

还少丹

《杨氏方》

阳事痿弱，射精无力，尺脉微细无子者，宜服之。

赞育丹方

治阳痿精衰，虚寒无子，命门火衰，常伴精滑、腰痿肢冷、脉沉细者。

范汪无子方

《外台秘要》

治男子虚劳，阴痿不起。方见前。

火土既济丹

《辨证录方》

治精薄精清，交接半途而废，或临门即泄，乃后天脾胃之阳气不旺，缘于先天之气命火衰微，不能相生，补命火与脾土，使土气既旺，火复不衰，则气温精厚矣。

方剂：人参、白术、山萸、菟丝、巴戟肉各30g，山药15g，肉桂3g。

用法：水煎服10剂而精厚，再10剂而精温，再丸服三月永不再弱。

方解：先天命门为火，后天脾胃属土，火能生土而土旺，后天之土旺，则又可以养先天之火，火土双补，故丹名既济。选人参、白术、山药壮脾胃，人参大补元气，主五脏气不足，益脾胃阳气虚；白术为补脾胃专剂，补脾脏气，乃后天资生要药；山药补脾益胃充五脏，益肺滋肾能涩精。山萸、菟丝、巴戟，补命门和肾，山萸壮元气，益元阳涩精；菟丝补脾肾肝要药，温脾助胃主精自出，以山药为使；巴戟补肾助元阳则胃气滋长。肉桂补元阳治命门火衰，益火消阴，宣导百药，火土焉得不旺，精薄精清自可期厚而就愈。

助气仙丹

《辨证录方》

两性交感之时，女人性正隆，男子阳事不坚而半途先痿，精难射远。此阳气太虚，气旺则阳旺，惟补脾肾之气使旺，五脏之气随之而旺，命门之火亦旺，本方主之甚验。

方剂：人参15g，黄芪30g，白术30g，杜仲15g，茯苓6g，当归9g，补骨脂9g，山药9g。

用法：水煎服。气火一旺，自然久战，阳可以旺，精可以射远，玉燕即可投怀矣。

方解：阳事不坚，半途先废而精泄，因命门火衰之故。由于患者戕贼五脏之气，命火亦随五脏之气而消磨，脏气不能助火，所以半途先废，精无力远射而泄出。方用人参补先天元真之气，调和肺气肾气及元气，主五脏气不足，特补脾胃阳气；黄芪增元气，壮脾胃，特补肾脏元气，又升阳补诸虚；白术专补脾胃，和中益气而治气弱少气；茯苓益心脾，调脏气，几涉虚皆宜；山药补益脾胃虚弱，疗伤中，涩精即所以益肾，益脾胃之力甚雄厚。杜仲补肝肾，补中益精气，治虚劳，强阳道，充筋力；补骨脂通心包命门之火，补肾火，硬阳茎，延时间，使射精远而有力，暖丹田，温脾阳。当归为心经本药，补血活血通脉，补诸虚不足，合黄芪则气血之虚俱可补益，五脏亦受荫矣。

典型病例：陈××，34岁，1987年5月26日初诊主诉：阳举不坚已七年多，短暂即泄精，背胛发冷，口渴，喉痒即咳，不易入睡，早年常有非正式排精史，婚后八年未孕育子女，正闹离婚纠纷，脉缓，两寸两尺俱弱，左右更显，苔白，舌质淡红。诊为肾之阴精早损，阴损及阳，气复虚衰，益气养精为法。助气仙丹加味，原方加肉苁蓉15g、制首乌15g、菟丝子15g、熟地10g，水煎服八剂。6月9日复诊，服药已应，背冷口渴已愈，阳物兴奋后有黏液排出，有时未举亦现，睡如昨，饮食二便可，诊脉两尺有起色，症属漏精伤肾，与补肾填精、助益阳气。前方减去归、地、首乌、山药、茯苓，加龙骨、韭子、金樱、莲、芡、山萸、甘草七剂，同服红参粉每次1g。6月18日三诊：咳嗽已好，阳举还不很坚，服前药四剂即出差，归后另加秃鸡散（北味10g，远志肉10g，炒蛇床15g，菟丝15g，肉苁蓉15g）三剂于前未服完药煎服。接服下方：即前方加沙苑子、续断、巴戟肉减去蛇床，另有煅鹅管石粉水飞后每服1.5g开水送，三剂。6月25日四诊：阳举坚度好得多。查前列腺液：脓球+磷脂小体少，再用秃鸡散加补骨脂50g，枸杞50g，远志、苁蓉、北味各50g，菟丝、炒蛇床各75g共为细末，每服3g，日二次，忌房事一月。另与龙凤粉墨汤10服治前列腺炎。7月11日五诊：阳痿已完全康复，离婚风波告平，正待前列腺炎愈后，育嗣当有希望。8月6日六诊：阳痿全愈，前列腺炎已好，前列腺液复查：白细胞0~3，红细胞偶见，全身无不适感，脉缓和平匀，苔洁质淡红，补肾强精以期育麟。

★‖龙凤粉墨汤‖

（陈镕时方）

主白淫、精浊、膏淋，即溺时挟精，或清浊相混，前列腺炎属此范畴。由湿热内蕴，阴虚火旺，肾虚失藏等不同原因导致，大多伴有遗精、滑泄症。急性发作时小腹急痛，尿频、尿急、尿痛，尿道排出白色黏性分泌物，会阴部、腰骶部、直肠内、腹股沟部有痛者。有在便结努挣时或溺后阴头带黏液，或不因交合而阴茎勃起，阴头即有黏液自出，常无尿痛。肾虚性功能障碍，性欲减退，伴早泄或射精痛，合并神经衰弱，兼有面白无华、头晕目眩、耳鸣耳聋、腰背疼痛等症者，多为慢性。本方对急性或慢性前列腺炎或肥大均适用。

方剂：龙葵15~20g，凤尾草15~30g，粉子花头30g，墨旱莲30g，瞿麦15g，鬼针草30g，败酱草30g，萆薢30g，甘草3g。

用法：水煎服，日三次，急性或重症，日夜各服一剂，每4小时服一次，前列腺肥大形成癃闭者加味日服两剂。

随症加减法：

须辨明虚实缓急。

脾虚气弱加：党参15g，白术10g，茯苓12g，以健脾益气渗湿。

癃闭（前列腺肥大导致）加：白果肉10g、车前仁10g、王不留行子5～10g，以通冲任督之血脉，走膀胱，利小便，各药随白果趋于阴器之口。《石室秘录》谓："加上列药味名屈辟汤治癃闭。"

脾弱便溏，减去墨旱莲；

腰背疼胀加：山萸肉15g，枸杞12g，怀牛膝10g，巴戟10g，补益肝肾，涩精添髓，止腰膝酸痛；

尿柱变细时（前列腺肥大）加：覆盆子30g，此品含雌激素，可使前列腺细胞萎缩；

耳鸣耳聋目眩加：萸肉10g，生地10g，壮元气，益肝肾，添精补髓，利耳目；

伴遗滑精加：莲须10g，金樱子15g，芡实15g，覆盆子15g，固涩精气和精关，止精滑、流精；

尿便时精自出加：韭菜子10g，龙骨10g，莲须10g，芡实15g，入肾约精，固涩精关；

阴虚火旺加：知母10g，黄柏12g，降阴火，补肾火，坚肾，止遗浊；

五心烦热加：生地15g，清热凉血；

潮热盗汗加：知母10g，牡蛎15g，止骨蒸劳热盗汗；

夜寐不安加：柏子仁15g，生枣仁15g，夜交藤30g，养阴宁心安神；

夜间口干加：麦冬15g，石斛10g，太子参15g，滋阴生津，补元气；

小便黄赤或不利加：冬葵子15g，海金沙10g，车前草15g，增强利尿消炎；

小腹胀痛、尿频数加：乌药10g，算盘根15～30g。行气止痛消胀，止小便频数和浊带及尿道炎；

射精痛、尿痛加：车前仁10g，菟丝子（苗）10g，甘草梢3g，止茎中痒痛；

急性发作伴感染加服：鲜鱼腥草60g，鲜葎草120g，洗净捣烂，淘米水浸一小时，绞汁加白糖饮之，能清热解毒，利尿通淋，治急性前列腺炎。

方解：本方药味苦寒，具有清热解毒、利湿化浊作用，选龙葵、凤尾草清热解毒利湿为主药，龙葵抗炎，能促进抗体形成，可治前列腺炎；凤尾草治尿路感染，抑菌消炎利尿，主淋浊带下；粉子花头、瞿麦为辅，治急性前列腺炎，利尿、通淋、止带浊；鬼针草、败酱草、萆薢、墨旱莲为佐，鬼针草佐龙葵利尿消下部炎变，助粉子花头主劳伤虚损，抑菌抗感染；败酱清火除毒，解热结，偕瞿麦治关格诸癃结；萆薢治腰脊痛、头眩失溺，同甘草梢治茎中痛为佐使；墨旱莲佐龙葵除淋浊带下，协粉子花头补肾益阴治劳淋，阴部湿疮；诸药配伍，对急、慢性前列腺炎均可收效。

病案1：王某某，男，24岁，未婚，1987年9月10日初诊：腰背痛，气提不起，小便多不畅，夜间更多，尿后阴头有黏液，大便挣后亦出现阴头黏液，医院多次检查提示前列腺炎，有脓球、白细胞、卵磷脂小体极少，起病4年，脉弦缓苔白薄舌质淡红。诊为前列腺炎，予龙凤粉墨汤加减，龙葵30g，凤尾草30g，粉子花头30g，墨旱莲30g，白花蛇舌草30g，萆薢30g，鬼针草30g，败酱草30g，泡参18g，白术10g，茯苓24g，山药15g，益智仁10g，台乌

10g，金樱子30g，甘草3g，十剂。9月24日复诊：腰痛、尿多。夜尿减至一二次，小便已畅通，尿有余沥，尿后黏液未消除，睡不好，头痛，脉细濡苔白薄舌质淡红，前列腺炎改善。前方加莲须、续断、瞿麦，去白花蛇舌草、山药、益智、台乌，七剂。10月8日三诊：夜间尿次减少，尿后黏液很少还偶见，尿余沥有痛感，指诊前列腺肿已消退。脉弦缓，白苔少质淡红，炎变基本好转，继用前方加韭子、龙骨、芡实、莲须，减去参苓术，后经随访已告愈。

病案2：唐某，男，22岁。1987年10月15日初诊：在部队上即发现有前列腺炎，腰胀痛，头眩晕，阴茎勃起时即有黏液排出，爱出汗，大便稀，日一二次，脉弦无力苔少舌质淡红。诊为前列腺炎。龙凤粉墨汤加狗脊、怀牛膝、杜仲、菟丝、续断，七剂。11月12日复诊：腰痛、眩晕症状改善，阴头黏液很少，早起时稍有一点点，阴囊潮湿有年。脉弦细濡，苔白少，舌质淡红，前列腺炎（肾阴虚损囊湿）方宗前法加女贞子、墨旱莲，七剂。12月14日三诊：前列腺液排出已止，囊湿未好，左腰胀用力后酸甚，人畏冷，下部有冷感，走动微现飘，运动易出汗，脉细弦，苔白薄，舌质淡红，诊为肝肾阴虚阳气亦弱，前方加补骨脂、肉苁蓉5剂，基本治愈。

按：上两例均属未婚青年，问诊中发现他们均犯手淫恶习，因而感染发炎，提示青年应自我控制，以预防患病。

病案3：周某某，男，33岁，1988年4月9日初诊：前列腺炎，腺液红细胞偶见，白细胞1~3，卵磷脂小体少许。阳痿早泄突出，睡眠差，梦多，脉缓细苔少舌质淡红。现在先治前列腺炎，后治痿泄。龙凤粉墨汤加赤小豆、白蒺藜、前仁，十剂。4月21日复诊：前药服完后，早晨有一次尿前段地面沉淀白色，干后如灰浆状，脉舌无改变，前列腺炎未痊可，原方加小豆、菟丝、沙苑，七剂。5月2日三诊：尿后段白色黏液未再见，周身无力，阳举不坚和早泄。诊为前列腺炎变未彻底。前方加北味、远志、菟丝、蛇床、苁蓉兼图痿泄，七剂。5月9日四诊：尿已清亮得多，性冲动较厉害，但仍然举而不坚。5月2日用方再加萸肉、补骨脂、羊藿，减去茵陈、泽泻、茯苓、败酱，七剂。8月途中，偶遇，问及前列腺炎已好，痿泄好转未续治。

‖万灵至宝仙酒‖

《身经通考》

生精益肾，助阳补阴，经发举痿。又治妇人赤白带下，月水不调，肚冷脐痛，未孕者即孕。

方剂：淫羊藿（酒洗净剪碎）300g，列当（如无，以苁蓉代之）、仙茅（糯米泔浸一宿，竹刀刮去粗皮黑顶）各120g，雄黄（研细，用米醋入萝卜汁煮干用）、黄柏（去粗皮）、知母（去毛）各60g，当归（酒洗浸）240g。

用法：上药打碎，用无灰酒15斤，装入瓶内封固，桑柴文武火悬煮三个时辰，埋地下三昼夜，去火毒取出，待七日，将药捞出晒干为细末，糯米粉打糊为丸，桐子大，酒药同服，仍以干物下压。此酒用银壳或磁壶重汤煮热服，酒后不可妄泄，待时而动，少则三月，多则半年，精泄胞成，屡试屡验。

忌牛肉、铁器，宜阴脏人。

方解：淫羊藿能温肾壮阳补命门，乃阳痿之妙药，可促进精液分泌，为性神经强化剂，选为主药。当归调经止痛，补血活血；仙茅佐羊藿补肾壮阳，强精填髓；列当生精，主五劳七伤，有形虚损均无不宜，为辅药，补腰肾令人有子（苁蓉补阴补阳调冲任养精可代用）；仙茅治阳痿精冷，止崩漏、心腹冷痛，**《本草新编》**："长于闭精，则精不易泄，自然有子。"黄柏补肾水，治男子阴痿，坚肾止遗浊带漏，知母滋肾水，益气补虚乏，与滋阴壮阳之品相伍，使痿举强壮有力，肚冷脐痛，得温可已；雄黄**《纲目》**："入肝经气分，故肝气肝风……头痛眩晕积聚诸病，用之有殊功，共为佐使。知柏滋水坚肾止带下，协同当归补血而经以调，方意运用阴阳互为生化，气血相对协调之理，求嗣男女饮之当如获至宝。”

‖展阳神丹‖

《辨证录方》

男子天生阳物细小，由于肝气不足，以阴器为筋之余也。又属宗筋之会，肝气旺宗筋伸。补肾则肝气得以生，补心则肝气无所耗，如此能助肝以伸筋，佐筋以壮势，肝肾心同补，始能获效。

方剂：人参、杜仲、巴戟、白芍、当归、麦冬各180g，白术、菟丝、熟地各150g，肉桂、怀牛膝、柏子仁、补骨脂各90g，龙骨（醋粹）60g，锁阳60g，海马30g，地龙30g，苁蓉75g，鹿茸粉60g，人胞40g，驴鞭一具。

用法：各药为细末，每日酒送15g，服二月改观，三月伟然，可以久战而生子，但必须保养三月，不进行房事，服药始验，否则无功。

方解：本方主旨明确，重在补肾精肾气以资生肝气而使肝气旺，肝主筋，肝旺则筋伸也。选人参、巴戟、杜仲为重要主治药，辅以菟丝、熟地、怀膝、肉桂、补骨脂、柏仁、龙骨、锁阳、苁蓉、海马、鹿茸等共十四种为一组，重补其肾而使肝气得以生。人参补先天元真之气而五脏受荫，可增强性腺机能；巴戟乃补肾要药，益精安五脏，补元阳；杜仲益精气，强阳道；补骨脂补肾火，助阳茎；龙骨潜浮阳，固精，安五脏；锁阳益髓固精，强阴兴阳；海马调气和血，暖水脏，勃兴阳道；苁蓉补阴阳，强肾关，增精气；鹿茸补元阳，充气血，走命门；驴鞭主气血亏，人胞大补元气，促进睾丸发育，共同作用于肾而达补壮目的。白芍、当归、麦冬亦为主治药，以白芍养血柔肝，强五脏，补肾气，调养心肝脾；当归补血而使肝有藏，补心养血则肝气无所耗；麦冬清心益肝，安五脏，强阴益精为代表；又得巴戟强精增脑力；怀膝强脚膝，续绝伤；杜仲充筋力；锁阳养筋治腰膝痿弱；海马温通任脉；地龙通络强筋治痿；鹿茸强筋骨；驴鞭强阴壮筋，作用直接，各药协同发挥助肝伸筋，佐筋壮势为辅佐。补心则赖当归生血补心，作为心经本药，人参为佐；麦冬清心除烦；熟地补血强心肌，通血脉；柏仁养心气，通心肾；骨脂使心肾相通，龙骨敛心神，合力排除耗肝气之疾患，与强筋养筋之品相得益彰。复得白术益脾胃以启生化之源，人参消食开胃而补胃气，巴戟助胃气滋长，肉桂、骨脂补肾命之火以生脾胃之土，菟丝助后天资生，杜仲、牛膝兼有补中之功，脾胃健，化源足，使气血充盈，肝血得补，肝气自旺，宗筋伸展，阳物粗壮，故以阳定名，其意已赅。

通窍活血汤

《医林改错》

活血通窍，行于通经。“治头面上部血瘀之症，久聋，酒渣鼻，目赤疼痛，头发脱落，牙疳，白癜风、紫斑、干血劳。”借用输精管闭塞与男无精子不育症。

方剂：赤芍3g，川芎3g，桃仁6g，红花9g，老葱3根，大枣7个，鲜老姜9g，麝香（绢包不煎）0.03g。

用法：上药除麝香外，余药用黄酒和水各一半煎服，当药汁倾入碗中后，将绢包麝香在药汁中旋绕三五圈，使麝香部分溶入药汁后服之，最后一次，将绢打开洗入药汁中服完。

方解：方本“塞者通之”治则立意，效验亦宏，组成药物全具通之功能。赤芍、川芎均通顺血脉，赤芍行血滞，川芎解结气，桃仁、红花通利经脉，治跌打损伤，桃仁行滞血，红花尽恶血；气行则血行，气滞则血瘀，赤芍善行血中之滞，川芎行气活血开郁，桃仁兴通结开滞之力，红花为血中之气药，气血通畅，塞者亦通。平滑肌组成之管腺痉挛而形成阻塞，赤芍解痉，川芎抗痉，红花扩张动脉，拮抗痉挛作用；老葱通上下阳气，辛润利窍，鲜姜通神明，开胃气，归五脏，大枣通九窍，和阴气，平胃气，姜枣葱辛甘配合，专行脾胃，能调和营卫而畅内外气血；麝香兴奋中枢神经系统，开窍通络散瘀，引诸药透达；酒水各半煮，酒可宣通百脉，助行药势，和养血气，使全方药力发挥更好和更快，命名通窍活血，名实相符。

典型病案：患者刘某，男，30岁，婚后三年多，未孕育子女，检查精液二次，发现无精子，体质尚健康，生殖器官发育正常，可能属暂时性无精子，平素嗜酒。诊为输精管闭塞，试用通窍活血汤图之，并劝其尽量少饮酒。次年其妻张某带女婴来院儿科就诊，始悉已育。便中走访刘某，询及服过多少剂药，据称因麝香不好买，先后断续服过二十余剂，未服用其他药物。

‖羊肾酒‖

《万病验方大全》

温肾壮阳，能种子延龄，乌须黑发强筋骨，壮气血，添精补髓，返老还童，屡试如神。

方剂：生羊肾一对，沙苑子120g，淫羊藿120g（用铜刀去边毛羊油拌炒），仙茅120g，糯米（泔泡去赤油），苡仁120g。

用法：用六十度白酒二十斤，浸七日，随量时时饮之。

按：用于中年身体衰弱，女方尚健康而未育子女，平时能少量饮酒。先忌房事一二月或更长一些时间。

方解：羊肾为血肉有情之品，补肾气，益精髓，壮阳益胃选为主药，以酒制剂者，酒能助药力，行药势之妙故也；再选沙苑强阴益精，固精坚肾水，羊藿补肾壮阳，坚筋骨，促进精液分泌，共为辅药。仙茅温肾阳，壮筋骨，乌须发为佐；苡仁健脾补肺，祛风胜湿，主筋脉拘急为使。诸药合力，足可使先天之精气得充，后天之脾胃得健，精气血之化源丰足，肾阳壮，阳痿起而射精有力，种子即有了条件，精髓充盈、筋骨健强，气血益壮，乌须黑发，自是意料中事，未老先衰之患者饮之，能体现返老还童之效，自不待言。

第二节 女性不孕症

女性生殖器官发育不良，或先天缺损，是难以怀孕的。或由于疾病原因，如淋病、脓毒性流产后的输卵管炎、管腔阻塞，及产后感染，或生殖器官结核，都是常见的不孕症的病因。

祖国医学认为：月经不调，崩漏带下，都会引起不孕。《诸病源候论》："妇人挟疾无子，皆由劳伤血气，冷热不调而受风寒，客于子宫，致使胞内生病，或月经涩闭，或崩漏带下，致阴阳之气不和，经血之行乖候，故无子。"月经之所以不调，或崩或漏，常是内伤七情和外感六淫，或气血偏虚偏盛，阴阳相乘所致。又说："带下无子者，由劳干经血，经血受风邪则成带下。带下之病，白沃与血相兼带而下也，病在子脏，胞内受邪，故令无子也。……若是逆冷，带下故也。"

现代医学亦认为："慢性白带，常是不孕症的一个原因。我们有理由相信在白带异常时，阴道排出物可以杀死精子，而使妇女不孕。"《诸病源候论》："五脏之气积名曰积。脏积之生，皆因饮食不节，当风取冷过度，其子脏劳者，积气结搏于脏，致阴阳血气不调和，故病结聚而无子。"此证非常类似子宫肌瘤妇女的不孕，切除肌瘤后即可受孕。闭经和痛经，也常发生不孕，闭经即月水不通，"月水不通无子者，由风寒客于经血，夫血得温则宣流，得寒则凝结，故月水不通"（《诸病源候论》）。痛经是每月经期或前或后出现小腹或腰痛，甚至剧痛难忍，血滞瘀积，或挟痰气，食积寒冷，均引起疼痛。子宫发育不良，亦常有痛经现象，"子脏冷无子者，由将摄失宜，饮食不节，乘风取冷，或劳伤过度，致风冷乘其经血，结于子脏，子脏则冷，故无子"（《诸病源候论》）。此种病症，常是平时不善调养，过食生冷，经期游泳，夏日过贪凉，致令寒凉侵袭，月经每多延期，下腹不暖，妇女身无其他病变，亦难受孕，这在不孕妇女中，不在少数，它如月经少而不规则的肥盛妇女，或毛发呈男性分布，亦可致不孕。

从脉诊中亦可辨别无子的证候。《诸病源候论》：“诊其脉右手关后尺中脉浮为阳，阳脉绝无子也。又脉微涩，中年得此，为绝产也，少阴脉为浮紧则绝产，恶寒，脉尺寸俱微弱，则绝嗣不产也。”浮为元气衰，微为阳弱，涩缘血少，紧则为寒，弱为精血不足，总的说来，妇女出现这些脉象，无疑是身体衰弱，气血空虚，补养身体乃当务之急，急欲生子，自然会劳而无功。所以论中谓无子或绝产，不可不知。

从望诊中亦见到无子体征，妇人之性疾患，原因多起于冷，其变化必见于舌面。舌苔带白色，现龟甲形者，或舌面如极细粟粒而凹凸不平，且无光泽者，必为生殖器疾患，或性缺陷之妇人，是必经血不调，其色具呈暗赤色者也。

舌面常滑而呈美丽之红色有光泽者，为女人生殖器官完全发育之证据，是必经血极顺，色呈鲜润之红色者也。

祖国医学对男女性不孕不育的治法，除在男女双方的身体健康上着眼外，同时还须在性交时机、条件上有所选择，苟能优生优育，提高中华民族人口素质，为子孙万代都能有健康体魄。

从宋骆龙者《内经拾遗》明人增补（种子论）中叙述说：“男女媾精，万物化生，则偏阴不生，偏阳不长，理有必然者也。夫妇交媾而不适其会，则亦偏阴偏阳之谓也，幸拜名师有秘授：一曰择地，二曰养神，三曰乘时，四曰投虚，地则母之血也，神则父之精也，时则精血交感之会也，虚则去旧生新之初也。师曰母不受胎者，气威血衰之故也，衰出伤于寒热，感于七情，气凝血滞，营卫不和，以致经水前后多少，谓之阴失其道，何以能受。父不种子，气盛精弱故也，弱由过于色欲，伤乎五脏，脏皆有精而藏于肾，肾精既弱，譬之射者力微，矢枉不能中的，谓阳失其道，何以能种。

故腴地不受瘠种，而大粒亦不长硗地，调精养精之道所宜讲也。诚精血盛矣，又必待时而动，乘虚而入，如月经一来即记其时，算至三十时辰（六十小时，应在经净后才合适），秽血涤净，新血初萌，虚之时也，乘而投之。如恐情窦不开，阴阳皆驰，则有奇砭纳之户内（按奇砭无传；另有指有节奏的按压女之阴蒂亦成），以动其欲，庶子宫开，两情美，真元媾和，如鱼得水，虽素不孕者亦孕矣。”这段论述说明青壮年夫妇需生育子女者，双方都应该具备健康身体，如有影响孕育的情况，积极治疗是非常必要的。只要女性月经准，无气血偏甚偏衰，则气血流畅，既为受孕准备了良好条件；男性节制性欲，养精蓄锐，肾之精气充足，再选择适当时机，经净后便可一发即中。**《褚氏遗书》**中指出：“经止后两足日（四十八小时），则女体虚而浊气净，再男子得养月余，使阳盛于阴，可成男胎。”“如能在天候上注意选择，生活饮食上留心，遇疾风、暴雨，或醉饱，或服春药而受胎者多夭。必待天气晴朗，日暖风和，明星亮月，而受胎生子多聪俊；倘时令不正，或雾迷气怒而受胎者多愚钝；或雷电之后而受胎者，定生怪状之物。”求子心切，急欲成孕，想生健壮孩子，则不可不慎重趋避之。再有两性生殖器官，常宜注重清洁卫生，性交前后清洗很必要，但极待受孕之夫妇，性交后起床清洗，有使精液外溢之虞，则女性不妨于次晨再洗。

女性不孕证的原因是复杂的、多方面的，其中有先天性生理缺陷或发育异常，部分是药物无能为力的，至于幼儿型子宫、子宫内膜异位、双子宫等均有治后怀孕验案。后天性病理变化，内分泌失调，如月经失常、崩漏带下、子宫虚冷，过度肥胖或消瘦，或为情窦未开等等原因引起的不孕，下列方药，可供随证选择应用。

新定加味交感丸

《女科要旨》

治妇人不育，月经不调，子宫虚冷最适宜。男方阴痿者共服之亦验。

方剂：菟丝子500g（淘净泥沙酒浸24小时蒸后捣成饼），香附250g（去毛水浸一昼夜炒成老黄色），当归125g（童便浸炒），茯神125g（去木生研）。

方解：本方药味性能平和，各为偏温，适应不孕症的面较广。不孕症的重要因素是母体因素，要使妇女肝脾肾相和而胎息始有望，月经不调、崩漏带下，确为不孕之由。“养心由血生，健脾则气沛，二者胥和，则气畅血行，而调经之要，斯甚至矣。”（**《调经种子论》**）方用菟丝子备水上之气为主药，补肝脾肾，益精髓，养肌强阴，益气力，治男女虚冷，五劳七伤，宣通百脉，温运阳和；以香附子为辅，得茯神而交济心肾，得当归补血，久服利人益气，长须眉；茯神为佐，治心病必用，安神定志补劳乏；当归为使，养心生血，和血调经止痛，治眩晕虚冷，补诸不足。四药相伍，虚者得补，冷者得温，经可调，萎可起，怀孕条件具备矣。

‖调经种子汤‖

《万病验方大全》

补虚活血。治妇女月经差前错后，不能受孕。

方剂：当归3g，川芎3g，山萸肉3g，熟地4.5g，制香附4.5g，酒芍2.5g，茯苓2.5g，丹皮2.5g，延胡2g，陈皮2g，生姜3g。

用法：清水300～400毫升，煎到200～320毫升，经水至日空心服。渣再煎卧时服。一日一剂，服至经止后二至三日，如男方正常，交媾即可成孕。

随证加减：若经水先期者色紫，加黄芩2.5g；若经水过期者色淡加官桂1.5g，干姜1.5g（炒），陈皮1.5g。

方解：妇女经水不调，原因很复杂，不能怡情适志者大半，血虚阴亏，子宫寒冷，均不少见。须详查病情，明了体质，选出恰当治法，男能蓄精，女能适志，庶可无误。本方即四物汤合交感丹加味组成。方选熟地、当归为主药，熟地强心补血，强真阴，益气力；当归补心益血，补诸不足，治血虚和虚冷，通血而调经，佐以川芎行气开郁，通血脉，解结气；香附理气开郁，调胸腹胁肋胀痛和血中之气；合茯苓益心脾，补劳乏，疗风虚五劳，治多怒，使不能怡情适当得以减除。更有丹皮清热凉血，治血中伏火，和肝利包络；延胡理气止痛调经，脾胃气结不散，能下气消食；陈皮理气调中，入脾肺而宣拥，能补泄升降而通滞；生姜通神明，归五脏，去痰下气，散烦闷，开胃气，共为佐使，随先后期而分别加减药味，诚良方也。

温胞饮

《傅青主女科》

治下部寒不孕。

方剂：白术（上炒）、巴戟肉（盐水浸）各30g，党参（炒）、山药（炒）、芡实（炒）、黑杜仲、菟丝子（酒浸炒）各9g，炮附片1g，肉桂（去粗皮）、补骨脂（盐水炒）各6g。

用法：清水煎服，一月可效。

方解：妇女下部寒冷，有如周年积雪之地，草木难生，胞宫寒冷，自难成孕，惟有补心肾之火，俾达春日温和之气，因蕴化育成焉。温胞饮即得化育之妙。方选白术、巴戟为主药，白术主补脾胃，以土为万物之母，生万物而载万物者土也，故首重补之；巴戟入心肝肾，补助元阳则胃气滋长，治宫冷之经不调，二药并用补五劳。党参大补元气，主五劳七伤，虚损羸弱；山药、芡实均补脾肾为辅。杜仲暖子宫，主肾冷，菟丝子治男女虚冷，山药为使，壮阳，共为辅佐。附子入肝肾回阳，补肾命火，散寒，除一切陈寒痼冷之疾；肉桂补元阳，除积冷，治命门火衰，补下焦不足，益火消阴；补骨脂能使心包之火与命门相通，暖丹田，补肾火，治冷劳，逐诸冷痹顽，能暖水脏，阴中生阳，共为佐使，诸药配伍协力，使胞室得温，阳和布护，故一月可能获效。

‖艾附暖宫丸‖

《沈氏尊生书》

通气补血，治子宫虚冷不孕及经水不调行经腹痛，胸膈胀闷，倦怠食减，发热盗汗，腰酸疼，带下。久服多子。

方剂：艾叶90g，香附60g（醋1 000毫升煮一日夜打烂作饼慢火焙干），当归90g，续断45g，吴茱萸、川芎、白芍、黄芪各60g，生地30g，官桂15g（一方无续断、吴茱萸、黄芪、官桂）。

用法：研为细末，醋煮米糊为丸，每服10～15g，食淡醋汤送下。

方解：天寒地冻，草木不生，子宫虚冷，何能成孕。血不足则为子宫致虚冷之由，气不通则为月经不调而痛之因素，胸膈胀闷、肢倦食减，亦气机失畅引起，发热盗汗则属阴虚之症，腰酸疼带下则系挟湿之候，故方下首先提出通气补血，治则明确。方选艾叶、香附为主药，以艾叶生温熟热，温中逐寒，香附为使，能通十二经；香附治一切气，得艾叶则治血气，暖子宫，是气病之总司，妇科之主帅。合四物汤调经与黄芪大补气血虚衰为辅。吴茱萸温中止痛，理气燥湿，温脏寒，除积冷；官桂暖脾胃，通血脉，治腹内诸冷；续断补肝肾，调血脉，治子宫冷共为佐使。醋煮香附，醋糊丸，淡醋汤送下，制用可以宣阳，为丸服之，可使宫暖，达到东风鲜冻，如和煦春光到来，万物孳生，其云久服多子，实暖宫之力也，故丸名暖宫。

‖启宫丸‖

《女科要旨》

妇人经调和，身无他病，亦不成孕，乃身体过于肥胖，脂满子宫而不纳精。

方剂：半夏、苍术（白术亦可）、香附（童便浸炒）各120g，神曲（炒）、茯苓（生研）、陈皮（盐水炒）各60g，川芎（酒炒）90g。

用法：上药研为末，蒸饼为丸，酒下9g，日三服。

方解：本方组成药物，具有行气开郁、祛痰除湿之功用，用于肥盛妇女不孕者颇当。肥人素有痰湿，方中陈皮、半夏、茯苓，即治痰通剂之二陈汤，陈皮理气调中，燥湿化痰，气实痰滞必用，能入脾肺而宣壅；半夏行水湿而荡涤痰浊；茯苓利水湿，湿去则痰消。痰因气滞的，气顺则痰降，又合越鞠丸中之苍术、香附、神曲、川芎发越鞠郁，皆为理气药味，合陈皮则能气畅而郁舒，痰湿与气郁必须得气机之升降自如方能解除，故庞安常说："善治痰者，不治痰而治气，气顺则一身津液亦随气而顺矣。"本方药兼升降，苍术辛烈气雄，固卫强脾，能经人诸经疏，泄阳明之湿，通行散滞；香附理气解郁，调血中快气之药，下气最速，一升一降，故郁散而平。陈皮调中配合药物能补、泻、升、降并通滞，入脾肺而宣壅；川芎行气开郁，活血解结气，调众脉，直达三焦，上行头目，下行血海，为通阴阳气血之使。胃气行于三阳，脾行气于三阴，脾胃既有水谷之气得行；复有半夏行水降痰，茯苓利湿消痰，神曲健脾暖胃，散气化痰，则阴阳脏腑，皆由脾胃升降之气而得通利，肥盛妇女拥滞之痰湿，亦由气行而渐消，脾胃既健，痰湿不易再生，碍孕之因排除，故有久服多男之誉，得勿因此欤。

典型病案：吴某，女，30岁，小学教师，体质肥盛，婚后四年未孕，经信准而量少，余无他病，脉缓而滑，苔白微腻。诊为经量少乃痰湿阻滞，故而不孕。经用加减导痰汤：茯苓、陈皮、半夏、苍术、川芎、制南星、当归、白芍、姜汁十剂后，经量适中，后即受孕育一子，体质健壮。此例可作本方羽翼，并为说明，作为治疗不孕症的又一类型和方法，也不可忽视。

‖育麟珠‖

《景岳全书》

补气血，强肝肾。治妇人身体过于羸瘦，子宫无血而精不聚，经不调，亦不成孕，宜本方。

方剂： 鹿角霜60g，川芎30g（酒炒），白芍60g，白术60g，茯苓60g，人参60g（酒炒），杜仲60g，川椒60g，甘草30g，熟地120g，当归120g，菟丝饼120g。

如经迟腹痛加：肉桂、补骨脂各30g，甚者加吴茱萸15g，如有气郁者加香附60g。

用法：共为细末，炼蜜为小丸，每服6～9g，日2～3次，米饮或无灰酒（白酒）送下。

方解： 本方乃八珍汤加味组成。四君补气，饮食不甘者，能使之饮食倍进，余脏受荫，四物治一切血虚之妇人病，又能调经，合用治气血两虚之体。再加菟丝治虚冷，能宣通百脉，温运阳和，益气力，肥健人，正适用于羸瘦之妇；杜仲治肾冷，暖子宫，鹿角霜、川椒性温，作用于肝脾肾，腹中寒痛、崩漏白浊可止，脾胃得温，五脏有利，宫冷得暖，血足经调，精能聚而孕可成，本方最宜。

‖广嗣丸‖

《女科要旨》

女子情窦不开，阴阳皆驰。奇砭纳之户内以动其欲，庶子宫开，两情美，真元媾合，如鱼得水，虽素不孕者亦孕矣。此法历试历验。

方剂： 沉香、丁香、吴茱萸、官桂、白芨、细辛、蛇床子、木鳖子（去壳用仁炒黄）、杏仁、砂仁各3g。

用法：上药十味，研为细末，炼蜜为丸，如绿豆大，纳入阴户内。

按：“此方即种子论中所谓奇砭纳之户内者。”

方解：此丸为种子方中一外治之法。女子情窦不开，谓少年不懂得情爱，或出现有性感不快，或生殖器官发育不良，或两情无从和合，达不到极度性乐境界，或子宫阴冷所导致，就会形成阴阳皆驰。广嗣丸纳入阴中，最主要作用是改善阴冷条件，使子宫温暖而令子女情热，方可达到真元媾合，大增受孕之机会。方中沉香、丁香均具暖肾之功，沉香去冷气，调一切不调之气，开窍，多功于下部；丁香治心腹冷且痛，暖阴户，舒郁气，开九窍。吴茱萸温胞宫，治脏寒，官桂治腹内诸冷，通九窍，下焦寒湿带浊无不宜，细辛散寒利九窍，通精气，寒入阴经者托使外出，并温肾中之火；蛇床令妇人子脏热，延长动情期，令人有子，散抑郁，助阴气，治宫冷不孕；木鳖子仁、白芨，促进生肌，令人肌滑，增加性快感；杏仁开肺气润肠，开上窍通下窍有功，砂仁补命门，通滞气，治冷气腹痛，引诸药归宿丹田。宫冷不孕者用此方法，庶可广嗣矣。

★‖贯众问荆汤‖

（陈镕时方）

治子宫内膜异位症，本症常与子宫粘连和盆腔炎并存，亦不易受孕。盆腔、子宫内膜异位症，患此之后，病人很少能够受孕。

方剂：贯众炭15g，问荆15～30g，当归12g，白芍10g，川芎10g，制首乌15g，乌梅10g，僵虫10g，淫羊藿15g，半枝莲30g，夏枯草30g，甘草3g。

用法：水煎服，5~10剂，每日一剂，煎服三次。亦用于子宫内膜异位的经期中其他出血症。

饮食欠佳者加：鸡矢藤30g，石菖蒲10g。

方解：贯众炭、问荆二药，常用于妇科出血症的止血剂中，累获良效，选为主药，问荆凉血止血，治倒经（子宫内膜异位）甚效，月经过多、肠痔出血等也适用。辅以四物汤补血、生血、活血，将熟地易以首乌，以首乌有抑肿块增大之作用，借以防止异位宫内膜增宽，并有滋阴补血作用。更佐以乌梅、僵虫蚀恶肉，异位宫内膜无异于恶肉，乌梅又治崩漏及肠风下血，僵虫能散结消瘢，散诸邪血气，羊藿有利于孕育；半枝莲能散血行气通结；夏枯草治下焦湿热，补养血脉。甘草调和诸药并抗炎为使，经多次用于子宫内膜异位的出血症，均获得满意效果，是以认为有消散异位宫内膜之作用。

典型病案：胡某，女，30岁，1986年9月23日初诊；婚后四年余未孕，妇产院检查诊为子宫内膜异位，有米粒般小节，1983年刮宫后一直未孕，现月经正常，但经前乳房胀痛、腰痛，时有头昏呕逆现象，小便多，大便正常，经水初净，脉细弦苔薄白舌质淡红，面色少华。诊为阴血不足（子宫内膜异位结节）。拟贯众问荆汤连服五剂。12月2日家属来转方时相告，米粒般微小细节已消失，并已受孕。

‖当归流浸膏‖

选用当归流浸膏的理论依据：当归历来用于补血活血、调经止痛，治月经不调。**《本草别录》**：“补五脏，生肌肉。”**《药性论》**：“补诸不足。”**《日华子》**：“养新血。”药理研究认为当归对子宫的作用是多方面的，**《现代实用中药》**：“作为温性强壮药，治妇女子宫病，可使血液、血液循环改善，身体温暖，据杨大义、赵慧君两医师报告，长期服用当归，可增进子宫发育，并无其他副作用。”**《中药大辞典》**：“以含5%当归的饲料喂小鼠，可使其子宫组织内脱氧核糖核酸的含量增加，利用葡萄糖的力量也增强，这可能与促进子宫增生有关。”由此当归流浸膏促进子宫发育，在科学研究方面得到证实。

典型病案：李××，女，23岁，因婚后未孕，经妇产医院检查，诊为幼儿型子宫，认为自己不可能孕育子女，悲泣有时日，余得悉其因子宫发育不良，乃建议服用当归流浸膏，每日三次，每次20毫升，先后连服过五瓶，每瓶500毫升，即调其他单位工作，竟已育一个健康孩子。

第三节　男女不育症

“只见娘怀胎，不见娃走路”，这话本是形容旧中国极不重视医药卫生事业的写照，今天正好作不育症的说明，即虽然能受孕，在妊娠期中流产、早产、死胎或产后早夭等。为贪淫纵欲“服春药而受胎者多夭”（《褚氏遗书》）。好饮酒者，子多不育，盖酒性慓悍，大毒乱精而湿热甚也。“惟饮酒多者，最为不宜，盖胎元先天之气，极宜清楚，极宜充实，而酒性淫热，非为乱性，亦且乱精，精为酒乱，则湿热其半，真精其半耳，精不充实，则胎元不固”（《大生要旨》）。亦流产早产之由也。腹中死胎，因于胎气薄弱，出于妇女体质瘦弱，气血虚衰，饮食偏嗜，或喜食有毒性食物，无力养胎载胎；男子精子衰弱，酷嗜烟酒，体质虚羸，在精卵结合后，胎中发育不良，先天即受损伤，出生后难于哺育。流产致不育，易为人知，暗产则人常不觉，求嗣男女，切不可忽，选定良好时机，“初交之后，最宜将息，弗复交接以扰其子宫，盗泄母阴，夺养胎之气。盖淫火一动，则摇撼督脉，胞门亦由之不闭，胎始堕矣。惟一月之胎，人皆不知有孕，但知其不受妊，不知其受而堕也，此名暗产”（《大生要旨》）。

《妇科学》（宋士诚等译）：“最近几年对精液所作的研究很多，发现有异常情形的相当普遍。这样可解释许多男性生育低的情形，并且有理由相信有一些流产，是因为卵子与一个不正常的精子受精的结果。”

最宜在男女双方未孕之前，依靠锻炼和药物，积极弥补缺陷，调理好身体。阳举不坚，精液异常，射精不能及远或射精无力，在前述阳痿治疗方药中，选用得当，可以纠正。自觉严格戒除烟酒嗜好，因烟酒均含有不同毒素，大毒乱精，致胎元先天受损，增多不育条件。要求在“养神”“乘时”“投虚”原则指导下，一次性交之后不再交接以扰子宫，盗泄母阴，夺养胎之气，导致暗产。此乃欲求孕育夫妇切当注意之要点。

‖补肾强精丸方‖

治男子肾精衰少，精液检查异常，女方受胎后流产或早产，或产后早夭者。

本方补肾强精之效力可靠，纠正精液异常，已有多例附案，观察所生育之子女，都很健康聪明。

‖胶艾汤‖

《金匮要略》

增损用之以补血安胎，治妊娠胎动不安或胎漏。

方剂：阿胶10g，陈艾炭10g，当归10g（炒），白芍10g，生地10g（见血者加5g），党参10g，白术10g，黄芩10g（见血者炒炭用），炙甘草3g。

用法：水煎服。热甚者再加黄柏10g，知母10g，卧床休息。

方解：胎漏有孕而复血下，总缘于气虚血虚，胞中有热，下元不固。方中用参术草以补其气，归芍地以补其血，胶艾以其止漏，黄芩以清其热，得气血复而邪热去，下血止而胎得安，自可保无流产之虞了。

‖泰山磐石散‖

《景岳全书》

补气健脾，养血安胎。主习惯性流产。流产多由气血两虚，脏腑多火，血分受热，胎动不安，面色淡白，倦怠乏力，不思饮食。

方剂： 人参3g（亦可用党参9g代），黄芪3g，当归3g，续断3g，黄芩3g，白术6g，川芎2.5g，熟地2.5g，砂仁1.5g，炙甘草1.5g，糯米9g。

用法：水煎服，间隔三五天煎服一剂，服过四个月方保无虞。

加减法：

有热者倍加黄芩酌减砂仁；

胃弱者，加砂仁减黄芩；

先兆性流产（动红者）服胶艾四物汤止血后，亦用本方保胎甚好。

戒恼怒、房欲、酒、醋、辛热食物。

方解： 母体一般正常，方能受孕，但有肥而不足，或瘦而多火之体，加之脾胃本弱，气血不足，导致流产、早产、死胎、死产或生后早夭，虽怀孕多次，不见育成孩子，并非少见。本方预防流产、早产，多次用验，确可保胎孕固若泰山，安若磐石。本方组合壮脾胃之品而使之健，健则载胎有力，脾胃为气血生化之源，气血足始能养胎，达到足月生产而易育。方中参、芪、术、草益气以健脾胃，地、芍、川芎补血养血以益肝肾，人参大补人身元气，当归提高全身代谢，黄芪补诸虚不足，川芎畅血中气，甘草益五脏一切虚损，白术为后天资生要药，加上续断补肝肾、通血脉，糯米益中气、补脾肺，砂仁醒脾胃，黄芩主诸热，合白术安胎显效。全方足使五脏气血均获助益，为胎儿在母腹中发育良好，生产后成长顺利，奠定了良好的基础，诚良方也。

典型病案1： 吴某，女，27岁。婚后四年多，连续流产三次，都在怀孕三个月左右，出现漏胎下血，经治无效而流产。这次停经二月余，产院检查已孕，阴道又有少量血液渗出，前来服中药。脉和缓稍弱右寸滑，苔洁舌质淡红，诊为漏胎（先兆流产），立服胶艾汤五剂，胎漏已止。复诊时再与泰山磐石散，间日服一剂，服十五剂后，改作间二日服一剂，直至怀孕已五月方停药，其中加服过固胎羹九次。达到足月产一男婴十磅体重。1975年怀二胎，又服泰山磐石散，又育一男孩均健康。

病案2：陈某，女，30岁，连续流产二次，均住院保胎，均未保住。本身有风湿关节炎，住院治疗基本就愈，这次停经已孕二月余，身体疲倦，食纳不香，住院保胎已无信心，改服中药，脉滑苔白少舌质淡，主方泰山磐石散每周服三剂，连续服至孕已四月余方停药。其中服过固胎羹三次，足月产一男孩，体壮实。

★‖固胎羹‖

（陈镕时方）

习惯性流产者用之极验。

方剂：老南瓜蒂七个搽去毛，牛鼻镜一个（滚开水烫后，搓去粗皮切碎）。

用法：同煮作羹汤，去南瓜蒂加油盐佐料作羹食之，可连服食3～5个。

方解：足月正产，喻为瓜熟蒂落，流产、早产，是瓜未熟而蒂先落也，老南瓜蒂则是瓜熟而蒂必须以刀撬之始落，借用以治流产，含有深意；牛肉补脾胃，安胎补血，牛鼻镜亦牛体之肉也，补脾胃即可化生气血，加强载胎养胎之力，更挽欲堕之胎，二物煮作羹食，固胎确具奇功。

牛鼻镜：即牛上唇有二个大鼻孔，其间皮肤硬而光滑无毛，称为牛鼻镜。

附：神妙汤（《纲目拾遗》载）：牛鼻煅灰存性，南瓜蒂30g煎汤服。余应用多年之后，始发现已是古有之方，更增强应用信念。

其他保产安胎方药，历代方书记载颇多，不再一一转述。安胎保胎，使孕妇能达正产，育儿即有希望，至于“母儿血型不合”“染色体异常”导致之流产、早产、早夭等不育症，目前尚无成熟经验，只好付诸缺如。

第九章 男女性生活无快感

性生活无快感，男女均可能出现。其原因有如夫妇情感不融洽，甚至破裂；或性器官结合不适当；或一方性情乖张，动作粗鲁，一方勉强应付或拒绝，使精神情绪受到创伤，于行事间使一方产生痛苦或不快感觉，从而发生性欲冷淡。由此发展下去，往往有夫或妻提出对方不能履行夫妻义务而闹家庭纠纷，甚至离异者亦不少见。更有生理或病理因素所导致的性感不快，先天畸形难于纠正，而属于病理因素的一部分，通过治疗，是可以达到身心愉快境界的。

女性性感不快，临床上时有发生。常由于性交引起疼痛或不适，可因阴部不正常，如处女膜撕裂感染、阴道炎、前庭大腺炎及尿道肉阜炎等均是常见的例子。还有因身体纤弱，气血亏虚，或惧怕受孕，或男方阴茎过于粗长，以致畏惧和不愿意，或者为了维持家庭关系而勉为其难，这样的性生活，即不会产生快感。至于妇阴干枯或女阴白斑及肿瘤，会产生局部触痛，会阴斑痕、急性阴道炎，都会在性交时发痛，当然不会有快感。

男性性生活无快感也不少见。如麻痹型阳痿患者，本身就无性要求，纵然女方要求，无论怎样挑逗抚摩引诱，阳不能举，即使能举片刻，亦难终局，并不产生快感，甚至对性生活产生厌倦。有时女方性欲旺盛，男方体质较弱、应接不暇、产生畏惧心理，亦无快感可言。或久病之后，身体很虚弱，明智者畏惧同房，被动地满足女方性要求，亦不定有快感。另如早泄患者，或阳举不坚而临门即泄，也无甚快感，还会引起女方的不快。这些缺陷，大多由于房事过多，或手淫产生之后果。苟能识得养生节欲保健之重要，即不至于出现，纵然发生，能及时配合治疗，亦可恢复性快感。另有双方感情破裂，或对女子感到厌倦，性交时亦无快感，这只有克服精神情绪上的有碍因素，方能身心愉悦。

下面就性感不快应用方药，予以简述。其中女性前阴某些炎症疼痛，可通过妇科方法治疗，肿瘤则需另行处理。男性阳痿早泄的性感不快者，可参阅阳痿早泄方药辨证施治。

★‖河车石马散‖

（陈镕时方）

男女性感不快基本方。性交无快感，或不愿意进行性交，使用激情性中药，改善生理上的不良条件，补偏以救其弊，依据整体情况、病情变化加减。

方剂：紫河车6～12g，石楠叶5～10g，海马3～9g，刺五加6～9g，肉苁蓉6～8g，蛇床子仁2～6g。

用法：上药六味，称5～10剂，各药依法炮制后研为细粉备服。每日二次，每次3～5g，有效即按量续服，服十天后无感觉，可加重服4～8g，随症加药后，服量可按比例酌加，勿过10g总量。女用蜂蜜调吞，男可用酒送下。

女性供选加药物：

如房事疼痛而影响快感者，区别病因选加。虽有疼痛仍有快感者，另按妇科病治疗，这里不赘及。

前庭大腺炎（早期）加：散血草10～15g（抗菌消炎、消肿、活血散瘀），地锦草10～15g（抗菌消炎），五灵脂10g（消瘀止痛，缓解平滑肌痉挛），川牛膝8g（破瘀下行利尿，孕妇忌用），怀山药15g（补脾肺滋肾以强机体），煮汤吞服石马散，如已发现成囊肿者，手术治疗。

子宫内膜异位，侵犯子宫骶骨韧带或子宫直肠陷凹，可出现腰骶部疼痛，直肠胀感及性交疼痛。加五灵脂10g、蒲黄10g、赤芍10g、管仲炭12g、问荆15g煎汤送服石马散。

女性体质羸瘦虚弱（出现阴虚潮热），平时加食淡菜（增进性作用）、海参（治神经衰弱）、怀山药（益脾胃），常炖肉服食，大有助益。

若由于生殖器官不正常，性交困难，如阴道痉挛，处女膜、阴道发育不良等，或女阴肿瘤，先天性畸形，如髋关节内收的位置有骨性粘连等造成的性交障碍；直肠子宫陷凹中有触痛肿块，性交后卵巢疼痛以及卵巢炎变、囊肿，各种女阴炎和各种原因妨碍性交的，又无碍快感者，妇科治疗或外科处理更当。

男性性欲冷淡供选加药物：

麻痹型阳痿加巴戟肉15g、北五味10g、补骨脂12g、蛇床子仁3g为散剂，合入石马散用五加皮酒送下，或按照阳痿治法中的救相汤服20剂。

阳举不坚加补骨脂10g、葫芦巴6g、远志肉3g、山萸肉10g；

腰膝软痛加炒杜仲15g、怀牛膝10g、续断15g。

早泄不得尽兴，影响不快（双方）加服三肉五子酒送下石马散（方见早泄治法中）。

方解：大凡男女任何一方出现性感不快，都与体质羸弱，气血虚衰有关，如内分泌失调（性激素、雌雄性素），或缺少某种激素，情感不协调，生理有缺陷，情志抑郁，心存恐惧，均可为导致不快的原因。方选紫河车为主药，以其含促性腺激素，各种甾体激素（雌酮、雌二醇、雌三醇、雄甾酮等）以加强性感，治气血虚弱，补阴阳两虚、虚劳羸瘦，有返本还元之功。石楠叶、海马为辅，石楠主养肾气，内伤阴衰，月经不调，久服令思男（《别录》），亦可能具类激素作用；海马可延长动情期，有雄激素样作用，暖壮阳道，温通任脉。刺五甲、肉苁蓉为佐，刺五甲能使机体处于“非特异性防御能力状态”，养肾益精，补五劳七伤，五缓虚羸；肉苁蓉促进唾液分泌，增进食欲，大启生化之源，为滋肾补精血之要药；二药均对男女起补益兴奋作用，可使恢复正常功能，蛇床子为使，加强性激素作用，延长动情期，温肾助阳，暖丈夫阳气，助男子壮火，令男子阳强，愈阳痿无子；助女人阴气，散女人抑郁，令子脏热，愈宫冷不孕。诸药配合，不但能增加性快感，方中河车、石楠、苁蓉、蛇床联合作用，对种子亦具良好作用。海马更善堕胎催生，合入方中可致随孕随堕，变相堪作避孕之用。如因惧怕怀孕而致性感不快者，此散更当应用勿恐。

第十章

男女性器官杂症

男女进行性活动，是与性器官密切相关的，男性阴茎往往有大小长短的不同，女性阴道亦有浅深弛张的差异，结合适度，则两情和美，终身情感交融，太过或不及，均非理想，甚至情感破裂者有之。在房帏中两性器官结合恰到好处，双方必然得到性的满足和极度性乐趣，若欲保持性生活的健康到更久，对性器官的各种杂症，有不少医疗方法，兹就管见所及，录此以供参考。

第一节　男子阴茎短小

男子阴茎短小，难于满足对方性的需要及达到极度性乐境界。

‖令男阴长大方①‖

方剂：蜀椒、细辛、肉苁蓉各5～10g。

用法：三味研细末，纳狗胆中，悬所居屋上三十一日，以之磨阴，可长一寸。

方解：外生殖器官短小，与发育有关，局部施行摩擦，有促进血行，助势增长之功。蜀椒通血脉，壮阳，小量可使动物运动亢进；细辛利九窍，主血闭，通精气；苁蓉强阴长肌肉，使阳随阴附。三药得狗胆汁溶其有效成分，溢于胆囊表面，用以摩擦阴茎，增长可望。

令男阴长大方②

方剂：白术21g，柏仁15g，白蔹12g，桂心8g，炮附6g。

用法：五味研为散，食后服3g，每日服二次，10～20天长大。

方解：阴茎是由两个阴茎海绵体肌和一个尿道海绵体肌所构成，当充血时即行增大勃起，这些海锦体发育不充分，就是阴茎短小的主因，也就是医学中说的先天禀赋不足，发育不好。生长肌肉，兴阳强阴之品，不无小补，可图救治。方选白术和中补脾，长肌而使肌力增强；柏仁安五脏，补肾滋阴，益气血，通血脉，温筋通九窍，生肌肉；炮附回阳补火，坚肌骨强阴。诸药配伍，益气滋阴，促进阴茎肌肉增长，元阳命火得以补充而阴强，药简意赅。

令男阴长大方③

方剂：肉苁蓉30g，海藻30g。

用法：上药共用盐漂，研为细末，用以和正月白狗肝汁，涂阴上三度，平旦新汲水洗却，即长三寸，极验。

方解：肉苁蓉强阴长肌肉，为补肾益精血要药；海藻主起男子阴气，含藻胶酸，可以防止血凝障碍，与钠结合的藻胶酸钠，为血液扩容剂，直接促海绵体肌血容量增大，而使阴茎长大；狗肝汁所含的肝素与藻胶酸，防止血凝障碍加强作用，外涂可由皮肤吸收，在局部发挥效益，不无依据。

令男阴长大方④

《本草纲目》

方剂：覆盆子先去黄叶皮蒂取子用1 000g（酒拌蒸一宿），以东流水淘两遍，晒干研末用，炼蜜为丸，每服6g，早晚各服一次，南五加皮酒送下最好。

方解：覆盆含雌性酮、雌二醇、雌三醇等雌激素雌酮，这些均是男子体内主要雌激素。虽然睾丸能合成小量雌二醇和雌酮，但雌激素主要来自雄激素的外因转化，得覆盆补充雌激素，无须雄激素去转化它，自然雄激素在体内保有一定数量，对强壮阴器、健全阳道非常有利，实为补肝肾、益气之具体反映。

第二节　男阴病

1. 阴缩（亡阳虚脱）

亦称阳缩，指前阴内缩，男女皆有此病者，男子阴茎和阴囊睾丸内缩，也有仅见囊缩者，妇女有阴道内缩或乳头内缩，症有轻重不同，多因寒入厥阴所致，症较危重，救治应当及时。内科阴缩辨证中，约有：伤寒直中、瘥后劳复、沉寒固冷、亡阳虚脱等。总属阴寒虚症，症状相似，治法方药则依兼证不同亦有差异，总以温散寒邪，回阳救逆图治。这里仅就房事不节及房事劳复，阴寒内侵，导致阴缩的急救法，简要的录供参与。

食盐热熨法

用法：食盐250g，炒热布包熨脐下气海取暖。（**《方脉正宗》**）

方解：食盐“止心腹杂痛”，能暖水脏、定痛，炒热熨乃寒者热之之义，气海主治一切气疾、阴症痼冷、诸虚等，温热气内达，阴寒得解，使阳不外脱而得救也。

或大吐大下之后，四肢厥冷，不省人事，或与女子交合，小腹紧痛，外肾搐缩，冷汗出，厥逆，须臾不救。

葱白热熨法

用法：葱白适量，炒热，熨脐下，后以葱白莲须三七茎捣烂，用酒五升煮取二升，分三次灌之，阳气即回。（**《华佗危病方》**）

方解：大吐下后出现阳脱之症，葱白能通上下阳气，止大人阳脱，阴寒腹痛，阳通厥回而阳不脱，亦系借热力以胜寒守阳之功，脐下气海、关元、中极三穴，均主下元虚寒痼冷，得葱热熨并内服，自属救良法。

2. 缩阳

与女交合，小腹紧痛，出现阴缩，冷汗厥逆，亦属阳脱危症，即选上述任何一法急救之，迟则难救，以能尽快觅得盐或葱为原则施救，方保无虞。

火药内服吐泻法

方剂：火药（子弹内的）6g。（**《董氏集验方》**）

用法：研碎，滚水冲服，用热酒更妙，如有得吐泻即回生，若不用此猛烈之药，决无生理，勿以危险而勿之。但碎火药务须轻且慢，以免爆发燃烧。

按：火药，其主要成分有火硝硫黄和炭。子弹中的火药较纯净点更实用。

方解：火药的成分，乃火硝、硫黄、木炭（一硝二黄三两炭），按一定比例配制而成，**《辞典》**谓“辟湿气温疫”，药中火硝破坚散结、利尿、泻下、解毒，治心腹疼痛；硫黄壮阳，补命门不足，治阴毒伤寒，阳气暴绝；木炭辟邪恶鬼气，入肠具吸着病邪作用，得吐泻回生者，消化道运气已得通畅，已接受药力之验症。温热之气达，阴寒之毒可解，阴缩当可恢复矣。

男女交合后或外感风寒，或内食生冷等物，以致肚腹疼痛，男子肾囊内缩，女子乳头内缩，或手足挛曲紫黑，甚则牙紧气绝，谓之阴症伤寒，为病邪直中阴经之虚寒症，又因男女交合而发病，故又名挟色伤寒。

土砖热熨法

方剂：砖一块，烧红，隔布数层，在肚腹上熨之。

方解：土砖乃黏土烧制而成，主要含硅酸及多种氧化物质，烧红布包熨腹，乃本“寒者热之”的治则为指导的，腹部中线为任脉，脐下关元气海处，熨之更当，使热气透入，寒散而痛止，内缩部自能伸展也。

阴毛散法

男女交合后，阳物缩入，绞痛欲死者，急取本妇阴毛烧灰水调服，并取洗阴户水饮之，此急救良方，不可嫌秽自误，以速为妙，迟则不能救矣。（**《中国医学大辞典》**）

方解：男女交合，使男子肾之精血伤泄，**《经云》**谓“诸寒收引，皆属于肾”，阳物缩入，是寒入肾之脉络，“寒客脉外则血少，客于脉中，则气不通”，不通则瘀，故而绞痛欲死。人身毛发皆为血之余，阴毛亦血之余也。**《本经》**谓血余“主五癃，关格不通，大人痓”，**《中国医学大辞典》**中，阴毛“主五淋，阴阳易病”，本方用阴毛灰等于血余炭，通关行瘀，由于新发病，用药及时，使气血通而痛可止，饮洗阴水者，以阴济阴，物类相感，阴极而阳生，为之一助，阳缩得伸矣。

纹银活鸡包脐法

方剂：挟色伤寒，囊缩或乳头缩，取纹银一块，捶扁烧红，如病人未绝气，只烧滚热，放在脐上，再用活鸡一只，连毛破开去肠杂，包于银上，用布缚住，以手按紧即愈。（**《证治秘要》**）

方解：纹银（大银锭）烧红即加热，增高热度，放脐上，脐为神阙穴，主治百病。囊缩、乳头缩，为厥阴寒象，寒者温之，又以活鸡剖腹立用，盖以鸡身恒温为42℃包于银上，可保温度维持更长时间，正有利于囊缩乳头缩缓解，甚至恢复原状。

‖阴缩囊缩正阳散‖

《证治准绳》

大小便俱通，地道不塞，不渴不饮，邪不在里，宜温之炙之，里外相接，以复阳气。

方剂：附子30g（炮去皮脐），皂荚30g（酥炙去皮弦），炮姜8g，炙甘草8g，麝香3g。

用法：共为细末，每服6g，白汤调，温服。

方解：本方选附子回阳，补肾命之火，治一切沉寒痼冷，治风利窍，疗腹满囊缩，皂荚祛风通关窍，通利二便；炮姜回阳温中，逐寒通气，治心腹冷痛，腰肾中疼冷；炙甘草补一切虚损，和中缓急，通九窍，利百脉；麝香开窍通络，治心腹暴痛，能化阴通腠理。诸药合用，能达到里外相接以复阳气，而阳缩乳头缩囊缩均可就愈。

3. 阴头生疮

阴头生疮，在古医籍中记载，名目繁多，有精疮、阴蚀疮、耻疮、疳疮、下疳等等。现代医籍中之梅毒，发于阴茎、龟头、包皮、女子大小阴唇、阴道等处，亦称下疳。旧称花柳病，包括梅毒，主要由性交传播。梅毒可由孕妇传给胎儿（称先天性梅毒）。下疳有两种，一是硬下疳，梅毒螺旋体感染后三周左右，在外生殖器部位发生豆粒大硬结，不痛不破溃；二为软下疳，初起小疮，渐即破溃，此乃性交感染软下疳链杆菌而发生的性病，外生殖器上出现黄豆大小的多数性溃疡，触之柔软，伴有剧痛。下述外治内服诸法，下疳溃疡，可供选用，梅毒内服方亦系多年临床应用有效方剂，一并简介。

下疳阴疮方

《邵真人方》

方剂：炉甘石30g（火煅醋淬五次），儿茶8g。

用法：共研细末，香油调敷，立愈。

方解：炉甘石煅后成为氧化锌，能防腐生肌，收湿敛疮除烂，治下疳；儿茶生肌定痛，抑菌消炎，治湿疮，除阴疳；麻油润皮肤，疗阴疮。三药合用，下疳阴疮，确能对症。

阴头生疮方

用法：女人月经布（烧灰候冷）麻油调敷，百发百中，或加少许冰片，更妙。

方解：布为棉花纺织而成，棉灰止血，治金疮出血，烧灰古已用之，月经布已有妇女血渍，感妇女阴气较重，烧灰麻油调敷，润皮肤，疗阴疮，当可生效。

下部疳疮方

《万病验方大全》

用法：先用甘草、银花、葱头煎汤洗净患处。用生橄榄核一个（无则用盐橄榄煮净盐味亦可）烧存性，上梅片0.3g，共为细末，麻油调涂，虽臭不堪，敷之即愈。

方解：本方以**《乾坤生意》**“治下部疳疮，橄榄核烧存性研末油调敷”方发展而来。方先用洗法，甘草抗炎解毒，治痈疽疮疡，洗阴下湿痒；银花抗多种细菌，清热解毒，洗疳疮，治杨梅疮毒；葱头抑菌解毒治痈肿，洗后先得抗炎解毒，又能洁净疮面，便于调敷。橄榄核烧灰敷疮疽，加梅片抑菌消炎防腐，治下疳热结于血者，能散痈利结开闭，生肌止痛，麻油解毒生肌，润肤疗阴疮，各药配得宜，各显其能，治愈是可期的。

‖妒精下疳方‖

《洪遇夷坚志》

方剂：大诃子烧灰为末，入麝香少许研匀后，外敷之。

用法：用米泔水洗后擦之，或用荆芥、黄柏、甘草、马鞭草、葱白，煎汤洗净疮面亦可，然后擦或敷之。昔方士周守真医唐靖茎烂一二寸，用此取效。

方解：方用大诃子抗菌收敛，和麝香抗菌消炎，除一切恶疮肿痛，蚀一切痈疮脓肿，对于久患下疳，颇有意义。更重要的是先用洗法，米泔水清热凉血，下方中荆芥祛风理阴阳毒，消疮肿，为疮家要药；黄柏、马鞭草均能杀灭钩端螺旋体，梅毒螺旋体当不例外，功用清热解毒、消炎止痛，黄柏抗菌杀疳虫，**《补肘后方》**用洗男子阴疮损烂，马鞭草杀虫洗疳疮，治男子阴肿、下部疳疮；甘草解毒抗炎，长肌肉，洗阴下湿痒疮痈溃疡，葱白解毒抑菌，煎水洗治痈肿。宋代即用本方，与近年药理实验者多吻合，古人经验，诚可贵也，梅毒下疳多为螺旋体传染，洗药是否足以杀之，虽未见报道，其理似有可通。

‖阴头肿痛方‖

《千金翼方》

方剂：鳖甲一枚，烧焦末之，以鸡子白和敷之。百药不效者，用此如神。

方解：阴头肿痛，多由感染或热毒结聚而形成，鳖甲养阴清热，软坚散结，消疮肿阴蚀恶肉，**《纲目》**“治丈夫阴疮，敛溃痈”。鸡子白清热解毒、消炎止痛，消疮肿，防止化脓，痈肿初起，用之疗效更佳，如已溃破用之，亦可收到良效。

玉茎疮溃方

《朱震亨方》

用法：五倍子研末，丝瓜连子捣汁包敷，虽腐不堪者亦效。

方解：五倍子含大量鞣酸，具收敛作用，“皮肤黏膜溃疡，接触鞣酸后，其组织蛋白质即被凝固，造成一层被膜而呈收敛作用”，又能抑制多种细菌、祛风除湿杀虫；丝瓜凉血解毒杀虫，治男子一切恶疮、痈疽疮肿，炎肿溃烂，形成被膜后，分泌物或出血自然减少，逐渐就愈。

银青散

（验方）

治男子阴头生疮、腐烂疼痛，女子阴户两旁生疮、湿烂肿痛发痒。

方剂：白螺蛳壳（取墙头上白色者佳，去净泥，火烧存性取净末）30g，橄榄核（火煅存性，研取净末）6g，寒水石（另研极细，取净末）6g，顶上梅片（另研极细，取净末）3g，共研匀，以磁瓶盛贮，勿使出气，临用时以麻油调擦，湿处干掺，神效无比。

方解：银青散系由两个古方化裁而来。一是**《圣惠方》**治杨梅疮烂，用螺蛳壳、辰砂、片脑末擦；二是**《奇效良方》**银粉散，即螺蛳壳、轻粉，治下疳阴头生疮，此合前两方去辰砂、轻粉，加橄榄核、寒水石组成，变有毒方为无毒药。白螺蛳壳散结止痛敛疮，治下疳诸疮烂湿不收，橄榄核烧灰治疰疳，寒水石清热降火消肿，治心肾湿热，梅片抑菌防腐，消炎生肌止痛，治下疳热结，减去辰砂、轻粉两种含汞药物，加两味治疳妙品，乃善用古方化裁之验方也。干处油调擦，湿处干掺，亦具随症用药之妙法也。

淡麻椒汤（双红汤）

《民间验方》

治梅毒传染，已发硬下疳，或全身皮疹，早期梅毒。先天性梅毒亦有效。

方剂：红活麻根120g（洗净泥沙），大红袍花椒（拣净杂质去闭口者）60g，五花肉500g。

用法：用砂锅炖，勿用盐，频频饮汁和吃肉，或加红糖。

方解：红活麻活血止痛，治风毒痒疹，风湿关节痛；大红袍花椒燥湿除风邪，杀虫鱼毒，治血吸虫、丝虫病均效，肥猪肉滋阴润燥，润肌肤，补虚竭，可以扶正，频频饮汁，使药力持续增加，自是取效之由。梅毒螺旋体在血中生存与血吸虫、丝虫病无异，单用花椒即可发挥疗效。活麻借治梅毒性关节炎、皮疹，猪肉养阴扶正祛邪故而收效。解放初期（50年代）治康氏反应阳性患者数例，均效，个别观察至今，未见复发，证明有效。

病案：陈××，18岁，1957年入学时体检复查，发现康氏反应是阳性，未准入学，因系本乡邻里，熟知乃父常入花柳之场，先天性梅毒无疑，求诊于余，当即予淡麻椒汤饮服，每周一次，连服五次，患者平时关节常痛，结膜反复发炎，服药后均消失，自身无不适感觉，数年后结婚，至今未见复发，并连续育三子，都很健康，足证先天性梅毒已获全愈。

梅毒断根神效方

《万病验万大全》

梅毒初发是生疳疮，继则发横痃，再进一步出现皮疹，形状多样，破烂翻花、成斑、后期结毒，均可应用，总宜清血解毒。

方剂：土苓500g，银花21g，皂刺21g，蝉蜕21g，僵蚕21g，白杏仁7粒。

用法：水若干煎存一半，限一日当茶服尽，戒茶避风静居，越一二日再服一剂，七剂全愈，永不再发。

方解：本方以土茯苓为主，**《本草正义》**有言，（土苓）“渗利下导，专治杨梅毒疮，深入百络，关节疼痛，甚至腐烂，又治毒火上行，咽喉痛溃一切恶疮”，历代治梅毒医方均用。银花抗菌杀钩端，清热解毒，善于化毒（包括梅毒）；皂刺搜风拔毒、败毒、攻毒、杀虫，治恶疮，直达病所；蝉蜕、僵虫祛风解痉，疗风疮瘾疹瘙痒，疗疮肿毒；杏仁去冷热毒，治痔虫，有效成分杏仁苷治疮杀虫。诸药配伍，杀灭螺旋体，排出毒素，修复人体各种病态反应，使恢复正常，就是除根的依据。

据**《中药大辞典》**载临床观察报道，“以土茯苓为主，加配银花、甘草；或配苍耳子、白藓皮、甘草，或配忍冬藤，蒲公英、马齿苋、甘草，治疗现症梅毒或隐性梅毒疗效均不错”，诸如上述配方诸药，似可按患者症情变化，酌情适当选加。

杨梅结毒忍冬汤

《外科十法》

结毒常发于梅毒后期，发无定处，侵犯皮肤，结毒逐渐肿起，小如豌豆，大如胡桃，皮色变褐，溃后腐臭，难于收口；或头部巅顶，头痛眼胀，渐至头顶塌陷；发于鼻部，鼻塌唇缺，硬腭穿孔，与鼻腔相通；发于关节，则筋骨疼痛，日轻夜重，可损伤筋骨等。

方剂：土茯苓120g，银花30g，黑豆60g，甘草6g。

用法：水煎服，每日一剂，须尽饮。

方解：梅毒三期，多发结毒，牵涉身体多方面。此方主用土茯苓，认为是历代医方治梅毒要药，银花治钩端抑菌，善于化毒，黑豆治血利水，解百毒，和甘草煮汁服，去一切热毒气，补肾气内伤，甘草又解毒通九窍，利百脉，补一切虚损，黑豆甘草合治男女阴肿湿痒等。扶正祛邪法俱备，每日一剂，连服至病愈为止，结合外治，当会收效满意。

4. 阴汗臊臭冷痒

阴汗乃外生殖器及其附近局部多汗，前阴冷而喜热，臊臭或瘙痒，多由下焦湿热引起。阴冷指男子前阴包括阴茎阴囊，自觉寒冷，命门火衰，或寒气凝滞于肾（脉沉迟或芤）或下焦湿热（脉弦）所致。阴囊瘙痒，有湿热蕴结（发病急脉弦滑数）、阴虚血燥（发病缓慢脉细数）、下焦寒湿（脉沉缓无力）之不同，脉症可以别之。凡因湿热下注、蕴结，以及肝经湿热之阴汗、阴冷、囊痒，悉用龙胆泻肝汤加减；命门火衰，金匮肾气丸加减，十补丸、吴茱萸汤加减均可；阴虚血燥，六味地黄汤加减；下焦寒湿，寒气凝滞于肾，五积散加减。辨症处方，按内科疾病施治，简要内外治法，下列方药，可供随症参考。

‖龙胆泻肝汤‖

《东垣方》

治阴部湿痒及臊臭。

方剂：柴胡3g，泽泻3g，车前子1.5g，木通1.5g，归尾1g，龙胆草1g，生地1g。

用法：加水300毫升，煎至100毫升，空腹稍热服，更以美食压之。

方解：《成方切用》云“此病因饮酒，风湿热舍于下焦为病，厥阴肝脉络阴器，柴胡入肝为引，泽泻、车前、木通利小便亦除臊气，所谓在下者因而竭之，生地、龙胆苦寒以泻湿热，肝主血，当归以滋肝血之不足也”。

‖柴胡胜湿汤‖

《东垣方》

治两外肾冷，两髀枢阴汗，前阴痿弱，阴囊湿痒臊气。

方剂：泽泻5g，升麻5g，生甘草6g，黄柏（酒制）6g，草龙胆3g，羌活3g，柴胡3g，麻黄根3g，汉防己3，茯苓3g，红花1g，五味子20粒。

用法：水三盏煎至一盏，食前稍热服。

忌酒、湿面、房事。

方解：本方所主诸症，若在下部，阳气下陷，则前阴痿弱而肾冷，湿邪下注，又阻遏阳气外达故也，阴汗湿痒臊气，则系湿热注于下焦之候。柴胡、升麻升举下陷之阳，柴胡和解表里，疏肝，宣畅邪气，升麻解百毒，治男子湿热下注，除浮烂恶臭。湿邪为致本症主因，利尿渗湿以苓、泽，除风胜湿以羌活，下焦湿热以胆草除之，防己以泻之，黄柏以清之，当归稍破血下流，兼功湿痹，红花活血消血滞并利水。协升麻除臭秽以解臊气，麻黄根实表气，固虚，止阴汗，泽泻益风虚多汗，龙胆疗风热盗汗，五味滋肾收汗，湿邪去而汗可收矣；甘草通经脉，利血气，养肾气内伤，令人阴不痿，合五味收摄真气，则丹田暖。全方药方对症，能使邪散正复，痒臊随愈无疑。

‖大蒜丸‖

《证治准绳》

治阴汗湿痒。

方剂：大蒜不拘多少，煨剥去皮，研烂，同淡豆豉炒熟，研末收丸，如梧子大，朱砂为衣，每服6g，枣子灯心汤送下。

方解：方中主用大蒜解毒杀菌，除风湿，破冷气，疗疮痒，解水毒为主；淡豆豉除烦解毒，炒热能止盗汗，得蒜则止血为辅；朱砂为衣，解毒通血脉，治肿毒疥癣；大枣补脾和胃，使土旺则能胜湿，灯心利尿除湿热，共为佐使，汗止湿除则痒自止。

‖杜仲茴香丸‖

《本草汇言》

方剂：炒杜仲120g，小茴香60g（侣盐酒浸炒），车前子45g，山萸肉80g（浸炒）。

用法：共为细末，炼蜜为丸，梧桐子大，每早服15g，白汤下。

方解：《本经》以杜仲治小便余沥，阴下湿痒，肾家之湿热为病，小茴香治阴汗湿气，前仁利尿则湿去，枣皮补肝肾，敛汗而除囊湿，助杜仲治尿余沥，配伍后针对性较强，确实有效之良方也。

‖去阴汗方‖

《本草拾遗》

方剂：牡蛎、麻黄根、蛇床子、干姜，共为细粉，扑之。

方解：《伤寒论》中有以温粉扑之以止汗之法，本方师之以止阴汗，牡蛎、麻黄根均止自汗盗汗，蛇床子治阴汗湿疥，干姜燥湿降逆，合研粉扑，治当有验。

‖阴汗湿痒方①‖

（验方）

方剂：炉甘石30g，真蛤粉15g，共为细粉，扑或敷。

方解：炉甘石收湿除烂，治下部疮、皮肤炎症，蛤粉与牡蛎同功，亦止汗，扑之之理同上方，或敷之则药力倍加，效力更大。

‖阴汗湿痒方②‖

《证治准绳》

方剂：蛇床子（酒浸炒）60g，白矾20g，陈酱30g。

用法：煎水淋洗。

方解：蛇床治阴汗湿痒，浴男子阴，去风冷，白矾却水收湿，燥湿解毒杀虫，陈酱杀百药毒清热，祛疠毒瘴气，合用煎水淋洗，能发挥清热除湿止痒之功效。

‖阴下湿痒又痿弱方‖

《张文仲粉散方》

方剂：白粉（即铅粉）、干姜（煅）、牡蛎各20g（又方加麻黄根90g）。

用法：共研细末，欲卧时粉阴下，至起亦粉，粉盛疏布袋中，扑之佳，大验。

方解：白粉杀虫解毒治疥癣，可止痒，干姜燥湿行郁降浊，牡蛎、麻黄根均止汗，扑阴下湿痒，自能应验。

‖阴下湿痒方‖

（验方）

方剂：枯矾、蛇床、黄连各7.5g，三药为散，粉扑之，法同前。

方解：枯矾具却水收湿的收敛作用，蛇床治阴囊湿痒，去阴汗，黄连抗微生物，燥湿解毒，止疮痒，合用自可收效。

‖前阴湿痒椒粉散‖

《士材三书》

方剂：麻黄、蛇床、狗脊、猪苓、川椒、红花、当归、肉桂、轻粉，共为末掺之。

方解：从组成药味来研究本方，前阴湿痒有冷感者最宜，大部分药味属除湿性。麻黄散寒利尿，治皮肤不仁、风疹瘙痒，狗脊燥湿去寒，猪苓大燥除湿，花椒除湿疗阴汗止阴痒，红花行血散血结，当归消炎治一切风、一切血、痈疽疮疡，肉桂通血脉，除积冷，轻粉杀虫攻毒，治风疮瘙痒，以椒粉命散，突出止痒二字，余药除湿散寒利水行血，相互配合，使湿去寒散，血和尿利，邪除痒止，疗效可期。

‖阴下湿痒洗方‖

方剂：马齿苋120g煎水洗。

方解：马齿苋寒滑，能抗菌和抗某些皮肤真菌，清热解毒散血，善解痈肿恶毒湿癣，经云“诸痛痒疮，皆属于火”，此药寒滑，正利于湿热凝滞之阴痒，用之甚当。

第三节　女子阴道松弛

女性因生育、流产、房事过多或扩阴检查次数多，都会使女性阴道肌肉松弛，也就是弹性减弱，这虽不是疾病，也不影响健康和生育，但会导致夫妻间感情的变化，甚至破裂。无论夫妇任何一方发现有非病变的不融洽，切不可粗心大意，听其自然，必须局部施行药物救助，才能收到满意效果的。下面简要方药，可供选择。遵循**《道家养生长寿功法》**演练，亦有很大帮助。

使用下述外用方药，必须将药物严格消毒，然后应用，可免因药物不洁而感染某些疾病。此点非常重要，切当注意。

‖令女玉门小方‖

方剂：硫黄30g，远志肉15g。

用法：研细末，绢袋盛，着玉门中即急（“紧”的意思）。

缝绢袋如大指头粗稍长一点，将药粉装入袋中，用线绳将袋口系紧，绳应留四五寸长悬玉门处，以便取出后行事。

方解：硫黄入人体后，与阴道分泌液结合，变成硫化物刺激局部黏膜，使之兴奋蠕动，又治下元虚冷；远志兴奋子宫，可增加宫缩与肌紧张，刺激黏膜增加阴道液分泌，协助产生硫化物。用药于阴道，使阴道收缩与肌紧张，正是对阴道肌肉松弛的对症疗法。

令女玉门如未嫁之童方

方剂：硫黄15g，蒲黄15g。

用法：三指摄，着于200毫升汤中，洗阴部二十日，即如未嫁之童。

方解：硫黄、蒲黄合用，更能兴奋平滑肌，增强肌肉收缩和紧张作用，以之二十日坚持洗阴，持续吸收药力，达到阴道肌紧张的要求。

玉门宽冷方

《心传方》

方剂：硫黄末，三指撮，纳入200毫升汤中以洗阴，即如十二三岁之女童。

方解：硫黄经汤中变为硫化物，洗阴而作用于阴部而使其兴奋紧张。

女急如童方

《录验方》

方剂：食茱萸（吴茱萸作用更强）80g，牯牛胆1枚，青盐30g（即石盐、誉石、戎盐之别名）。

用法：将茱萸研细，纳牛胆中，又纳青盐着胆中，阴干百日，戏时取入鸡子黄末着阴中而成童女也。

方解：食茱萸药市缺如，改用吴茱萸力较强，治少腹阴寒之病，吴茱萸能兴奋中枢，次碱的分解产物芸香碱有较强的子宫收缩作用；牛胆胆酸含量多，胆酸钠盐具有强大的乳化脂肪效力，为油脂水解时的重要物质，青盐助水脏，益精气，坚肌骨。三药合用，兴奋中枢，收缩子宫，必连及阴道，且胆酸有收敛作用，青盐强渗透阴道壁间，故可发挥急作用。

妇人阴令成童女法

《医心方》

方剂：蛇床子1g，远志肉1g，石胆（即胆矾）1g，枣皮1g，青木香（马兜铃根）1g，细辛1.5g，桂心0.6g。

用法：七味为散，置狗胆中，悬于屋中阴干，六十日药成，捣为末，可丸如枣核大，着妇人阴中，急小而热，不过三日。

方解：方中蛇床助女人阴气，远志长肌肉、兴奋子宫及阴道，石胆为收敛性，利于女子脏寒，枣皮壮元气秘精，兴奋副交感神经，使内脏血管舒张，青木香解毒通滞气，细辛利九窍，有表面麻醉作用约一小时，桂心所含桂皮醛可引起阴道壁血管扩张，宣导百药无所畏，狗胆汁中含胆酸，各药纳胆中，在胆酸六十日的作用下药成，丸如枣核大纳阴中取效，松弛者，兴奋之令其收缩。

令阴急小方

方剂：松上女萝0.3g，青盐0.3g，石硫黄0.3g。

用法：为细末纳阴中，当日而急小甚妙。

方解：女萝即海风藤，可扩张血管，故用于局部使血管扩张血液充盈；青盐益精气，坚肌骨，助水脏维持渗透力；硫黄刺激黏膜，兴奋蠕动，合而用于阴宽阴冷最佳。

妇人阴冷阴宽方

《圣济总录》

方剂：皂荚子仁（浸去黑皮用白肉）、白芨、五倍子、蛇床子、石榴皮、甘松、山柰、石龙骨。

用法：煎浓汤日日熏洗，宽而冷者加石硫黄煎。

方解：方中部分药味所含挥发性物质，在熏的过程中，即发挥有益作用，如蛇床、甘松、山柰、白芨之属，而甘松对平滑肌有抗痉作用和镇静作用，调节收敛紧缩不致过度，皂荚子活血润肠，龙骨生肌收敛，蛇床助阴气令子脏热，有性激素作用，白芨止血生肌，修补血管缺损，令人肌滑，山柰抑真菌消炎，石榴皮、龙骨均止崩漏带下，合用日日熏洗，阴宽自可收敛而无太过不及，是为有用之方。

‖阴宽冷窄小方‖

《华佗神医秘传》

方剂：兔屎15g，干漆15g，鼠头骨煅末二具，雌鸡肝3具。

用法：百日阴干共为细末，丸如小豆大，月初七日交合时，以一丸着阴头徐徐纳之，三日知，十日小，五十日如十五岁之女童。《千金方》改兔屎为菟丝。

方解：阴宽即阴道松弛，张力减弱，属虚症范畴。得改善松弛状态而达到一定紧张度，为事时两阴相摩擦，才可以加速性兴奋，互增快感。着阴头纳之，男增纵情。兔屎治虚劳五痔等虚症又解毒，菟丝治男女虚冷，补肝肾，续绝伤，二者分别用或并用均可，干漆治经闭，降而行血消血，鼠头骨煅末，用于瘘疮汤火伤；鸡肝补肝肾，治贫血胎漏，诸药合方，作用于局部，具补可扶弱之义。肝肾补，绝伤续，疮瘘愈，瘀血行，新血得生，虚弱不足的松弛状态，当可改善，五十日可达治疗效果，是可期的。

‖女人阴宽令急小交接而快方‖

《延龄图》

方剂：石硫黄15g，青木香15g，山萸肉15g，蛇床子15g。

用法：上四药研细末，临交接纳玉门中少许，不得过多，恐撮孔合。

方解：石硫黄通过阴道分泌液产生硫化物，刺激黏膜，使之兴奋蠕动，并治下元虚冷，青木香行气散气通滞，止刺痛，阴急小后交接而免除痛感，山萸兴奋副交感神经，可使内脏血管舒张、膀胱收缩等，壮元气又秘精，蛇床子具性激素作用，令子脏热，助女子阴气，四药直接作用于阴道，生效速而简便易行，确有疗效。

第四节　女阴干枯

女阴干枯，是女阴萎缩病变的一种症候，可引起剧烈的局部疼痛及压痛，瘙痒也很严重。如果尿道口被累及，则发生小便困难。最显著的症状是性交无快感，在其晚期不能性交，病变引及大阴唇内侧、小阴唇、阴蒂区域及舟状窝，少数可蔓延到会阴及肛门周围。

本病发展分为两期，第一期是肥大和增生期，乳头层有显著水肿，所以此层可以增加到正常厚度的四五倍，可以看到角化过度。在早期黑素母细胞及生黑素细胞的色素已经减少，因此所累及的区域出现特殊白色，在此时期最适合治疗，对症用药（阴枯一方）有相当疗效。第二期是萎缩期，表皮三层均被累及，同时生发层的乳头层也都消失，前一期水肿被沉积在真皮内的透明物质所代替。皮内的弹力纤维渐渐消失，同时在真皮内看到血管周围有浆细胞浸润。汗腺、皮脂腺及毛囊全部消失，在此期间的治疗，宜大补气血，兼用含性激素的药物配合，有一定疗效（阴枯二方）。

常服延春元气剂的病例，未见发生本病的例子，可能因随时服药补充了一些激素，又滋阴益血，补精生髓诸药对机体有适当调补有关。

★‖阴枯第一方‖

（陈镕时方）

女阴局部疼痛或压痛，阴部瘙痒严重，性感不快，出现女阴干枯肥大和增生期病变各种症状。

方剂：淫羊藿80g，覆盆子120g，紫河车粉50g，肉苁蓉60g，熟地黄80g，黄芪60g，蛇床子仁20g，南五加皮50g，旱莲草50g，制首乌100g，女贞子50g，苍术50g，赤茯苓60g，管仲炭40g。

用法：上药十四味，各药依法炮制后，研为细末，炼蜜为丸，每丸重3g，每次服二丸，日服三次，暮春夏季初秋，用散剂效好，蜂蜜调吞，切防霉变。

方解：淫羊藿治女子绝阴，促进精液分泌，有催淫作用；覆盆子滋养真阴，固性腺，含女激素雌酮、雌二醇、雌三醇；紫河车益气养血，主女人劳损，含雌性激素、促性腺激素；肉苁蓉催情欲，治女子绝阴、不产、贫血，补冲脉之气；熟地黄滋补真阴，封填骨髓，养血调经，通血脉，增色素，有类激素样作用，补五脏，治诸虚，扩张肾血管；蛇床子助女人阴气，止阴部瘙痒；南五加皮止阴痒，补五劳七伤，补中益精，治腰膝酸重脚弱；旱莲草益阴滋肾，增加黑色素，乌毛发；制首乌补肝肾阴血，强壮神经，增加乌发色素；女贞子养阴补肝肾，用于乌发；苍术含维生素A，减弱角化程度，止皮肤湿痒，止痛；赤茯苓健脾宁心，用于乳头层水肿，利尿消肿；管仲炭抑制子宫内膜增生，应用确有效，此方中用治肥大增生。干枯缘于萎缩，萎缩则因于气血虚衰，内分泌失调或缺乏；局部疼痛及压痛或瘙痒，也缘于阴血亏虚，本方针对病因和症状拟定。选用益气养精血，补虚弱之黄芪、熟地、河车、苁蓉、制首乌、女贞、旱莲等；早期肥大增生水肿用赤茯苓、五加皮、苍术消水肿，阴津匮乏，分泌减少，可用羊藿促分泌亢进，覆盆子滋养肝肾真阴。

★‖阴枯第二方‖

（陈镕时方）

大补气血，阻止萎缩，促进再生长。女阴局部疼痛或压痛，阴部严重瘙痒，性感极度不快，萎缩期症象毕露者。

方剂：东北人参60g，黄芪100g，当归80g，熟地120g，制首乌120g，淫羊藿120g，覆盆子120g，紫河车60g，肉苁蓉80g，怀牛膝60g，北五味30g，枸杞子50g，菟丝子50g，蛇床子30g，苍术45g。

用法：上药十五味，合并熬浓膏加蜂蜜1 000g，收膏约1 200g，每服15g，日服二三次，可以连服数剂。

方解：人参大补元气，补一切气血津液不足，兴奋垂体分泌，有促进性激素样作用，可延长动情期；黄芪补五脏诸虚和肾脏元气，扩张肾血管，有类性激素样作用，可延长动情期；当归补血活血润燥，调经补五脏，生肌肉，镇痛消炎，促进子宫增生，促进动情周期缩短；熟地滋肾强真阴，通血脉，长肌肉，扩张肾血管；制首乌补肝肾阴亏血虚，养血益精血乌发，强壮神经，配牛膝更好；淫羊藿治女子绝阴，促进精液分泌，为性神经强化药，有催淫作用；覆盆子滋养真阴固任脉，安五脏，悦泽肌肤，有雌激素样作用；紫河车益气养血，补气血虚弱羸瘦，补阴之功极重，有返本还元之功，含雌性激素、促性腺激素；肉苁蓉补五劳七伤，增精气，补冲脉之气血，长肌肉，催情欲；怀牛膝补肝肾，利阴气，助十二经脉，益精，强腰膝；北五味生阴中肌，保青春态势，兴奋中枢神经；枸杞子补肾生精和冲脉之气，内含胡萝卜素，可改善角化和干枯；菟丝子滋阴生精益髓，肥健人养肌；蛇床子助女人阴气，止阴部瘙痒，有类似性激素样作用，散女人抑郁；苍术总解六郁，止皮肤湿痒，长肌肉，含维生素A，改善角化。

第十一章
女阴疼痛

妇女阴户疼痛，致病原因有多种，交接违理，性器结合不相适应，阳物过于粗长，为事粗暴，致伤阴户，或房事经受风寒侵袭，或初婚破处女膜而招致，或因被迫婚配，女子抑郁紧张，或因性器官发育不良，早婚阴户偏小而造成等等。下列诸方可适症选用，加以调理，内服外用方剂，各取其宜。

‖妇女伤于丈夫方‖

《华佗神医秘传》

妇人伤于丈夫，其候四肢沉重，嘘吸头痛。

方剂：香豉10g，葱白10g，生地24g，生姜18g，芍药8g，甘草6g。

用法：水1400毫升，煎至500毫升，分三次服，不差重作。忌房事。

方解：妇人感有风寒在体，而丈夫无体恤之意，求一时之欢，以及劫女之阴血，男喜女愁，致成此病。四肢沉重者湿也，嘘吸头痛者风寒也，故方中选用葱、豉发汗散寒，通阳宣郁；芍药、甘草和中缓急止痛散气，活血养血，并起相须作用，有效益彰；生地除痹通血脉，滋阴益血，补救其被劫夺之阴血；生姜散寒行阳而散气，助葱豉发汗，拥于皮肌之湿，可随汗而泄，沉重头痛，亦由此而解矣。

‖小户嫁痛方①‖

《华佗神医秘传》

性交时阴户疼痛，症非少见，多是讳疾，不愿启齿。

方剂：甘草8g，白芍15g，生姜7.5g，桂心2.5g。

用法：以酒400毫升，煮三沸去渣，服尽神效。

方解：本方芍药甘草汤加味。芍草协同缓急止痛，芍药柔肝养血，通顺血脉，止痛散气（赤芍专行血中之滞，适症选用更佳）。生姜行阳散气，疏肝导滞，桂心镇痛引阳气宣通百脉，入厥阴血分，直达阴部，气行血活而痛止。

★‖妇女初交伤痛积日不歇方‖

（陈镕时方）

方剂：甘草15g，白芍15g，生姜15g，桂心7.5g。

用法：水500毫升，煮三沸，一服。

方解：蓬门初开，处女膜破而致伤痛，积日不歇，是愈合迟缓之征。芍草属阴，姜桂为阳，均具止痛作用。芍药养血缓中止痛，通顺血脉，甘草和中缓急镇痛，姜桂行阳散气止痛，其理见上方。本方与上方药味相同，分量略有差异，而用水煎炖服稍有不同，方义无甚差别。

典型病案：吴××，女，24岁，初婚月余，食欲精神欠佳，面无悦色，月经基本正常，白带极少，未言及其他。脉缓而尺稍弱，苔少舌质淡红，正拟方时乃夫对余耳语云："时呼阴痛，拒绝同房。"选拟上方加味，三剂水煎服而愈。两月后其夫因他病来诊，问及之，云早已完全无痛苦，两情已和美矣。

★‖妇人伤于丈夫阴患阴肿疼痛方‖

（陈镕时方）

方剂：桑皮45g，干姜33g，桂心38g，大枣33g。

用法：用酒1 000毫升，煮三沸，服200毫升，勿令汗出当风，亦可用水煎。

方解：阴肿疼痛，初交后发生，不外双方性知识缺乏，男性粗暴，致女阴受损，气血阻滞，或处女膜破裂，而产生痛肿。治以温通血脉，行水消肿止痛，本方功用悉备。主用桑皮行水利尿消肿，桂心镇痛为使，能入厥阴血分，宣通血脉，以厥阴之脉络阴器也。干姜宣诸络脉，扑损瘀血止腹痛为辅佐，大枣益气补脾胃，治妇人脏躁，缓和阴血又缓痛为使，俾能尽快复常损伤部位，以酒煎药者，酒能助药力，行药势，亦很有意义。

‖小户嫁痛方②‖

《范汪方》

方剂：怀牛膝45g，酒500毫升。

用法：煮至350毫升，分三次服。

方解：牛膝扩张周围血管，有止痛作用，所主皆气血壅滞之病。其性专下注，能扩张子宫颈管使松弛、软化，得酒能补肝肾，对小户嫁痛，一药即以蔽之。

附：**《肘后方》**用牛膝全草煮酒“治小便不利，茎中痛欲死，兼治妇女血结腹坠痛”。

按：二方俱出自晋代名医之手，均治下阴病痛，故用之多验。

‖房后阴痛方‖

《易简方》

方剂：地榆15g，煮酒服。

方解：地榆苦寒，清热凉血，收缩血管。**《本草经疏》**：痉而且痛，地榆所专主；**《本经》**：止痛；**《别录》**：补绝伤，煮酒服，亦以酒能助药力，行药势也。

阴户疼痛方①

《万病验方大全》

此受寒也。

方剂：食盐炒热，青布包裹熨之效。

方解：食盐凉血润燥，定痛止痒（**《纲目》**）。炒热熨之，能令气透，盐存在于体内，维持细胞间渗透作用，以达平衡协调而愈疾病也。

阴痛方

《华佗神医秘传》

方剂：防风30g，大戟20g，蕲艾50g。

用法：水2 000毫升，煮至500毫升，温洗阴中，日可三四度，良。

方解：从本方药味功能主治以推测这一阴痛症之发病可能为风寒水湿之伤而然，温洗阴中之法即可明究竟。防风煎剂镇痛，能提高痛阈，祛风胜湿，行经络，止疼痛；大戟扩张末梢血管，作用于局部泄水湿，治水肿，旁治急痛挛痛；蕲艾理气行血，治妇人诸痛，颇具深功，能行血中之气、气中气滞，能散寒，又得防风之助，可使风去寒散，水湿不行，邪去正复而痛止。

阴户疼痛方②

《纲目》

治妇人阴户疼痛、男子阴囊肿痛。

方剂：葱头适量，加乳香捣后敷之极效。

方解：葱头发表通阳解毒，用治阴毒腹痛，以乳香调气活血，定痛，《珍珠囊》谓“定诸经之痛”，有通气化滞之功。

‖阴户疼痛方③‖

《王氏奇方》

方剂：枯矾、甘草等分为末，棉裹纳阴中。

方解：枯矾用治诸血痛，善收湿淫，化瘀浊，有止血定痛之功，甘草抗炎抗变态反应，缓急镇痛，合纳阴中，可降低细胞对刺激的反应性而达止痛目的。

小户嫁痛外用方二则

外洗方①

《华佗神医秘传》

方剂：黄连15g，牛膝10g，甘草10g。

用法：水800毫升，煮取400毫升洗之，日四度。

方解：局部伤痛，外洗局部痛处，乃恰当之疗法。黄连主含小檗碱，有麻醉、镇静、镇痛作用，可治妇人阴中肿痛；甘草镇痛缓急，利血气，降火止痛，能降低细胞对刺激的反应性，而产生抗炎作用；合牛膝通气滞血凝，扩张子宫颈管，使子宫颈充血、松弛、软化，故有止痛作用，煎水外洗，共同发挥止痛作用，其理甚明。

外洗方②

《香祖笔记》

方剂：冬青叶、小麦、甘草等分。

用法：水煎洗。

方解：冬青使伤肿显著减轻，小麦除热散血止痛，疗痛肿损伤，甘草抗炎止痛缓急，合用于本症亦为简便验之良法。

第十二章

女阴寒冷验方单方

阴冷，**《金匮要略》**名“阴寒”。患者自觉前阴寒冷，因下元虚冷，寒气凝结，男子阴冷而阳痿不举；女子阴冷而腹内亦觉冷，多影响生育，治宜温肾散寒。女人阴寒，身体肥胖者，多属湿痰下注，宜燥湿导痰；有阴中瘙痒，带下绵绵者，属寒湿，下列诸方，简便易行，可供随症选用。

①母丁香末，纱囊盛如指大，纳入阴中病即已。(**《普济方》**)

方解：母丁香乃丁香结实，于将成熟时采取晒干者，性味辛温，能温中散寒，治妇人阴冷，研细末，入指大纱囊内，纱质薄稀疏，纳阴中后易为阴道分泌物溶解，其性能使之不断发挥温热作用而止病已。

②醋煮开以和热灰，布包频频熨之。(**《千金方》**)

方解：醋性味酸温，入肝经，肝脉络阴器，阴冷则寒之结也。醋经煮制后，可宣阳破结气，可平肝，热灰乃火之余烬，利用其热度频熨，此寒者热之之正治法也。

③干姜、牡蛎各30g研粉，火酒调稠，擦两手上揉两乳。(**《鬼遗方》**)

方解：干姜火热，治腰肾中疼冷，去脏腑沉寒，发诸经之寒气，牡蛎敛阴潜阳，和干姜为粉去阴汗，乳头属厥阴，厥阴之脉络阴器，火酒善行药势，推进二药发挥治阴冷作用，当属有效。

④五味子12g为末，浆水和丸如豆大，频纳阴中取效。(**《近效方》**)

方解：五味子性温，可兴奋中枢神经系统，并有强壮作用，**《日华子》**谓“暖水”，**《别录》**谓“收摄则真气归元而丹田暖”。浆水甘酸微温，宣和强力，调理脏腑，以之和丸，更有助益，直接用于阴道以疗阴冷，自可取效。

⑤川椒、吴茱萸为末，炼蜜和丸弹子大，绵囊纳阴中。

方解：吴茱萸、川椒味辛性温，合治脏腑寒冷，吴茱萸兴奋中枢，开郁化滞，花椒纯阳之物，补肾命火，以蜂蜜为丸，解毒润燥，椒萸均有小毒，使其成功而不及于乱，诚良法也。

⑥车前子末饮服3g，日二服。（**《千金方》**）

方解：车前子主虚劳，入肝肾，壮阳，有泄水之功，通肾气，为肝肾膀胱之要药，畅郁和阳，阴冷缘于水湿郁结，阻遏阳和之气而致者，用之甚宜。

第十三章

女人阴脱、阴挺、子宫脱垂

妇人阴脱或阴挺，相当于现代医学的阴道壁膨出、阴道脱垂、子宫脱出等症。祖国医学中还有阴下脱、阴菌、阴痔、阴痔、阴茄（茄子疾）、子肠不收等名称，现在大多统称为子宫脱垂。此证主要是妇女阴部有物下坠或挺出阴道口外的症状，起病原因有气虚下陷、子脏虚冷、冲任虚损、带脉失约，不能收摄，或因难产、临产或新产后用力过度，损伤胞络，或举重、房劳所致，其症可有下腹自觉坠重，腰部酸胀，心悸气短神倦，白带较多或冷，脉浮而虚等。亦有因湿热下注而引起者，可见外阴部肿痛，黄水淋漓，小便灼热疼痛，心烦自汗，口苦而干，脉滑数等。总之子宫脱垂，以法使之收上，回归原位为治疗目的。属虚症者，外用小方促其收上，配合内服补中益气汤，才会求得巩固；属湿热者，龙胆泻肝汤加减，并配外用法，可图其效。下述诸方，简便有效，可适症选用，暂分内服、外用，或内外并用诸法来记述，提供选择。

第一节　内服方

‖妇人阴痒阴脱方‖

《千金翼方》

方剂：矾石烧研，空腹酒服1g，日服三次。

方解：矾石烧研，即为枯矾，治子宫脱垂，正以其具酸而收之的功力，而所以取效，矾能却水收湿，阴湿痒亦能显效。

‖阴脱脱肛方‖

《凉山地区民间验方》

方剂：芦子15～24g，槟榔6～9g。

用法：煎水服2～3剂，即效，脱肛者炖肉吃更好。

方解：芦子辛温，槟榔辛温涩，对子宫虚冷而脱垂者效更好。芦子温经活络，行气利湿，解毒止痛，槟榔能增加肠蠕动，脱垂者涩可使之收缩又能宣利五脏六腑之壅滞，用之炖肉，扶正祛邪备矣，故见奇效。

第二节 外用方

‖阴脱方①‖

《广济方》

方剂：白芨、川乌炮等分为末，绢裹3g，纳阴中入三寸，腹内热即止。明晨仍须更用，以止为度。

方解：白芨、川乌性原相反，合而外用于阴脱，相反而相成，白芨苦辛凉，**《本经》**用治“贼风弛缓不收”，宫脱不收，亦弛缓义也，而质极黏腻，性极收涩，选入方中发挥收涩之力；**《中药大辞典》**记载白芨药理作用为“能使子宫附属韧带，阴道，子宫及十二指肠兴奋”，兴奋则蠕动之力增强，而收涩之力更易发挥；川乌辛大热，性轻疏散外邪为其本性，散风邪诸积冷毒，一凉一热，一收一散，古人之方在今天药理研究中得到证实，体现祖国医学宝库的一斑。

‖阴脱方②‖

《易简方》

方剂： 桂心、吴茱萸各30g，青盐60g，熬令色变，研末，棉裹如指大，纳阴中，日再易。

方解： 桂萸大辛大温，青盐咸寒，寒温重量相等，桂心引起血管扩张，温经通血脉，入厥阴血分，血行通畅，局部受益，茱萸兴奋中枢，开郁化滞，治脏寒，诸冷实消；青盐补肾益气，功专走血，除五脏症结，属虚寒者得温可散可收，青盐咸寒能入血除热，不致辛温太过，使寒温协调，而更好发挥治疗作用。

‖产后阴下脱方‖

《千金方》

方剂： 蛇床子一升（150g），布裹炙熨之，亦可治产后阴中痛。

方解： 见下述蛇床子之性能功能，兹不另及，**《本经》** 早已提出“主妇人阴中肿痛，千金方故用之也”。

‖蛇床子洗方‖

《僧深集方》

治妇人子脏挺出。

方剂： 蛇床子一升（150g），乌梅14个。

用法：水五升煎煮二升半，日洗5～10次。

方解： 本方治体虚而兼有寒湿导致之阴挺，尤为恰当。蛇床子苦辛温，温能散寒，苦以燥湿，**《本草经疏》** 谓“能除妇人男子一切虚寒湿所生之病”，又谓“湿气侵于经络，则筋脉弛纵”，阴挺之症出矣。肝主筋，乌梅酸入肝而养筋，肝得所养而筋柔，血得酸即敛，得苦则涩，子肠脱出得敛涩而复原有据矣。

‖阴挺方①‖

方剂： 蜀椒、乌梅、白芨各15g，研为细末，以3g棉裹纳阴中，入三寸，腹中热，明旦更作，差止。

方解： 蜀椒大热，除风寒湿痹，通血脉，除六腑寒冷，祛邪为主；乌梅酸涩收敛，养肝柔筋，入子肠则涩，下脱皆治；白芨亦涩而收，和柔滋养，与正气相调，邪气去，正气调，挺出收敛而愈。

‖阴挺方②‖

《万病验方大全》

方剂： 鲫鱼生煎炼油擦疗之极效，或用鲫鱼胆擦之亦效。

方解： 鲫鱼和五脏，通血脉，主诸疮，炼油擦之，可达到补而润滑，促进收缩顺利；鲫鱼胆汁涂阴蚀疮，有杀虫止痛功能，阴挺用之，如治疮然。

‖阴挺方③‖

《万病验方大全》

方剂： 槐白皮炒煎水，日洗数次，极效。

方解： 槐白皮苦平，**《药性论》**“煮汁淋阴囊坠肿……，又煎淋男子阴疝卵肿”，**《日华子》**“浸洗妇人产户痒痛”，借用以治阴脱而痒痛者，颇为合适。

‖阴挺方④‖

《万病验方大全》

方剂： 冰片15g，铁粉3g，水调涂。

方解： 冰片辛苦凉，有止痛及温和的防腐作用，能散郁火消肿，治大肠脱（与宫脱同义），铁粉配合作用调敷，能制伏肝郁太盛，多恚怒，本法对于热性型的宫脱是很合适的。

阴茄方①

《万病验方大全》

方剂：白果嚼融敷之，极效。

方解：白果性涩而收，益肺气，对阴脱实为对症之品，惟“捣碎为贴布剂，有发泡作用”（《现代实用中药》），白果酸为有毒成分，以口嚼融外敷极效，在嚼融过程中，唾液的碱性成分与白果酸中和而制其发泡，又达到极效之结果。

阴茄方②

《万病验方大全》

方剂：芝麻嚼烂敷之大效。

方解：方用芝麻，未明是种子或全草，据药理实验，全草水提取物，对豚鼠子宫有兴奋作用，用芝麻全草嚼敷，符合病变要求，无全草用时以芝麻种子嚼敷。芝麻益气力，疗妇人阴疮，养血舒肝，缓肝润肝，肝脉络阴器，司血海，亦属对症。

阴茄方③

《万病验方大全》

方剂：水仙花头和红糖，捣极融烂敷之，神效无比。

方解：水仙花头粗浸剂，对子宫有强大的兴奋作用，小剂量引起紧张度增加，大剂量可引起强直性收缩，用于子宫脱垂，确属对症良药；红糖能缓肝气，捣敷痈疽，配合应用以缓其急，诚良法也。

阴户生物如茄方①

《万病验方大全》

方剂：乌头烧枯研末，加醋煎热熏洗。

方解：川乌烧枯已去其毒性而存其散外邪的本性，温经破诸积冷毒，能使子宫附属韧带、阴道、子宫兴奋，用醋煎热熏洗，助阴茄之兴奋收缩而至复原，寒性者宜选用。

‖阴户生物如茄方②‖

《镜堂验方》

方剂：冰片末3g，置生蚌内待涎出，用鹅翎蘸敷，神效。

方解：冰片辛凉，加入蚌体内，蚌分泌出的水液为寒凉之性，对热性型阴茄很相宜。

‖女人阴下脱若肠方‖

《千金方》

方剂：先用淡竹根煎汤洗，再用五倍子、白矾掺。

方解：淡竹根煎洗除烦热，五味子敛肺涩肠，白矾酸涩而收，三药合力，治疗热性型宫脱，自无疑义。

《纲目》用淡竹根同竹叶煎汤，洗妇人子宫下脱，是应用淡竹根之发展。

第三节　内服外用方

‖阴脱方③‖

方剂：①外用散剂：皂荚（去皮子炙）、半夏（洗）、大黄、细辛各1.2g，蛇床子1.8g。

用法：各药为散，薄绢袋盛如指大，纳阴中，日二易。

方解：皂荚、半夏、细辛、蛇床均性温而有毒性，使用于局部，各自发挥不同作用。皂荚对局部黏膜有刺激作用，使分泌物增加，疗痈肿便毒；半夏消痈肿，能散结气，小量兴奋子宫；细辛含挥发油表面麻醉，有表面麻醉作用，气热味烈，其疏散之力更大；蛇床有雄性激素作用，助女人阴气，祛风燥湿，治子宫寒冷；配苦寒之大黄泻热毒，入手厥阴血分，下瘀血闭，安和五脏，对病复杂之阴脱，各显其能，排出病邪收功。

②内服散剂：当归、子黄芩、煅牡蛎各60g，芍药45g，刺猬皮30g。

用法：共研为散，酒下3g，日三次，禁举重物。

方解：当归补血活血，生肌肉，兴奋平滑肌，养新血，补一切劳；芍药益气调血敛阴，通脏腑壅气，利膀胱大小肠，止腹中虚痛；牡蛎敛阴涩精，生用补阴，止淋浊白带，为软坚收涩之剂；黄芩能抗炎抗变态反应，除湿热利小肠，子芩治下妙；刺猬皮凉血降气定痛，治阴蚀下血、阴肿痛引腰背者；诸药相互配合，使阴血虚者得补，炎症能抗，浊物可涩，涩可固脱也，疼痛可止，内外并进，疗程可以缩短无疑。

‖阴脱方④‖

《万病验方大全》

方剂：真五加皮（刺五加、南五加皮）泡酒服，不饮酒者煮汁服，日数次，仍用汁日洗数次，极效。

方解：刺五加具有人参更好的“适应原”样作用，镇痛解热，对肠管子宫有兴奋作用，内服外洗，全身局部均可得助，效力是可期的。

‖阴脱方⑤‖

《万病验方大全》

方剂：白鳝淡煮饱食，并用白鳝肉纳阴户中，日换数次，极效。

方解：白鳝补五脏虚羸，妇女肠风痔漏带下百病，一切风瘙如虫行，产户疮虫痒等症，阴脱多虚症，用此则有虚则补之之意也。

‖阴户挺出方‖

《乾坤生意》

方剂：茄子根烧存性为末，油调在纸上，卷筒纳阴中，一日一上。

另《验方大全》茄树根烧灰为末，香油调擦，内服逍遥散。

方解：《纲目》中用治茄根阴挺，能散血消肿，有收敛性，补妇人下阴湿痒湿疮，去下焦湿热痰火，是有效之便方也。再服逍遥散治血虚肝燥、骨蒸劳热、往来寒热、口干便涩、月经不调等。

‖阴挺方⑤‖

阴户突出如蛇、如菌或如鸡冠，名曰阴挺。

方剂：蛇床子15g，乌梅9个（煎水熏洗），又以猪油调藜芦末敷之，内服逍遥散自消。

方解：蛇床乌梅洗法，已见阴脱外用四方，此不另及。藜芦末猪油调涂，藜芦杀诸虫毒，去死肌，能扩张肾血管，对黏膜有刺激作用，调猪油润燥解毒，治脏腑枯涩作用，加服逍遥散自消，意义同上。

‖翻花方‖

阴户翻出，仰卧不能转动，此真阴不足或欲事过多，名曰翻花，可有疼痛异常。

方剂：大鳖（重1 000g者）一个，破去肠杂，连头整个水煮极烂，取汁，用旧绸蘸汁滴患处，使其渗入，其骨连头颈煅灰为末，夜拭净掺之，其肉作羹，令患者食之，三日即愈。

老年脱肛，诸药不能治者，用此方神效。

方解：鳖为阴之物，甲、头、血肉分别有愈下脱之记载。甲能养阴清热，软坚散结，补阴补气，治产后阴脱，腰痛不可俯仰，统主厥阴血分为病；头治子宫下脱，产后阴脱下坠，疗脱肛；血涂脱肛；肉则滋阴凉血，补不足，伤中益气，补肝肾之阴，主脱肛，阴脱翻花，不能转动，疼痛异常。大鳖可以全面适应各种症情，实有明确之针对性和治疗作用，故而三日可愈。

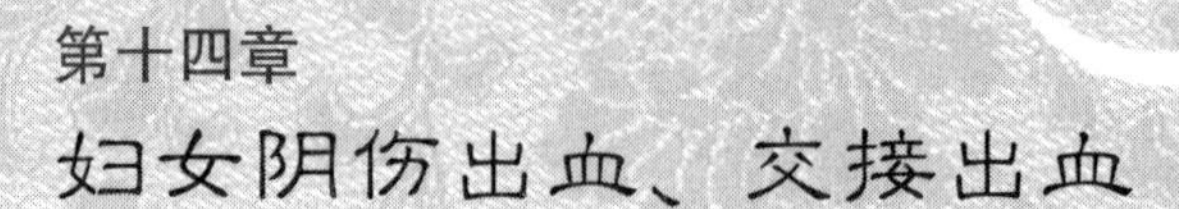

第十四章 妇女阴伤出血、交接出血

阴伤出血并不少见，男女合欢，交接出血，有内外二因，其中有肝肾阴虚者、冲任湿热者、脾气虚弱者，属内因；如有处女新婚，交接违礼，或戏玩他物，或童女初交，性器难合，阴户受伤，深及阴道，此为外伤之因。凡出血者，止血为第一要义，内因诸证，由妇科结合本书各证辨证施治为当，外因伤损出血者，下述几种方法，区别伤之深浅，供临床对症选择。

一、阴伤交接违礼及他物所伤，出血不止

方剂：血余炭或乌鲗骨研细粉掺之，均效。

方解：血余炭、乌鲗骨粉均为局部止血良药，掺之自然有效，浅表部分出血宜之。

二、交接阳物违礼及他物所伤，致血流淋漓

方剂：釜底墨即百草霜细研，断葫芦涂药纳之。(《纲目》)

方解：百草霜乃烟气结成，凡血见灰则止，此药性能止血，复能散瘀滞；断葫芦涂药，便于纳入涂阴道以达止血目的，此出血较深之用法也。

阴伤出血方①

《纲目》

方剂：青布烧灰加血余炭等分研敷之，自效。

方解：布多为草棉纤维织成，青布乃蓝靛汁液染就，二物均具止血作用，再和血余炭研敷，止血自当有效。

‖阴伤出血方②‖

《医鉴》

方剂：蛇床子研末，棉裹纳阴中，立效。

方解：本症阴伤，由于阴痒，妄以他物摩擦而图止痒致伤。蛇床子**《本经》**主“妇人阴中肿痛”，**《日华子》**“助女人阴气”，又能除湿止痒，用以弭出血之源，亦即原因疗法之一，其能止血者，依本身自然疗能而血自止也。

‖阴伤出血方③‖

《皆效方》

方剂：赤石脂末掺之。

方解：赤石脂**《纲目》**谓“涩而重，故能收湿止血而固下”，掺之止血有据。

三、女童交接，阳道违礼，血出不止

方剂：烧发并青布为粉、涂。（**《三因方》**）

方义与上方同。

四、女交接及他物伤，患者出血不止（《华佗神医秘传》）

方剂：釜底墨研胡麻敷之，或割鸡冠取血涂之，均效。

方解：釜底墨即百草霜，泻心降火正妄血，胡麻败毒消肿，疗阴疮，共捣敷阴伤出血不止，确属对症。鸡冠血活血通络，无血可生，血多可破，以冠血之易凝，而助出血点凝结而达止血目的，是符合生物科学的。

五、妇女交接，阴伤出血不止（《万病验方大全》）

方剂：五倍子研极细末掺之。

方解：五倍子能止多种出血，**《开宝本草》**治五痔出血不止，此方用治阴伤出血不止，同一义也。

交接辄出血方

《华佗神医秘传》

方剂：桂心、伏龙肝各15g，共为细末，酒服3g立止。

方解：交接辄出血，未言阴伤，审出血之因，多为血失所藏或失于统摄，当从内治，桂心“治阴盛失血”、“阳虚失血”，能暖脾胃，伏龙肝“善主血失所藏，交接辄出血，即血失所藏之候，脾胃因寒湿而致动血络，成一切失血诸疾”（《本草汇言》），“寒湿伤阳，致脾胃阳虚，不能统摄”（《本草便读》），华佗此方诚得用药妙谛也。

第十五章
女人阴疮、痒、痛、肿

妇人阴疮，指前阴生疮而言。疮面多有秽浊之物，边缘清楚，触之疼痛，又有称阴蚀者，轻者或痒或痛，重者生疮；阴痒即外阴部、阴门或阴道瘙痒，亦称阴䘌，为虫蚀伤所作，微则痒，重者乃痛，脏虚受风邪，虫蚀阴则痛，风气乘于阴，与血气相搏，令气血痞涩，腠理壅闭，不得泄越，故令阴肿，诸症约分虚实两类：肝胆湿热与脾胃积热者属实证，肝肾阴虚者属虚病，女阴破损，邪毒自破损处内侵（感染），发为阴疮。外阴不洁，虫蚀感染，或湿热蕴结，流注于下而致阴痒，常与带下并见，外阴一侧或两侧红肿胀痛，甚至化脓为痈肿，亦称妇人阴肿，多由湿热下注导致，区别湿热轻重，成疮者即阴疮之类。**《诸病源候论》**：“诊其少阴之脉滑而数者，阴中生疮也。”上述各症，虚实有别，感邪有偏盛偏衰，必须结合全身伴见症状，辨证论治，精选方药，下列各方，提供参考应用。

一、妇人阴疮

‖妇人阴疮方‖

《华佗神医秘传》

方剂：川芎、藜芦、雄黄、丹砂、蜀椒、细辛、当归各3g。

用法：研为散，取3g，棉囊纳阴中。

方解：本方组合调畅气血，杀虫，疗疮，止痒，颇适合治疗阴疮。川芎行气活血止痛，得细辛疗疮止痛更力，细辛又能消死肌疮肉，当归养血补气，补五脏生肌，藜芦、雄黄、蜀椒合用，具有杀诸虫毒，止痒疗疮化腐作用，丹砂治肿毒疮疡，随佐药见功，棉裹纳阴中，直接作用于局部，更会显效。

妇人阴内生疮痒痛难堪方

《万病验方大全》

方剂： 鲜猪肝切成条，于香油中微烫过，抹樟脑、川椒末，插入阴户内，引蛆虫，候一时辰取出，再换二三条即愈。

方解： 方中樟脑、花椒均杀虫，并镇痛止痒，樟脑着于局部，有温和的刺激及防腐作用，花椒有表面麻醉作用，对生疮由于虫蚀发生痒痛者，可杀虫镇痛止痒，确很对症；肝用香油微烫，使稍变硬，便于插于阴户，其腥香之气诱虫，脑椒即可杀之，此法甚妙。

妇人阴内生疮作痒方

《万病验方大全》

方剂： 活蚌一个剖开，将有肉半个手拿对阴户一夜，日又用一个，全安。(蚌蛤不宜用太大的，量阴户大小用之。)

方解： 蚌蛤肉清热滋阴解毒，补妇人虚劳，主劳伤下血，疗痔漏带下湿疹等，蚌用肉之半对阴户，即引虫就腥而起清热解毒作用，实为简便易行之法。

妇人阴疮如虫咬痒痛方

《孟洗方》

方剂： 鲜桃树叶生捣，棉裹纳之，一日三四易。

方解： 鲜桃树嫩叶捣碎时经酶作用，可放出氢氰酸，能杀灭蚊蚴、钩端螺旋体、阴道滴虫等。关于鲜桃树叶的作用，《别录》记载“出疮中虫”，《本草再新》记载“消湿杀虫”，《贵州民间草药》记载“外用消痛肿”，古今中西均用为杀虫剂，可称良方。

阴户生疮或痒或痛或肿方

《万病验方大全》

方剂： 地骨皮、蛇床子煎水常洗，见效。

方解： 本方基于《水类铃方》用枸杞根煎水频洗治阴肿或生疮，加蛇床子治妇人阴中肿痛，祛风燥湿，抗滴虫，止带下阴痒，对疮痒痛肿更有力。

阴户生痒疮或痛或肿方

《验方大全》

方剂： 芦荟、黄柏、苦参、蛇床子、荆芥、防风、花椒、明矾各煎水熏洗数次，神效。

方解： 疮乃皮肉外伤，肌肉腐败、痛痒或伤烂，多由感染细菌或虫毒或湿热下注而致。本方外用熏洗，就药物分类来讲，以杀菌、杀虫、解毒为根本，止痒止痛消肿为措施，药物寒热并用。方选芦荟、黄柏、苦参等苦寒之品以抗菌杀虫，清热除湿解毒，止痒止痛消痈肿，治赤白带下，芦荟为杀虫要药，黄柏疗阴伤蚀疮、疮痛不可忍，苦参疗恶疮下部蠚蚀，又各显不同特效。蛇床主妇人阴中肿痛，抗滴虫，治带下阴痒；荆芥、防风均祛风胜湿；花椒杀虫止痒通血脉，除风湿痛；荆芥和气行血，治生疮；防风止疼痛，治霉菌性阴道炎；明矾具收敛作用，却水收湿，使疮面洁净，日洗数次，可保持恒定药力，故可云神效。

妇人阴下湿痒生疮方

《验方大全》

方剂： 吴茱萸、苦参、蛇床子各30g。

用法：用水煎浓，熏洗，一日数次。

方解：《古今录验方》用吴茱萸一味煮水三五沸，洗阴疮及诸疮，本方再加苦参、蛇床子，增强抗菌止痒杀虫之力，对阴疮湿痒，更可显效。

‖阴疮方‖

《肘后方》

方剂：硫黄研末，麻油调擦，阴户生疮最效。

方解：硫黄主妇人阴蚀（**《本经》**），治下部疮（**《别录》**），**《纲目》**谓秉纯阳之精，赋大热之性，虚寒型脱最宜，调麻油润燥解毒，另**《别录》**谓麻油生摩疮肿，调和硫黄之大热纯阳，不失为一个良好的外治法，亦能治阴脱。

‖阴外生疮方‖

《万病验方大全》

方剂：黄柏（炒）、儿茶、白薇（妙）、蚯蚓粪（炒）、铅粉（炒）、乳香（炒去油）、樟脑各9g，冰片0.6g，麝香0.3g，轻粉1.5g。

用法：共研细调匀，以药末掺上，日久不愈者，五日即可痊愈，神效之至。

方解：疮生阴外，多由感染而起，抗菌消炎药选有黄柏、儿茶、冰片、麝香、轻粉，清热解毒药有黄柏、白薇、蚯蚓粪、冰片、乳香，消肿药有黄柏、儿茶、铅粉、乳香、冰片、麝香，去腐生肌药有轻粉、儿茶、乳香、铅粉，铅粉、轻粉更能杀虫，儿茶、乳香、麝香均治一切疮疡肿痛，多种病原及病变症情均可适应，故称神效之至。

二、妇人阴痒

‖阴痒方‖

《华佗神医秘传》

方剂：蚺蛇胆、雄黄、朱砂、水银粉、黎芦、芜荑各15g。

用法：研为极细末和匀，以豚脂和如泥，取作篆子如人指，长一寸半，以药涂上，插入孔中日一易，易时宜以枸椒根90g熬汤洗，拭干纳药为佳。

‖妇人阴痒方①‖

《集简方》

方剂：蛇床子30g，白矾6g。

用法：煎汤频洗。

方解：蛇床子祛风燥湿，抗滴虫，止带下，治阴痒；白矾善收湿淫，最化瘀浊。煎汤频洗，不断发挥杀虫止痒作用。

余用治妇女带下阴痒者恒验，大多为滴虫性或霉菌性阴痒带下，霉菌确诊者再加黄鳝藤（火炭母草）。

‖妇人阴痒方②‖

《食疗本草》

方剂：生猪肝1片，用针刺多孔（或用鸡肝亦可），纳阴户中，引虫除净即愈。

方解：猪肝或鸡肝刺孔，以腥气吸引阴中之虫寻腥而钻入肝体中，取出时灭之，如不再痒即为虫净。

‖妇人阴痒方③‖

《万病验方大全》

方剂：苦杏仁煎水或苦杏仁油外涂患处。

方解：杏仁古已用治诸疮疥，现代药理证实，苦杏仁苷可被酶水解产生氢氰酸，氢氰酸涂于正常皮肤，可以产生局部麻醉，故可以止痒。苦杏仁油有驱虫杀菌作用，本方治阴痒原理，可以认为是氢氰酸和苦杏仁油的药理效能同时发挥。

‖妇人阴痒方④‖

《广剂方》

方剂：小蓟煮汤，日洗三次，见效。

方解：小蓟有抗菌作用，凉血祛瘀，疗疔疮痈毒，最清血分之热。用于挟血热之阴痒，最为适宜。

三、妇人阴肿

‖妇人阴肿方①‖

《华佗神医秘传》

方剂：枯矾15g，大黄7.5g，甘草3.5g。

用法：研为细末，取枣核大，棉裹纳阴中，二十日即愈。

方解：阴户肿痛，多由阴户破损，或染毒气，或湿热下注等。枯矾峻涩而收，定痛却水，善收湿淫，最化瘀浊，纳阴中治诸血痛；大黄泻湿热热结，行瘀结浊，泄水气，消热毒肿，合甘草治急迫；甘草能抗炎解毒，痤疮肿，利百脉，棉裹导阴中，直接作用于阴肿处，当可缓缓发挥效力。

‖妇人阴肿方②‖

《世医得效方》

方剂：甘菊苗捣烂煎汤，先熏后洗。

方解：甘菊苗即初夏采阴干之白菊嫩茎叶，能抗多种病原体，有抗炎作用，清肝胆热，熏洗阴肿甚佳。

按：野菊苗亦可应用，野菊治痈疽疔肿，解一切无名肿毒。

‖妇人阴肿方③‖

《百一选方》

方剂：羌活、防风稍煎汤熏洗，妙。

方解：羌活、防风具祛风除湿之功效，阴肿有为风气乘于阴与血气相搏，令气血痞涩，腠理壅闭，不得泄越，故令阴肿。羌活散风除湿，治贼风，除风水浮肿；防风治大风，解热抗菌，行经逐湿淫，通治一切风邪，稍去下风更为有力。

‖妇人阴肿方④‖

《物类相感志》

方剂：生地、当归、白芍、川芎、乳香各等分，捣成饼，纳阴中。

方解：风气乘于阴则阴肿，痹在肉里则痈肿，本方以补血活血之四物汤加乳香而主阴肿者，盖治风先治血，血行风自灭也。当归补养心血又活血；白芍调血养血，通脏腑壅气；川芎行气活血，畅血中元气，能调众脉，消瘀血；生地抑真菌，滋阴养血，逐血痹生者尤良；乳香调气活血，调毒消肿止痛，治一切溃疡肿痛。诸药配伍运用，足以使痞涩壅闭者通畅，血痹被逐而肿自消退。

‖妇人阴肿方⑤‖

《万病验方大全》

方剂：葱白研膏和乳香末拌匀，敷患处。

方解：葱白发散风邪，抑多种细菌，通阳解毒消痈肿；乳香解毒消肿，调气活血，治一切疮痈肿瘤。合用敷患处，当可获效。

按：方出**《本草纲目》**："治阴囊肿痛，葱白乳香捣涂。"又谓"葱，所治之症，皆取其发散通气之功，通气故能解毒及理血病，气者血之帅也，气通则血活矣"。**《大全》**以之治妇人阴肿，其义相类似也。

‖阴肿或生疮方‖

《养疴漫笔》

方剂：枸杞根煎汤频洗。

方解：枸杞根去肉心木质即地骨皮，清热凉血，治痈肿恶疮和水肿，颇为合适。

‖阴中肿满且作奇痒方‖

《永类钤方》

方剂：蒜汤洗之，能消肿止痒，效乃止。

方解：大蒜辣素有杀虫作用，对霉菌、滴虫、原虫均有较好的抑杀作用，能消水肿胀满，散痈肿恶疮，熏洗疮毒，简单易行，疗效颇佳。

按：用干燥的紫皮大蒜为好，鲜品中大蒜辣素并不存在，是大蒜中所含的蒜氨酸受大蒜酶的作用，水解产生大蒜辣素溶液，遇热即很快失去作用，遇碱亦失效，但不受稀酸影响。据此蒜汤的制作必须讲究，开水滚后，将选好干蒜研碎倾入滚汤中，三五分钟，先熏后洗，最为理想，久煎则会失去效用。

‖阴户生疮或痒或肿内服方‖

《万病验方大全》

方剂：当归15g，栀子4.5g，白芍、茯苓各7.5g，柴胡1.8g，楝根0.9g。

用法：水煎服，极效。

加减法：有痰加白芥子3g，有火加黄芩3g，有寒加肉桂1.8g。

方解：本方对虚实夹杂之阴疮、阴肿或痒或痛均可适用。经云："诸痛痒疮，皆属于心。"方中重用当归生血补心，养血活血，补一切劳，补五脏诸不足为主药；茯苓益心脾，利水除湿热，白芍益气调血养血，通脏腑壅气，其为辅药，以扶正为主；佐以栀子清火泻火凉血，去疮疡肿毒，得柴、芍治肝胆郁火；柴胡解热镇静镇痛抗炎，宣畅血气，杀虫杀痟治疽为使，发挥祛邪作用。如有痰加白芥子利气豁痰，治阴疽肿毒，以散肿止痛；有火加黄芩，解热抗炎，抗微生物，除六经实火实热，治恶疮火疡；有寒加肉桂补元阳，暖脾胃，温经通脉镇痛，宣导百药，无所畏避。依虚实寒热症候。随证加减运用，诚阴疮之合宜良方也。

‖阴户生疮痒痛肿内服方‖

《万病验方大全》

方剂：防风、苍术、胆草、柴胡各6g，木通、黄柏、知母、连翘、赤苓各4.5g，芥穗、独活、赤芍各3g，黄连2.5g，甘草0.9g。

用法：水煎服。

方解：疮痒痛肿之形成病因，非外感病菌毒邪，即为内蕴火热湿毒，导致炎变而发病。方中防风、胆草、木通、黄柏、知母、连翘、黄连抗菌，柴胡、独活、赤芍、甘草抗炎，防风、胆草、柴胡、黄柏、连翘、独活、赤芍与黄连、甘草等解毒镇痛。逐湿淫、祛风胜湿以防风、独活；除下焦湿热痈肿以胆草、黄柏；治湿肿，燥湿解郁以苍术；益心脾、行水利湿热以茯苓；除湿痹消肿发散疮痈以芥穗；除血痹、消疮肿、通顺血脉以赤芍；妇人阴中肿痛，痈疽疮痒以黄连；抗变态反应，利百脉，治痈疽疮疡以甘草；又各有专司。疮痒痈肿之发生，与血结气聚密切相关，连翘散诸经血结气聚；木通散痈肿诸结不消；芥穗利血脉结聚气；柴胡推陈致新，宣畅血气；赤苓健中和脾破结气；对本病成因及反应症状，得诸药协同，可谓面面俱到。

四、妇人阴疽

阴户生疮痒极或痛或肿者内服外用法

《万病验方大全》

方剂：硫黄煎水先洗，后用梅片1.8g，密陀僧60g，共为细末和茶油抹之，即愈。如用棉花蘸药末擦之亦妙，倘症重者（痒极突出），宜先用生桃叶花舂烂，用红布包之，塞在阴户内，而后用上方抹之。如无桃花叶，常食鳗鲡鱼亦妙。

按：此证痒极不可当，俗名阴疽，系由男人白浊或花柳余毒所传染，或种种霉菌传入阴户，初染极痒，久则生虫，最为恶症，甚则腐烂至死。

方解：本法是以外治法为主，兼内食鳗鲡为助。首用硫黄煎洗，硫黄主妇人阴蚀，下部匿疮，杀虫为先导。梅片具止痛与温和的防腐作用，能消肿止痛治痈肿；配密陀僧抑癣菌、真菌，消肿毒，治诸疮，杀虫，收敛防腐，用以外擦阴疮可愈。倘阴痒极重者，以鲜桃叶捣烂纳阴中（方义见前）以杀虫止痒。常食鳗鲡鱼，有扶正祛邪功能，鳗鲡补肝肾，祛风湿，杀诸虫，治疮疡，**《食疗本草》**："疗妇人带下百病，一切风瘙如虫行，杀虫毒恶疮。"**《日华子》**："疗妇人阴户疮虫痒。"常食之自是一大助益。

附注：鳗鲡即市售之白鳝或青鳝，青鳝亦治阴疮。

病案：1936年初离师门即遇本症未得救者。近亲某女适遂宁王氏有年，育二男（双胎）后，不一年即居孀，旋即卧床不起，余以近亲关系，应邀作参谋，当见患者愁苦面容，身体消瘦，食纳很差，睡眠不安，时而胁肋现痛，二便有时不调，语言少气，再多方询问无结果，纵观以往所服中药，大多为舒肝健脾安神益气调血之剂，毫无效应，是不知病之所在也。由于初离师门，学识浅陋，毫无经验，苦无良法，怆恻而归。数月后从患者表姊处得知该患者临死前才告诉她，病是阴部极痒而溃烂，未得到治疗故耳。此乃旧礼教下讳疾忌医之又一冤死者，由于孀居而患阴痒，焉得不隐讳，今天虽已认识到有法可治，惜已迟五十多年，爰记此以启后学。

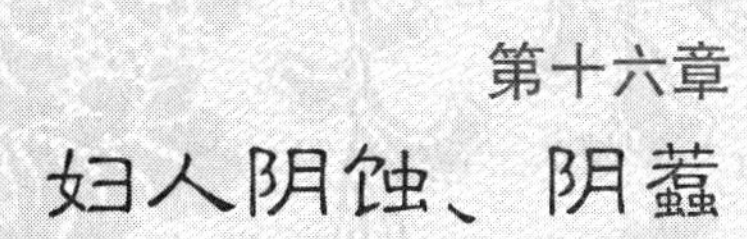

第十六章 妇人阴蚀、阴䘌

阴蚀之名，出自**《神农本草经》**，又名阴疮、阴蚀、阴䘌等。阴痒重症，亦称阴蚀。因情志郁火，损伤肝脾，湿热下注，郁蒸生虫，虫蚀阴中所致。症见外阴部溃烂，形成溃疡，脓血淋漓，或痛或痒，肿胀坠痛，多伴有赤白带下，小便淋沥等。清热除湿解毒杀虫，对症选择，下述诸方，可供参故。

‖阴中蚀疮烂者方‖

《金匮方》

阴中蚀烂者，狼牙汤洗之。

方剂：狼牙草90g。

用法：水800毫升，煮取100毫升。以筷缠棉大如茧，熏烫汤以沥阴中洗之。一日四五次，见效。

方解：狼牙根（叶）杀腹一切虫，浮风瘙痒，疗恶疮，叶煎浓汁，洗妇女阴蚀，如无狼牙草以狼毒代之。

‖妇人阴蚀方①‖

《华佗神医秘传》

方剂：蛇床子、当归、白芍、甘草各30g，地榆90g。

用法：水1 000毫升，煮取400毫升洗之，日三夜二。

更以蒲黄100g、水银30g捣研敷其上，自愈。

方解：本方重用地榆清热凉血，抗菌解毒，治湿疹恶疮，为带浊诸疮痈必加品；蛇床子抗滴虫，主阴中肿痛，止带下阴痒；当归补血养新血，补一切劳伤；白芍柔肝养血，通脏腑壅气；甘草抗炎解毒，痤疮肿，日夜洗三五次，使药效连续发挥，自属必要。

更以蒲黄治血祛瘀，治痈结肿毒、阴下湿痒疹，水银能杀虫败毒，治疥癣恶疮，捣敷，足可使感染之蚀疮就愈矣。

妇人阴蚀方②

《圣济总录》

方剂：桃叶杵烂，棉裹纳阴中。

方解：见前外治法，治阴疮第四方。

妇人阴蚀方③

《易简方》

方剂：肥猪肉煮汁频洗。

方解：猪肉咸寒，滋阴润燥，丰肌肉，泽皮肤。猪为水畜，急火煮汁，吹去浮油，频洗阴蚀，津枯血夺火灼之候宜之。

妇人阴蚀方④

《粪性医鉴》

方剂：猪肝煮熟，削如挺，钻孔数十，纳阴中良久取出，内有虫，另易一挺，虫出尽净而愈。

方解：见前阴疮方妇人阴痒下，兹不另赘，彼用生猪肝，此则用熟猪肝为异耳，肝之性则一也。

妇人阴䘌方①

《广利方》

方剂：桃仁3g，雄黄、苦参、青子、黄连各7.5g。

用法：研末，生艾汁和丸，如指大，纳阴中。

方解：阴䘌为阴部虫蚀病。本方组织清热解毒、杀虫抑菌之药，如桃仁杀小虫，通脉止痛，苦参、黄连清热解毒杀虫抗菌，雄黄杀百毒，治痒癣，苦参治阴疮湿痒、下部䘌蚀，黄连解毒治疮痒、妇人阴中肿痛，青子除心经火邪，治下部疮，艾叶亦抗菌，理气血，利阴气，治下部䘌疮，诸药协同，发挥更好功效无疑，邪去则正安也。

妇人阴䘌方②

《本事方》

方剂：杏仁烧存性，研烂，棉裹纳阴中。

方解：见前外治阴疮12方下，前方烧末趁热用，此则烧存性捣烂用，略有不同，药理则一也。

按：合理用法以烧存性用为佳。

妇人阴䘌方③

《圣济总录》

方剂：炙鳖甲15g，甘草9g，干漆9g，生地6g，川芎6g，黄芩6g，当归6g。

用法：煎汤频洗极验。

方解：本方为扶正祛邪之法，可从选用药物中得到启示。方中主用鳖甲补阴气，软坚散结，治阴蚀阴疮；甘草益精养气补血，抗炎解毒治疮疡；生地滋阴养血，抑真菌，逐血痹；当归补养心血活血，补气生津，补一切劳为辅；以干漆杀虫，破瘀行血以畅血行，去恶血，消虫积；川芎行气活血消瘀，畅血中元气为佐；黄芩解热抗炎抑菌，治痈肿疗毒为使，邪气渐消而有验。

‖妇人阴䘌方④‖

《袖珍方》

妇人阴中如有虫，痒且痛，目肿身黄，欲得男子，漏血下白，少气思美食。

方剂： 鲤鱼大约一尺长，去头肉，取骨捣末，熬黄黑，以猪脂和，绢袋盛，纳阴中，抵痛处。

方解： 鲤鱼骨烧末消肿，**《千金》**“烧灰醋和敷痈肿”，除黄疸，利小便。**《食疗本草》**：“鲫鱼骨烧灰敷䘌疮。”此方则用鲤鱼骨，其义相同。不过䘌疮在浅表者敷之，在深部有痛痒者纳之有不同耳，亦须各随其宜，又以猪脂和涂，则加强滋阴润燥之功而已。

第十七章
妇人阴烂

此证多由阴疮、阴蚀、阴䘌延误治疗，逐渐发展而来，疮面扩大渐损及深部肌肉层，形成溃烂，解毒杀虫，化腐生肌之治，不可怠缓。

妇人阴户臭烂方①

《永类钤方》

方剂：熟乳香、冰片、珍珠末、象牙屑、儿茶各1g，擦面粉（即铅粉炒鹅黄色）30g，墙下白螺蛳壳（煅净末）30g。

用法：共研细末，先用粳米二泔水煎，入雄黄9g，淋洗患处，然后上药效良。

方解：阴户臭烂，常由虫毒䘌蚀引起，失治形成臭烂。先用米泔水煎入雄黄淋洗。雄黄抗菌杀虫解毒，治恶疮，去死腐肉；米泔水清热凉血，以清洁疮面。继上药末撒布溃烂处，乳香调和气血，解毒，治一切疮疡肿痛；冰片散郁火，消肿止痛防腐；珍珠末、象牙屑均解毒生肌化腐治恶疮，珍珠收肉溃破烂，久不收口，象牙屑长肉填口最速；儿茶、铅粉抑菌消炎杀虫解毒，生肌定痛；白螺壳敛溃疡，散结止痛，治下疳诸疮烂湿不收，足可使溃烂疮面生肌长肉收口而获效。

妇人阴户臭烂方②

《奇效良方》

方剂：牡蛎（煅）、滑石各9g，陈蚌壳煅6g，人中白煅3g，龙骨煅4.5g，冰片6g。

用法：共研细末掺之。

方解：本方选牡蛎软坚收涩，治带下疮肿；滑石保护皮肤黏膜，能吸着化学刺激或毒物，止皮肤湿烂，治诸疮肿毒；蚌壳除湿，治湿疮，疗阴疮；人中白清泄热火消瘀，大治诸湿溃烂，下疳恶疮，并生肌长肉；龙骨生肌敛疮，愈溃疡阴蚀久不收口；冰片消肿止痛防腐散郁火。诸药细末干掺，最适于溃烂面渗出物偏多的疮面，又不可不知。

药理篇　中医性保健调治常用药

下述五十多种药味，节录自名医药典籍，各家著述及现代药理记载，其中应用于男女性神经衰弱和性机能病变部分，摘录有关方面的内容，标明性味归经，一般用量，炮制，用法，纂述其功能作用，配伍，禁忌等，供临床辨证选择运用之依据。

◎ 补骨脂

异名：破故纸、黑固脂、胡固脂、黑故子。

性味归经：辛，大温。入肾、脾、命门、心包经。

功能主治：温肾助阳，固精气，敛精神，通命门，暖丹田，补肾火，温脾阳。治肾阳虚之阳痿、遗精、滑精、遗尿、尿频、腰痛、膝冷、囊湿。

现代药理：有雌激素样作用，种子干粉可增加阴道角化，可使未成熟雌鼠阴道开放，此雌性样激素作用极弱，使心包之火与命门之火相通，故元阳坚固，硬阳茎，延时间，射精远而有力。并可治白癫风，有使色素新生的作用，能抑制葡萄球菌。

配伍应用：配胡桃，胡麻者良。本品无胡桃，犹水母之无水也。三肉五子酒治早泄，彭祖接命丹能添精补髓、固精不泄，治下元虚冷、五劳七伤等功效广泛。

用量：3～9g。

禁忌：阴虚火旺者忌服。忌诸血，恶甘草，禁食芸薹、羊血。

按：本品入肾经，为保康元气剂中不可缺少之品，阳痿而兼早泄者十分必要。虽含有雌激素样作用，女性用本品，得益有限，且增加阴道角化；种子剂中用之尚佳，则以其射精远而有力之故。

◎ 肉苁蓉

异名：淡苁蓉、苁蓉、盐苁蓉、大芸。

性味归经：甘、咸，温。入肾、大肠经。

功能主治：补肾壮阳，润肠通便，强肾关，增精气。治阳不足所致之阳痿，遗精、遗尿，腰膝冷痛，肠燥便秘，茎中寒热及瘙痒，五劳七伤，绝阳不兴，绝阴不产。

药理：为强肾之王，滋肾补精血之要药。用于肾脏，能催情欲，补冲脉之气，贫血人亦可以壮身；性温而质润，温而不燥，滋而不腻，补而不峻，既可补阳，又可补阴，为性病秘药中不可缺少之品。能延续子嗣，男子绝阳者服之，阳复生子，女子绝阴者服之，阴复得胎。

炮制：咸肉苁蓉用时漂去盐质，切成薄片用；又用清酒浸一宿，刷去沙土浮甲，劈碎中心，去白膜一重如竹丝草样，蒸八小时，再用酥炙，焙干研末用。

配伍应用：配山萸肉、补骨脂治阳痿、早泄。配麻仁、当归治老年人便秘。三肉五子酒选为主药治早泄。素女方四季采用，春用更生丸；夏秋用补肾茯苓丸；冬用垂命茯苓丸；四时通用茯苓散。

用量：6～18g。

禁忌：阴虚火旺、脾虚便溏者均忌用。

按：本品催情欲，两性元气剂均属必用，阳痿早泄遗精正适宜；女子贫血、不孕、性感不快用之亦当。本品为性病秘药诸方不可缺少之品，因其既可补阳，又可补阴之故，配伍得宜，效力更可突出。

◎ 熟地黄

性味归经：甘，微温。入肝、肾、心经。

功能主治：滋肾养阴，填精益髓，养血调经，造肾水，强真阴，乌须发，通血脉，益气力。治肾阴不足之潮热、盗汗、遗精、消渴，又治血虚阴伤，月经不调，胎产崩漏诸症；主男子五劳七伤，女子伤中胞漏，则用干地黄。

药理：本品有强心作用，与扩张肾血管有关。阴虚而真气散失者，用以归元；阴虚而精血俱损，脂膏残薄者，用以厚肠胃；苦志劳神，纵欲耗精，皆宜以此辅之。誉为滋补真阴，封填骨髓之圣药。

炮制：用干地黄制熟地时，加砂仁末8%，黄酒适量，九蒸九晒，并勿用铜铁器。

配伍应用：配伍当归、白芍、川芎名四物汤。治血虚，肝肾阴亏，延春元气剂选为主药。

用量：9~24g。

禁忌：脾虚少食，腹满便溏者不宜用；痰湿素盛者亦不宜用，以其有助湿碍胃脾之弊。忌食萝卜、葱白、韭、薤白。

按：本品补真阴、填骨髓，延春元气剂用之，能使老而不衰；保康元气剂用之，可使既耗之精得到填辅。阳药中配入本品，可假火力以蒸腾，能补肾中元气。能扩张肾血管，下部充血而大助勃起。

◎ 吉林参

异名：东北参、糖参、生晒参、红参。

性味归经：甘、微苦，微温。入脾、肺经。

功能主治：大补元气，固脱生津，泻阴火，滋养元阴，宁神，益智，主调和肺气、肾气及元气、治五劳七伤，虚损瘦弱，症见惊悸、健忘、眩晕、头痛、阳痿、尿频、消渴、虚脱，又治妇女崩漏，久虚不复，一切气血津液不足之证。

药理：本品对大脑皮层兴奋和抑制过程均有加强作用，尤其对兴奋过程的加强效果更为显著，有抗疲劳作用；又能兴奋垂体——肾上腺系统，从而加强机体对有害因素的抵抗力，提高对低温和高温的耐受力；还有降低血糖作用，能改善睡眠和情绪，大剂量也有镇静作用。人参无性激素样作用，却能兴奋垂体分泌促性腺激素加速性成熟过程，或使已成熟的雌性动情期延长，从人参提取的单体式，也都有促性腺激素样作用，对雄性精囊的重量无明显影响。现已证明有增强性腺机能的作用，对神经衰弱所引起的皮层性和脊髓性阳痿，也有一定疗效。能回阳气于垂绝，却虚邪于俄顷，故主五脏气不足。

炮制：研制时忌用铁器。

配伍应用：配附子可治气虚欲脱兼见亡阳证者，效力显著。配北五味生肾精而收耗气，乃补天元之真气。保康元气剂选用高丽参为主药，延春元气剂用本品为主药，乃用其大补元气之功效。

◎ 高丽参

异名：朝鲜红参。

气味浓厚，色亦重浊，具有温养升发之性，今用之于脾胃虚寒，真阳衰弱及中气不振，阴寒用事诸证，功效甚捷。较之吉林参偏于养阴，含有清凉气味者，性质异，用于保康元气剂中甚为合拍。

禁忌：实证、热证忌服；面赤面黑、气壮神强，不可用人参；阴虚火咳吐血者慎用。

按：本品大补元气，有增强性腺机能作用，元气剂中用此药充分有据，可保护和恢复元气，对失去性机能配方患者，选用高丽参或东北红参较好；延春元气剂，则选用东北参、生晒参、糖参等偏于养阴之品为宜。元气剂中入茯苓为使，配北五味生精而收耗气更为理想。故秘药谓人参主调和肺气、肾气及元气，温煦人体，服之春机蓬勃，元气耗损之贫血人，也为必要。

◎ 甘草

异名：国老、炙甘草、粉草、草梢。

性味归经：甘，平、微凉。入脾、胃、肺经。

功能主治：补脾，益气生津，和中缓急，补益五脏。养肾气内伤，令人阴不痿；补五劳七伤、一切虚损、惊悸、健忘、可通九窍、利百脉、益精、养气壮筋骨、缓下气、养阴血。

药理：有肾上腺皮质激素样作用和雌激素样作用，小剂量时对肾上腺皮质激素和脑垂体的促肾上腺皮质激素的分泌有兴奋作用；对肾上腺皮质功能低下者，有恢复作用。李杲谓："阳不足者补之以甘，炙则补三焦元气，其性缓急，寒药得之缓其寒，热药得之缓其热，寒热相杂者得其平，而又协和诸药使之不争。"

按：本品益气升阳，补肾脏元气，治丈夫虚损，有类性激素样作用，阳举不坚者，保康元气剂中宜选用；又可兴奋子宫收缩，延长动情期，有血崩带下、气虚血脱者，延春元气剂中选入亦善。

◎ 远志

异名：远志肉、志通、小草。

性味归经：苦，温。入心、肺、肾经。

功能主治：通心，安神，益智，化痰，通窍，补精，强志操，坚阳道。治思虑过度、情志抑郁所致的心神不安、失眠、健忘，以及肾虚多尿、赤白浊、膏淋、精滑不禁。

药理：具有加强子宫收缩及肌紧张作用。通肾气上达于心，入足少阴肾经，其功专于强志益精，又有补助心阳之效。

炮制：须去木心用肉质（木质心不用），否则令人烦闷。肉质部分用甘草水浸一宿，曝干或炒干，或蜜炙用。

配伍应用：配地黄、枸杞、山药能补肾、固涩滑脱；配茯神、枣仁治心肾不交之失眠。得茯苓，冬葵子，龙骨良能杀附子天雄素。

用量：3～9g。

禁忌：胃炎及溃疡病人忌用，因远志皂能刺激胃黏膜而反射地引起轻度恶心；心肾有火、阴虚阳亢者亦忌服。

按：有滑精史、健忘、情志抑郁之患者，出现阳痿不举或举而不坚之证，配入茯龙骨（或龙齿）使用，更可发挥疗效。方中有附子，杀毒更妙。延春元气剂中选入本品，则以其增加子宫收缩与肌紧张作用而可保持少女态势，其补精作用，在延春元气剂中同地黄、枸杞、东北参、山药等为伍，则发挥作用更为满意。

◎ 锁阳

性味归经：甘，温。入肝、肾经。

功能主治：补肾壮阳，益精滑肠，养血强筋，固精益髓，补阴气，润燥。治阳痿、遗精、早泄、腰腿软、老年便秘、阴气虚损、精血衰败、大便结燥等。

药理：对性神经衰弱有良好作用，壮肾阳以兴阳，增精血以强阴，固精即止泄之力，补阴养血即备润燥润肠之效，均以具温润之性质而为功。

炮制：洗净去皮，置沙中半埋半露，晒干切片用。

配伍应用：作肉苁蓉之代用品。常配熟地、龟板、虎胫骨治肝肾虚、精血不足之筋骨痿弱、血虚便秘等证。

用量：4.5 ~ 15g。

禁忌：泄泻及阳易举而精不固（早泄）者忌用；火盛便秘，心虚气胀皆禁用。

按：本品阳痿、遗精、早泄者适用，阳易举而早泄者却当忌；在保康元气剂中运用，应随病情去取。保持身体不衰，则取其能兴阳固精、强阴益髓之功。

◎ 何首乌

异名：首乌、生首乌、地精。

性味归经：苦、甘、涩、微温。归肝、肾经。

功能主治：补肝肾，益精血，乌须发，益气力，坚肾气，缩小便，延年生子。治肝肾阴亏所致血虚头晕、腰膝软弱、筋骨酸痛、神经衰弱、遗精、血崩带下赤白便浊等。

药理：含卵磷脂3.7%，卵磷脂有强壮神经作用，能增加精子数量及提高其活力。能阻止胆固醇在肝内沉积，有减轻动脉粥样硬化作用。为筋骨之元气剂，增精髓，阳道之滋补良药，不寒不燥，功在地黄、天冬之上，性善收敛，滑精者适用。

炮制：生首乌秋冬季挖根，洗净，切片，晒干即成；制首乌即将生首乌加黑豆煮晒成黑色即是。炮制中忌铁器。

配伍应用：常配茯苓、当归、熟地、枸杞、菟丝、补骨脂等治阴虚血虚所致须发早白、筋骨不健等症。茯苓为使，得牛膝下行。

用量：9～24g。

禁忌：大便溏泻又有痰湿者不宜用。忌猪羊肉血、葡萄、葱、蒜。

按：本品为元气剂主药，男女俱宜，但以补养阴血为主要功用，配牛膝使之下行，则肾气得益弥多，加上茯苓为治五劳七伤的四时神药，日本名方中将汤里首乌分量甚多，即是先例。

◎ 牛膝

异名：怀牛膝、川牛膝。

性味归经：苦、酸，平。入肝、肾经。

功能主治：熟用补肝肾、壮腰膝、强筋骨、利关节、填骨髓、利阴气、止发白。壮阳治阴痿、老人失溺，补中续绝；治腰膝骨痛，四肢拘挛痿痹；除腰中痛及腰脊痛；善治肾虚腰腿，或膝痛不能屈伸，或腿不能着地。

药理：能使已孕或未孕子宫收缩；老人前列腺肥大之溺短，或癃闭亦用。

附药：川牛膝又名红牛膝。精气不足者宜之，气味与续断仿佛，用之无精滑之虞。

炮制：挖出根后，去净泥土、茎秆、须根，晒干切断，生用或酒炒用。

配伍应用：怀牛膝常用以滋肝肾，川牛膝常用以破血通经，不可不辨。配合制首乌能起到延续青春作用，达到阴精足、发不白之效。

用量：6～12g。

禁忌：中气下陷、脾虚泻而腿脚酸痛、下元不固、梦遗失精、小便自利、月经过多、血崩不止者及孕妇均忌服。

◎ 仙茅

异名：地棕根。

性味归经：温，有小毒。入肝、肾经，专入命门。

功能主治：壮阳温肾，散寒除痹，益阳补火，壮筋骨，填骨髓，明耳目，益精力，增阳道，乌须发。主丈夫五劳七伤，开胃下气消食，治阳不足之阳痿、遗精、滑精、筋骨痿软、腰膝冷痛、精冷、小便失禁、老人失溺、步行无力、心腹冷痛、妇女崩漏等。

药理：本品为兴奋性强壮药，能旺盛性欲，用于性机能减退之早衰，神经衰弱用之能奋发精神、促进消化、振起食欲；使阳痿老人增阳道、造子、不倦房事。补阳温肾之性较强烈，长于闭精，使精不易泄。元阳衰惫，痿弱不举者，不可感于助阳而错用之。惟阳弱精寒者宜之，禀赋素怯者宜之。妇女更年期综合征用之亦宜。

炮制：采后以清水洗，铜刀刮切，以布袋盛于黑豆水中浸一宿取出，用酒糟拌湿，蒸12小时取出，晾干。或用糯米泔浸去赤汁，出毒后即可。勿用铁器，犯则斑人鬓发须。

配伍应用：配苁蓉、淫羊藿，治肾虚阳痿、腰膝冷痛。

用量：3～12g。

禁忌：禁食牛奶及黑牛肉，食后大减药力；凡阴虚火旺者忌服；失志、阳痿、遗精、梦交、遗尿、失精、失血、三消五疸均禁用。

按：本品用于老人阳事不佳者居多。

◎ 附子

异名：天雄、附片。

性味归经：辛、甘，大热，有毒。入心、脾、肾经及命门。

功能主治：回阳救逆，温肾壮阳，坚肌骨，增气力，暖五脏，回阳气。能补阳益阴，强筋，补命门真火，强阴。治督脉为病，脊强而厥、厥冷、失精及一切沉寒痼冷之症。

药理：附子有肾上腺皮质激素样作用，能兴奋迷走神经中枢而有强心作用，对垂体、肾上腺皮质系统有兴奋作用，还能增强细胞活力。附子性走而不守，其悍健走下之性，可行地黄之滞而致远，此为肾气丸中配合之义也。尚能引补气药通行十二经，以追复散失之元阳；又引补血药入血分，以滋养不足之真阴。

炮制：生附子即盐附子，以水浸过，炮令发裂，去皮脐，乘热切片，炒令内外俱黄，去火毒，研末。熟附子即附片，沙炒令黄炮研末。

配伍应用：得蜀椒、食盐下达命门。善助人参、黄芪成补气之功，尤赞白术、地黄建补益之效。阴证（寒证）则不易中毒，非体表凉而四肢厥者不可僭用。配人参之参附汤治亡阳之证；配肉桂温补肾阳治性病之畏寒肢冷。

用量：6～15g。

禁忌：阴虚阳盛（火旺）、真热假寒者及孕妇切忌服。凡入汤剂必须先熬一小时，入丸剂必须炮熟炮透用。忌食豉汁、稷米（小米）。

按：本品在两性元气剂中均可应用，惟对体表凉、四肢厥者更适宜，配合恰当药物适应病情，就能发挥很好的疗效，但仍以阳虚指征突出者用之为最好。

◎ 五味子

异名：北五味、西五味。

性味归经：酸，温。入肺、肾经。

功能主治：滋肾肺，止汗涩精，壮水镇阳，固精养髓。能强阴，壮男子之精，养五脏，生阴中之肌，暖水脏，壮筋骨。治肺肾虚喘，肾气虚、精关不固之遗精、遗尿及劳伤羸瘦、梦遗滑精，又能明目，止崩漏。

药理：对中枢神经系统及呼吸中枢有显著兴奋作用，能增加肾上腺皮质功能，调节胃液分泌，兴奋中枢，提高机体的工作效能，减轻疲劳，降低瞌睡感。

炮制：入药，须熟用。强阳事，蒸熟焙干研末用；肾虚遗精，洗净，水浸，去核，熬膏用。

配伍应用：配桑螵蛸、龙骨，治遗溺久泻；配麦冬，治口干渴、阴虚盗汗。配入三肉五子酒治早泄，效果明显，肉苁蓉为使。

用量：1.5～6g。

禁忌：外有表邪、初期咳嗽、肝经郁气、肺有实热者切忌服。

按：本品可强阴、壮男子之精，补元气不足，故保康元气剂适合选用，有梦遗滑精患者用之更妙。对子宫平滑肌有明显兴奋作用。又可生阴中之肌，延春元气剂中选用，则青春态势可保。

◎ 淫羊藿

异名：仙灵脾、三枝九叶草。

性味归经：辛、甘，温。入肝、肾经。

功能主治：温肾壮阳，补命门，强筋骨。治肾虚阳痿、腰膝无力、风寒湿痹，为治阴痿之妙药，男子绝阳、女子绝阴均用。

药理：为性神经强化药，有促进精液分泌作用。可催淫，这种作用是由于精液分泌亢进，精囊充满后，刺激感觉神经，间接兴奋性欲而起。其叶及根作用最强。具有雄性激素样作用，其效力较蛇床子弱，但强于蛤蚧及海马，注射其提取液20 ~ 40毫克，其效力相当于7.5 μg睾丸素。

炮制：剪去叶畔花枝，每斤用羊脂120g拌炒，待油尽为度。

配伍应用：配仙茅、巴戟用于更年期高血压。

用量：煎服3~15g。

禁忌：肾虚有火者、小便短涩或不利者慎服；阴虚而相火易动者忌服；虚阳易举、梦遗不止、便赤口干、阳强不倒者并忌之；肾热阴虚、血少血燥者，戒之。

按：本品为保康元气剂中不可缺少之药，男子精薄、精少、阳痿者，更要加重分量使用；延春元气剂中选用，对女阴干枯、性感不快者重加也很合适。无精子患者可试用。

◎ 覆盆子

性味归经：甘、微酸，平。入肝、肾经。

功能主治：滋养肝肾，固肾涩精，健阳强阴，添精补髓，安五脏，固任脉，益颜色，养精气，补虚续绝，轻身强志。能强阳事、疗阴痿，治阴虚梦遗失精、夜尿频、阳痿早泄、肾伤精竭流滑，为滋养真阴之强壮药。补任脉之气，又止带下。

药理：含有女性激素雌性酮、雌二醇、雌三醇，女子性腺衰弱之不孕，服之有子，并使营养佳良、皮肤色泽转佳、令发不白；治男子肾精虚竭而致阴痿，能令肾精长。

炮制：酒拌蒸一宿，以东流水淘两遍，晒干用，选去黄叶、皮蒂，取子用。

配伍应用：配入延春元气剂中不可或缺之品，因其含雌性激素，配入三肉五子酒中治早泄，为重要辅治药。

用量：6～12g。

禁忌：肾虚有火者、小便短涩或不利者慎服；强阳不倒者忌之；肾热阴虚、血少血燥者，戒之。

按：本品选入延春元气剂中，以其含雌性激素，治性腺衰弱、泽皮肤、止带下、令发不白、延续青春活力，可勿疑虑矣。保康元气剂中选入本品以添精补髓，治梦遗滑精早泄，或房事过多导致之阴痿早泄，安得不效耶？

◎ 枸杞子

异名：甘杞、枸杞。

性味归经：甘，平。入肝、肾经。

功能主治：滋补肝肾，益精血，明目，壮阳道，滋阴，添精固髓，健骨强筋，益颜色，使人耐老。治虚劳、阴血不足、腰酸脚软、阳痿遗精、目眩昏暗，可安神。治神经衰弱，善补劳伤，尤止消渴，真阴虚而脐腹疼痛不止者，多种神效。房事后、小便后，小腹空痛者，得此可安。浸酒补虚，可长肌肉。

药理：能抑制脂肪在肝内沉积，有促进肝细胞新生的作用。

炮制：无须特殊炮制，可焙干研末，制丸或浸酒用。

配伍应用：得熟地良，因此处方中常配用。补水制火之能与地黄同功。

用量：6～12g。

禁忌：外邪实热，脾虚有湿及泄泻者忌服；脾胃有寒痰冷癖者勿入；元阳气衰，阴虚精滑之人慎用。

按：本品为补肾强阴之药。能补冲脉之气，其滋阴壮阳之功，配合不同药味，有十全之妙用，能使气可充、血可补、阳可生、阴可长、火可降、风湿可去。其补血生营，使血足风灭，故治风有验。味重而纯，故能补阴；阴中有阳，故能补气，使滋阴而不致阴衰，助阳而能使阳旺，壮阳道，益颜色变白，耐老。两个元气剂中选用，保持健康、延续青春均属有利，善补劳伤、去虚劳、补经衰弱，预防阳痿遗精等。由于添精补髓、滋阴壮阳之力能阴不衰，阳能旺，当属佳品。肝炎患者有阳痿病者，更为相宜，且须重用。

◎ 菟丝子

性味归经：辛、甘，平。入肝、肾、心、脾经。

功能主治：壮阳止泻，补肝肾，安胎，养肌强阴，坚筋骨，益精髓，明目。主茎中寒，去腰疼膝冷，治阳痿遗精、腰膝酸痛、消渴目暗、尿有余沥、泄泻、胎动不安、体弱易流产。

药理：对子宫兴奋作用强，有使子宫痉挛的作用，不能被阿托品阻断。能减心率，使收缩振幅加大。有生精和滋阴作用，性柔润而平补肝肾，不温不燥。

炮制：炒炸用，或加工成菟丝饼用。酒浸一宿蒸捣，不尽再浸蒸捣，须臾即细。酒浸乘湿研亦佳。

配伍应用：配山药枸杞治腰膝酸痛；配桑寄生、续断安胎。

用量：煎服10~20g。

禁忌：无特殊。

◎ 阳起石

性味归经：咸，温。入肾经。

功能主治：温补命门火，助人阳气，补肾气精乏，补五劳七伤。治下焦虚寒、阳痿不起、肢体厥冷、宫冷不孕、症瘕崩漏、阴下湿痒等。

药理：为兴奋强精药，乃男子阴痿、茎头寒、腰膝痛之良药。

炮制：凡入药烧后水煅用之，凝白者佳。凡用火中煅赤，酒淬七次，研细水飞，晒干。

用量：3～4.5g。

禁忌：阴虚火旺、营虚血热者忌服；精神型阳痿，因火气闭密不得发越而然者，服本品无效，当忌之。忌羊血，畏菟丝子，恶泽泻、菌桂。

按：确因下焦虚寒、命门火衰、茎头寒之阳痿，亦可选用。

◎ 石硫黄

性味归经：酸，热，有毒。入脾、肾经。

功能主治：补命门真火，消沉寒痼冷，固真气，暖丹田，坚筋骨，壮阳道，补劳伤虚损。治阳痿，腰肾久冷、失精遗尿、形羸身劣、腰膝痛弱、久病寒泻、脾胃虚弱。又治下元虚冷、元气将绝、命门不足、阳气暴绝。主虚损泄精，金液丹独用之。

炮制：萝卜挖空入硫黄在内合定，糠壳火炖熟，去其臭气；与紫背浮萍同煮过，消其火毒；以皂荚汤淘之，去其黑浆。一法打碎以绢袋盛，用无灰酒煮，三伏时用。日本制法：入猪大肠煲至透为度，取出用清水洗去肥腻用之。

配伍应用：配附子、肉桂治命门火衰、阳痿、虚喘、虚寒腹痛。

用量：1.5～2.4g。

禁忌：阴虚阳亢、孕妇忌服；久服伤阴，大肠受伤，多致便血；湿热痿痹，良非所宜。本品不宜长久服用。畏细辛、猪血、醋。

按：本品应用于真火衰败，劳伤虚损而致的阴冷、阳痿患者。保康元气剂中使用，取得疗效后，应立即停药，不应久服，方能避免不良后果。女性玉门宽冷，撮三指硫黄末纳200毫升汤中以洗阴部，使阴小如少女，交接而快。不用于内服汤药中。

◎ 鲤鱼胆

性味归经：苦，寒。入心、肺经。

功能主治：增阳，益志气，治阴萎，久服令强悍。

炮制：取出胆汁用，胆囊弃之，或阴干百日用。

配伍应用：鲤鱼4个、雄鸡肝1具、麻雀卵20～30枚煮熟去白用黄，和丸如小豆大，每吞一丸，治阳痿。（《千金方》）

用量：1～4个。

按：此方专为阳痿而设，达到起痿目的，即不必续服。

◎ 蜂蜜

性味归经：甘，平，无毒。入肺、脾、大肠经。

功能主治：补中益气，和营卫，润脏腑，调脾胃，增食欲，安五脏诸不足。治阴痿不起，为早老之人的良药。又治精血枯槁所致肺叶焦之肺燥证。解食物、药物中毒，年老体虚、孕妇肠燥便秘等用之亦有效。

炮制：将生蜂蜜入铜锅中，加水适量煮沸，过滤去杂质，再加热蒸发其水分，即成纯品的净蜜。作丸剂应进一步炼净水气和丸，方保药不变质，味不变酸。

配伍应用：配生地、党参、茯苓，治肺虚咳嗽；配制丸药，既是黏合剂，又为矫味药，调吞散剂，既矫味又便于咽下。

用量：适量应用。一般服用10～30g。

禁忌：湿热积滞、胸痞不舒者慎用；痰湿内蕴，中满鼓胀及肠滑泄泻者忌服；大肠气虚、完谷不化，呕家、酒家、湿热脚气，均不宜用。

按：本品属补阴之专药，适用于以阴津亏虚为指征的神经衰弱者，延春元气剂的良好和丸基础，保康元气剂中应用，则是阳药群中的阴药。含有以阴济阳之义。

◎ 麻雀卵

性味归经：甘、咸，温。入肾、命门二经。

功能主治：补肾阳，益精血，调冲任，利经脉，充精髓，利阴阳，补阳滋阴，益男子阳虚。治男子阴痿，疗女子血枯、崩漏、带下。

药理：补命门之阳气，则阴自然而强，精自足而有子也。

炮制：麻雀卵取得后，煮熟留白去蛋黄，干燥研粉末用。陶弘景、孟诜均去白用黄。

配伍应用：治男子阴萎，配菟丝子较好。

用量：30～50个。

禁忌：阴虚火盛者忌之。非阴脏及真阳虚惫者，慎无轻服。

按：本品为阳药，阳痿不举或举而不坚者，用全蛋的黄和白亦可。

◎ 巴戟天

性味归经：辛、甘，微温，无毒。入肝、肾经。

功能主治：壮阳补肾，强筋健骨，能增脑力，旺盛性欲，强阴益精，补中益气，安五脏，补血海。治阳不足之阳痿、早泄、遗精、头晕耳鸣、骨痿腰酸、少腹冷痛、小便不禁、痿痹瘫痪、五劳七伤、女子梦交、子宫冷感、月经不调、生殖机能减退、更年期综合征，又治小腹及阴中相引作痛、月经期小腹冷痛等。

药理：为强壮药，入肾经血分之药。补肾要剂，补助元阳，使胃气滋长而诸虚自退。其功可居鲜石斛之上，但其多热，配合得体，用能显效。

炮制：盐水拌润，蒸透去水质心，切碎研末，或酒浸一宿，去心，焙研粉用。

配伍应用：配知母、黄柏则强阴；配苁蓉、锁阳，则助阳。

用量：6～8g。

禁忌：阴虚火旺、相火炽盛、便赤口渴、口苦、目赤痛、烦燥便秘者均忌服；火旺泄精、阴虚水乏、小便不利、口舌干燥者禁用。

按：本品对阳痿、早泄能显效。治五劳七伤、脑体力衰败，能强阴益精，配入保康元气剂中，当属理想药物。

◎ 蛇床子

性味归经：辛、苦，温，小毒。入肾、胃经。

功能主治：温肾壮阳，强阴益阴，缩小便，好颜色，为兴奋药。内服治肾虚阳痿，大益阳事，令人有子，暖丈夫阳气，令男子阴强，助女子阴气，散妇人抑郁，止白带过多，疗阴中肿痛及不孕症。

药理：有类似性激素样作用，能使动情周期延长，缩短动情间隔期，去势也出现动情期，可使卵巢及子宫重量增加；提取液有雄性样激素，可使前列腺、精囊、提肛肌增加重量。

炮制：服食时须去皮壳取仁，微炒杀毒即不辣。取仁法：将蛇床子晒或炒二三小时后，手搓或置皿中轻捣，使其外壳破碎，再以盆盛适量清水，把捣碎的蛇床子倾入水中，以筷或小棍搅动，壳皮便浮在水面，子仁即沉入水底，将水面壳皮捞去后，慢慢将水倾出，即可得到子仁。子仁入锅微炒，研细末用，若蛇床子未老，则取不出子仁，这点必须注意。

配伍应用：配菟丝子、五味子，治阳痿不起。

用量：3～18g。

禁忌：下焦有湿热、肾阴不足、相火易动，以及精关不固者忌服。阳强早泄者勿服。

按：本品强阴益阳，早泄而阳不衰者不可用，如阳已痿者用之咸宜；女性患有抑郁者，或有性感不快者可用。

◎ 沙苑蒺藜

异名：沙苑子、潼蒺藜、腰蒺藜。

性味归经：甘，微温。入肝、肾经。

功能主治：补益肝肾，固精明目，坚肾水，止遗沥，长肌肉，缩小便。功专补肾，为泄精虚劳要药。强阴，止早泄，治肝肾不足之目昏眼朦、腰痛、遗精滑精、尿频遗尿、腰膝酸软、神经衰弱、虚损劳乏。治视力不足，止带下。

药理：能收缩子宫，乃和平柔润之剂，能抑制利尿作用。

炮制：生用或炒用。

配伍应用：配金樱子、菟丝子、覆盆子，治遗精尿频；配杜仲治肾虚腰痛；配枸杞、菊花、草决明，治头昏目花、视力不足。

用量：9～24g。

禁忌：强阳易举者忌服；肾与膀胱偏热者慎用。

按：本品为扁茎黄芪之成熟种子，黄芪之功用，人所熟知。缩子宫，长肌肉，特别是带下多之妇女尤当选用。

◎ 鹿茸

异名：关东茸、南茸、西茸。

性味归经：甘、咸，温。入肝、肾经。

功能主治：补肾壮阳，强筋健骨，通调冲任，善补肾脉，生精益髓，固精摄便。专主伤中劳绝，治肾虚精衰所致之阳痿遗精、滑精，腰膝酸软；凡真阳衰弱，精血两亏，冲任虚损而气怯神疲、畏寒乏力、尿频遗尿、眩晕耳鸣；女子冲任虚损而致崩中漏下、子宫虚冷不育；阴疽溃疡，久不愈合；神经衰弱，头旋眼黑，津液漏等均可治。凡下元虚之人，皆宜用之。

药理：有雄性激素样作用，为性腺强壮剂，能振奋机体功能，提高血压，能促进红细胞、血红蛋白及网状细胞的生成，再生障碍性贫血者用之有效。用后前列腺精囊重量可增加。并含有少量女性卵胞激素。鹿茸精针，可用于神经紊乱、心脏疲乏、脓毒疮疡。

炮制：未骨化的幼角，在蒸笼里30～40分钟，取出去皮，乘热以利刀切，冷后烘烤令干研末，即为茸粉。

配伍应用：配菟丝子、肉苁蓉，治肾阳不足之阳痿、遗尿、腰痛足寒；配人参、地黄，治精髓不充，元阳不足，畏寒乏力；配阿胶、乌贼骨治督脉虚损，冲任不固，崩漏带下。

用量：1.5～4.5g。

禁忌：阴虚阳亢及内热火炽者均忌服；上焦痰热、胃中有火、吐血下血者，均不宜用。

按：本品有雄激素样作用，能大补精血，善补督脉，通调冲脉，为血肉有情之物，保康元气剂选用，效力可以提高，元气恢复更快。含有少量卵胞激素，作为治疗药选入延春元气剂中，能发挥良效，但必须把握辨证使用，并以西茸为好。

◎ 蛤蚧

异名：大壁虎、仙蟾、蛤蟹。

性味归经：咸，平，小毒。入肺、肾经。

功能主治：益肾补肺，益精血，助阳道，利肺气，纳肾气。治阳痿、久病体弱、虚劳喘咳、咯血、小便频数。心源性气喘患者常用。又治神经衰弱，面部及四肢浮肿。

药理：为振奋强壮药。提取液有雄性激素样作用；可延长动情期，使子宫卵巢重量增加。助阳之力大，易动火伤阴，只宜暂服。

炮制：用时去头足及甲，尾部腹部有肉毛，以酒浸润透，隔两层纸，暖焙令干，以瓷瓶器盛，悬屋东角上一夜用之，力可增十倍，切勿伤其尾。用时洗去鳞肉毛不洁净物，以酥炙或蜜炙用，炙令黄色，宜作丸、散内服。

配伍应用：配人参常用于心气虚弱之气喘，如参蛤精；温中、益肾、固精之功同人参；养阴血、助精扶羸，功同羊肉。

用量：9 ~ 15g。

禁忌：肾火勿用，阴虚火旺者不宜用，外感风寒咳嗽者忌服。

按：本品治肺肾虚损，补肺即所以资肾，有激素样作用。

◎ 山萸肉

异名：枣皮、山茱萸。

性味归经：酸、涩，微温。入肝、肾经。

功能主治：补益肝肾，涩精止汗，补肾气，兴阳道，添精髓，安五脏，固虚脱，壮元气，益元阳，补骨髓，固肾秘精，为收敛性强壮药。治阴痿遗精、头晕目眩、耳聋、腰膝酸软、小便频及多尿症。

药理：有利尿和降压作用，常用以治高血压。凡人元气之脱，皆在于肝，人虚极者，其肝风必先动，肝风动，即元气欲脱之兆也。有较弱的兴奋副交感神经作用。

炮制：凡用时酒浸去核，暖火熬干，研末用，或蒸透去核晒干。

配伍应用：配金樱子、女贞子，治遗精；配五味子，治大汗亡阳虚脱；配牛膝根、桂心，治五种腰痛、下焦风冷、腰脚无力。

用量：6～12g。

禁忌：阳强不痿、命门火炽、素有湿热、小便淋沥者忌服。

按：因肝肾虚损而致的阳痿遗精、尿频尿多症，以及身体亏虚严重，入房可能出现虚脱者，所服则可无虞。

◎ 肉桂

异名：桂心、上桂、玉桂、蒙桂、安桂。

性味归经：辛、甘，大热。入肝、肾、脾、心、肺、膀胱经。

用量：1.5～4.5g。

功能主治：温补命门肾火，补元阳，暖脾胃，除积冷，通血脉，暖腰膝，续筋骨，通九窍，生肌肉，益火消阴，祛寒止痛，益精，长气血。用于肾阳不足的滑精早泄、腰膝冷痛；治命门火衰，肢冷脉微，亡阳虚脱；治沉寒痼冷、元气不足而亡阳厥逆，或心腹腰痛而呕吐泻泄，心肾久虚、痼冷祛寒、奔豚寒疝、攻冲欲死、胃寒蛔出、心膈满胀等症，皆用其阳长阴消之力。

药理：有扩张血管作用，能增强血液循环，所含桂皮油能刺激肠胃，促进消化机能，缓解痉挛，抑制异常发酵。肉桂味厚辛大热，下行走里之物，壮命门之阳，益心肾之气，宣导百药，无所畏避，使阳长则阴自消。又有鼓舞气血生长之作用。

炮制：肉桂刮去粗皮即桂心，研细末用。

配伍应用：配入附子理中汤中去甘草，治阳缩（缩阴症），煎汁服之立效。

用量：1.5 ~ 4.5g。

禁忌：阴虚火旺者及孕妇忌服；精血亏少、肝肾火旺者忌服。

按：本品专补命门之火，下行走里，元阳衰败、心肾气虚、滑精、早泄最宜。又有鼓舞气血生长功能。肉桂、附子均能温补肾阳，但附子偏于回阳，用于畏寒肢冷厥逆，而肉桂偏于温中，用于……

◎ 芡实

异名：鸡头实、刀芡实、芡实米、水鸡头。

性味归经：甘、涩，平。入脾、肾经。

功能主治：固肾涩精，健脾止泻，补中强志，益精气。治肾气虚、精关不固之遗精、早泄、带下、尿频；又治湿痹、腰脊膝痛，为滋养强壮药，令耳目聪明，兼有收敛镇静作用。

药理：补肾去滑，又补中，性不燥，去邪水而补真水，与诸补阴药同用，既能助之以添精，又可增湿也，此脾肾相成之药，尤为足贵。

炮制：采集成熟果实，除去外果皮，打破硬壳，取出种仁，晒干备用。

配伍应用：配金樱子、龙骨、牡蛎，以增强固肾涩精之力，治遗精早泄、白带过多、尿频或失禁；配山药、白术，治脾虚久泻；配山药、莲肉、茯苓、阴米粉炒食，治早泄，及长期大便不实。

用量：9 ~ 15g。

禁忌：凡外感前后、疟痢疳痔、气郁痞胀、溺赤便秘、食不运化者及新产女皆忌之。

按：本品系脾肾虚之泄泻、遗精之要药，配合用于早泄患者，实为良剂。山药与芡实皆能补脾肾而固精，但山药又兼能补肺。

◎ 桑螵蛸（螳螂窝）

性味归经：甘、咸，平。入肝、肾经。

功能主治：补肾助阳，固精缩尿。主伤中、疝瘕，益精生子，疗男子虚损、五脏气微；治肾阳不足之阳痿、早泄、梦遗失精、遗溺尿频；肾衰精漏、精自出、虚冷者，均能止之。为补肝肾命门之药，又用于闭经腰痛。

炮制：采得后，蒸透，晒干备用。

配伍应用：配龙骨，止泄精、尿频、遗尿。配枸杞、巴戟、苁蓉、红参、仙茅、蛇床子、羊藿等，治肾虚阳痿、早泄。

用量：3～9g。

禁忌：阴虚有火、膀胱湿热所致的小便短数者忌用；凡失精遗溺、火气太盛者，应少用之。

按：本品得龙骨止泄精有力，配合兴奋性机能之药为伍，对阳痿早泄患者，是较理想的药物。

◎ 紫河车

异名：胎盘、人胞衣。

性味归经：甘、咸，微温。入肺、肾、肝、心经。

功能主治：益气补血，补肺肾，益精髓。治气血不足，虚损瘦弱，肺劳骨蒸，咯血哮喘，神经衰弱，遗精、阳痿、妇人劳损，面黑皮黑，腹内诸病渐瘦悴，失志恍惚，不孕症。五劳七伤、腰痛膝软、精枯发枯者，俱能补益。治子宫发育不全及子宫肌炎。

药理：含有雌性激素和胎盘绒毛膜促性腺素，有促进乳浆分泌和女性生殖器子宫、卵巢发育的作用，并能增强机体的抵抗能力，兴奋性神经。新鲜胎盘含性腺激素、卵巢激素及黄体激素，所以能促进乳腺和生殖器官的发育。对睾丸有兴奋作用，可治再生障碍性贫血，还有免疫及抗过敏作用。

炮制：鲜胎盘洗净，置砂锅内煮至漂浮水面为准，焙干研末，单用或入成药中用，亦可直接炖鸡或猪肉吃。

配伍应用：胎盘粉配合当归流浸者，服用3~6个月，治子宫发育不良甚效。

用量：6~12g。

禁忌：外感风寒者必须停服。

◎ 石楠叶

异名：风药、千年红、红树叶。

性味归经：苦、辛，平。入肝、肾经。

功能主治：润肾补肝，壮命门火，祛风通络，养肾气，利筋骨，为强壮剂、催淫药。治阳痿、滑精、腰背酸痛、偏头痛、肾虚脚弱；女子月经不调、腰冷不孕者，连服可增加性欲，令思男；治血虚头痛头风，凡内伤阴衰者宜之。

炮制：洗净微凉，切丝晒干。

配伍应用：配合南五加皮（刺五加、红毛五加）应用，效果更好，五加皮为使。

用量：4.5~9g。

禁忌：阴虚火旺者忌服。

按：凡有性欲不快之患者，乃必用之药。

◎ 冬虫夏草

异名：虫草。

性味归经：甘，微温。入肺、肾经。

功能主治：滋补肝肾，秘精益气，补命门，益精髓，疗膈症，止血化痰。治虚劳咳嗽、痰血盗汗，及阳痿遗精、腰膝酸痛、病后虚损、久虚不复。

药理：有扩张支气管、镇静、催眠作用，对肠管、子宫及心脏均有抑制作用。对结核杆菌抑制作用最强，故对痨咳、咯血、盗汗能显效。其补肾乃兴阳作用，故补上焦之阳用苗（草），益下焦之阴用根（虫），全草既补阳又补阴。

炮制：去净泥土及粗皮，水酒喷润，硫黄蒸，晒干备用。易被虫蛀和生霉，宜保存干燥处，一般在石灰罐内贮存为好。

配伍应用：配老公鸭炖食。炖法：将鸭去毛及肠杂，破开头部，纳入虫草三五支，再将头缝合，旱蒸或砂锅炖食，治病后虚损不复。配萱草根炖肉吃，治肾结核、盆腔结核，效验良好。

用量：3～12g。

禁忌：风寒咳嗽者不宜用。

按：本品对身体阴阳俱虚，肺肾俱损或阳痿遗精患者，特别是肺结核和生殖系统结核病人，当为首选药物。

◎ 海狗肾

异名：腽肭脐、广狗肾（代）。

性味归经：咸，热。入肝、肾经。

功能主治：暖肾壮阳，益精补髓，补中益肾气，暖腰膝，助阳气。主五劳七伤、阴痿少力，治肾气衰弱、面黑精冷、阳痿精衰、遗精、腰膝痿弱无力、背膊劳闷等。

药理：含雄性激素、睾丸素，治神经衰弱或老年性阴痿，又为虚弱者的滋养强壮剂。滋补丸药中多用之，养精不足者补之以味也，与苁蓉、锁阳之功，大抵相近。

炮制：割取海狗阴茎及睾丸，晒干或烘干，酒炙研末用。

配伍应用：配鹿茸、巴戟、枸杞、菟丝，治肾阳虚，阳痿不举、面黑精冷，配糯米酿酒亦可。

用量：6～12g。

禁忌：阴虚火炽、骨蒸劳咳、阳事易举者，切当忌用；脾胃挟有寒湿者，亦须忌之。

按：广狗肾即黄狗肾，功用与本品相似，为补肾壮阳药。治遗精阳痿等肾症，可为海狗肾之代用品。

◎ 海马

性味归经：甘，温。入肝、肾、命门。

功能主治：补肾壮阳，调气和血，益房事，壮阳道，暖水脏，温通任脉。治神经衰弱性阳痿、老人及衰弱者之精神衰惫。并治遗尿、虚喘、症积等。

药理：为强壮药，有兴奋作用，又为激性药，服之能使阴茎勃起，催进性欲，表现雄性激素样作用，能延长动情期。阳虚者多用之。入肾经命门，专善兴阳，功不亚于海狗肾。更善堕胎，故能催生，不论雌雄皆能勃兴阳道。

炮制：酒炙焙干，研细末用。

配伍应用：配入延春元气剂中，可以不致成孕。其功效比蛇床子淫羊藿弱，但比蛤蚧强。

用量：散剂1～3g，煎服3～9g。

禁忌：孕妇忌服。

按：保康元气剂中配用本品，以其兼能调理气血，治老衰患者颇适宜；延春元气剂配入本品，壮年妇女服之，可防止受孕。

◎ 麻雀

性味归经：甘，温。入命门。

功能主治：壮阳，益精髓，暖腰膝，助阳道，缩小便。治阳虚羸瘦、阴痿、疝气、尿频、崩漏、带下。

药理：为性机能增进药，治阳痿不举，令人有子。

炮制：捕得后去毛及肠杂，用少许盐腌后，油酥炸脆，佐膳或下酒；或将麻雀肉酥后研末和丸服。正月以前，十月以后捕捉使用。

配伍应用：与蛇床子熬膏，和附子粉成丸，为驿马丸，补下有效。

用量：30～50只。

禁忌：阴虚火盛者忌用；凡服白术者亦忌；忌同李子和各种肝脏食之；雀肉同豆酱，孕妇食之，令子面黑。

按：为血肉有情之品，起补益作用，效果确实可靠。

◎ 露蜂房

异名：马蜂巢。

性味归经：甘，平，有毒。入肝、肺、胃经。

功能主治：祛风解毒，杀虫。治风湿病、风疹瘙痒、风火牙痛、牙龈肿痛、风痹。外用治疮癣。又治阴痿不举、早泄、遗尿及尿失禁。

药理：为激性药。醇、醚、及丙酮浸出液，皆有促进血液凝固作用，尤以丙酮浸出液作用最强。

炮制：烧存性，研末或烧灰用，或新瓦上焙焦为末。

配伍应用：蜂房末，新汲凉水调服3～6g，治阳痿不举，烧灰酒服，主阴痿、遗尿及失禁。

用量：2～5g。

禁忌：气血虚弱者慎服；无外邪而阴痿、元气乏竭者，皆不宜服。

按：本品常用于中年体质未大衰而过早出现阴痿不举而早泄患者，能起到较好作用。年老体质衰弱明显，不用为好，用亦难显效。

◎ 淡菜

性味归经：咸，温。入肝、肾经。

功能主治：补肝肾，益精血，补五脏，益阳事。治阳痿、阴冷、早泄、虚劳羸瘦、盗汗遗精、腰痛、精血衰少、头昏、瘿瘤、肠出血、子宫出血。

药理：为性欲的增进药，又为滋养神经药、补虚养肾之药。

炮制：用黄酒洗过和韭黄煮食，有补助肾阳之功。

配伍应用：淡菜炖猪肉可治白带过多及遗尿泄精。

用量：15～30g。

按：本品须多食乃见功效，若入丸散配用则不相宜。男女虚劳瘦羸、精血衰少者，作副食品辅助治疗，亦颇有益。

◎ 海参

异名：刺参。

性味归经：咸，温。入心、肾经。

用量：15～30g。

功能主治：补肾滋阴，壮阳益精，养血润燥，生百脉，润五脏。治阳痿梦遗、小便频数、精血亏损、虚弱等。

药理：为滋养强壮药，有壮阳益精补髓之效，治神经衰弱及血友病容易出血。

炮制：凡用时先用灰火炮后，再用水泡胀切片备用，或焙燥研末用。

配伍应用：配火腿及猪羊肉烧煨食之，味甚佳美。细粉6～10g，黄酒调服，或温水下。

禁忌：泻利遗滑之人忌之，宜配涩味药用；脾弱不运、痰多便滑、客邪未尽者，均不可食。

按：本品作为食品辅助治疗，用于阴虚病人，起滋养强壮作用，加速恢复健康。

◎ 杜仲

性味归经：甘、微辛，温。入肝、肾经。

功能主治：补肝肾，强筋骨，暖子宫，强阳道，益精气，充筋力。治肾劳、腰脊酸痛、足膝酸痛痿弱、梦遗、阴下湿痒、小便余沥、胎动漏血、肾虚头痛头晕。

药理：为强壮药，本品虽无直接亢进性欲的效能，然凡一切治疗阴痿、遗精、早泄，以及因性欲过度所惹起的头目昏沉、腰膝酸痛，无不借本品为辅助，虽温而助火。

炮制：刮去粗皮，每一斤用酥30g、蜂蜜90g和涂，火炙以尽为度，细挫用；亦有用盐水炒者。

用量：6～12g。

禁忌：阴虚火旺者慎服。

按：本品加于元气剂中，有遗精、早泄、阴痿的患者用之较好，配合怀牛膝、续断、地黄相佐而成，男女均可选用。

◎ 原蚕蛾

异名：雄蚕蛾未连者。

性味归经：咸，温。入肝、肾、命门。

功能主治：补肝益肾，壮阳涩精，益精气，强阴道，止泄精。治阳痿、遗精、血尿、白浊、创伤、溃疡及烫伤。

药理：蚕蛾性淫，出茧即媾，至于枯槁乃已。故强阴益精用之，可使交接不倦。

炮制：未连者去头翅足，烤或炕焦研末用。

配伍应用：《千金方》云：蚕蛾末炼蜜和丸如梧子大，每夜服一丸，可御十女，以菖蒲酒解之。蚕蛾末酒服3g亦可，配细辛、蛇床子、雀卵、黄粉各等分，和丸如梧子大，临交接时服一枚，则阴强盛。若强不止，以水洗之。

用量：3g。

禁忌：阴虚有热者忌之。

◎ 金樱子

性味归经：酸、涩，平。入肾、膀胱、大肠经。

功能主治：益肾强精，固肠止遗，益精髓，壮筋骨，补五脏，养血气。治肾虚引起的遗精、滑精、早泄、尿频、遗尿、慢性肠炎、下痢、带下、子宫脱垂等。

药理：为强精剂和收敛剂，能涩精气，收涩滑精。遗精、梦泄诸症，皆尿窍闭而精窍开，不兼用利水之药以开尿窍，而仅用涩精之味以固精门，故愈涩而逾遗。所以金樱子必须兼用芡实、山药、莲米、苡仁之类，不单止遗而令精反涩，用涩于利之中，用补于遗之内。此用药之秘也。

炮制：成熟果实，擦去刺，剥去核，晒干备用；或用鲜果直接熬膏，以蜂糖收膏更好。

配伍应用：配芡实治遗精；配覆盆子、莲须、山药治遗精、尿频白带。

用量：9～18g。

禁忌：有实火邪热者忌服；中寒有痞者禁服；暴注下迫、阴虚火炽而小便不禁，及精气滑脱者不用。

按：本品熬膏，用作保康元气剂之黏合剂，遗精、早泄患者服之可收效。妇女带下多、肠滑者，亦可加入延春元气剂中，或用金樱膏冲化服散剂亦可。

◎ 葫芦巴

性味归经：苦，温。入肝、肾经。

功能主治：壮元阳，暖丹田，补肾阳，益右肾。治肾虚阳痿、遗精、早泄、腰酸、肾虚冷、疝瘕等。

药理：为滋养强壮药。又为右肾命门药，元阳不足、冷气潜伏、不能归元者宜之。

炮制：盐水喷洒拌匀稍闷，微炒至发响呈黄色，取出放凉。

配伍应用：配附子、硫黄治肾虚冷、腹肋胀满、面色青黑。

用量：3～9g。

禁忌：阴虚火旺、阴亏血少、妊娠者禁服。

按：本品同附子、硫黄、仙茅，功效次于附硫，但无毒性。

◎ 韭菜子

性味归经：辛、甘，温。入肝、肾经。

功能主治：壮阳固精，补肝肾，暖腰膝，兴阳道。治阳痿、梦遗、遗尿、尿频、腰膝酸软冷痛等，又治习惯性便难。

药理：为强精药，肾气过劳、不能收涩者为宜。补下焦肝肾及命门之不足。有补肾壮阳之功，并含丰富油脂，对大便不结不燥而难解出者，能发挥润肠利便之效。肾开窍于二阴，故后阴排泄不利，与肾密切相关，肾阳旺则足以兴奋肠蠕动，推移粪便排出，又有油润相助，则排便不难矣。

炮制：拣净微炒至初炸时即可研末，炒老了不易研细，因其非常硬。

配伍应用：配菟丝子、金樱子、补骨脂、桑螵蛸，治遗尿及遗精。单用微炒研末，饭后开水送服3g，治大便不干结而难者甚效。

用量：3～9g。

禁忌：阴虚火旺及亢阳不交、独阴失合者忌用。

按：本品用于阳痿而有遗精遗尿者和有习惯性便难病人，配方常服甚适宜，单用亦可。

◎ 狗脊

异名：金毛狗脊。

性味归经：苦、甘，温。入肝、肾经。

功能主治：补肝肾，强腰膝，壮阳补精，养血补气。治肾气虚之腰脚酸痛、筋骨挛急、失溺、尿频、遗精，补益男子肝肾之不足，止脊痛而利俯仰，颇利老人，能续筋骨而起痿废，坚强任督，疗女子之经、带、淋、漏，功效甚宏。

药理：为强壮神经药，止外伤及内脏出血，效果较明胶海绵迅速。

炮制：刷去绒毛，酒浸一宿，蒸后切片，晒干或研末备用。

配伍应用：配杜仲、牛膝、桑寄生，治肝肾不足、腰膝疼痛、足软乏力。

用量：5~15g。

禁忌：阴虚有热、小便不利、短涩赤黄、口苦舌干者皆忌服。

按：本品利老人，补益男子，有腰痛脊强、艰于俯仰之肾虚患者，方中加本品至当。能坚强督任，女子出现经、带、淋、漏之患，用之亦妙。

◎ 钟乳石

异名：石钟乳、鹅管石。

性味归经：甘，温。入肺、肾经。

功能主治：温肺气及脾胃，壮元阳元气，益气，安五脏，壮骨，通百节，利九窍，通声道，生气血，下乳，补命门虚损，补五劳七伤，暖腰膝，破痼冷。治阳痿，强阴不老，令人有子，疗脚弱冷痛，能明目益精，使喉声圆明。

药理：为强壮药，《纲目》：石钟乳，其气慓疾，令人阳气暴充，饮食倍进而形体壮盛。昧者得经此自庆，益肆淫溢，精气暗损，石气独存，孤阳愈炽。久之营卫不从，发为淋渴，变为痈疽，是果乳石之过耶，抑人之自取耶?

炮制：钟乳勿用头粗厚及尾大者，须要薄而光润似鹅翎管者（鹅管石）为上，有长15~20mm者。钟乳石250g，用沉香、零陵香、藿香、甘松、白茅根各30g水煮，再煮汁，方以煮钟乳石一伏时滤出，以紫背天葵、甘草各60g，蘘荷120g，同煮滤出，拭干缓火焙干，入臼杵粉，筛过入钵中，令有力少壮者不停研三日三夜勿歇，然后以水澄过，过绢笼，于日中晒干，入钵再研二万遍，乃以瓷合收之。

配伍应用：用本品60g配合菟丝30g、石斛30g、吴芋15g，炼蜜丸如梧子大，服七丸，日再服，治五劳七伤损肺气、阳气绝、手脚冷、心中少气、髓虚、腰疼脚痹。蛇床子为使。

用量：9～15g（入煎剂），或研末水飞入丸散中用。

禁忌：阴虚火旺、肺热咳嗽者忌服。忌羊血、参术、葱蒜、胡荽。畏紫石英。

按：本品若加入保康元气剂中使用，达到形体壮盛时，中病即止，再应用本品时加入蓑荷叶适量，配合蛇床子发挥效益最快。

◎ 丁香

异名：公丁香、母丁香。

性味归经：辛，热。入胃、脾、肾、肺经。

功能主治：温肾壮阳，补肝舒郁，温脾降逆，润命门，开九窍，暖阴户和腰膝。治阳痿阴冷，疗肾气、奔豚气、子宫疝痛、胃肠充气、胃寒呃逆、脾胃虚寒、吐泻少食、心腹冷痛等。

药理：作香窜冲动药，能使胃肠黏膜充血，促使胃液分泌，又能刺激胃肠蠕动。

炮制：干燥去花柄，研末用。或取油用。

配伍应用：配茴香、附子、肉桂治阴冷、阳痿；母丁香末纱袋盛如指大，纳入阴中，治妇人阴冷，中病即已。

用量：1.5～4.5g。

禁忌：热病及阴虚内热者忌服，气血盛者不可服，一切有火热症者忌之，非属虚寒，概勿使用。

按：本品香窜走气分，起温肾壮阳作用而为冲动性药物，配阳痿方剂中使用，如开心畅志汤，则用其补肝舒郁，能疗精神型阳痿。

◎ 沉香

性味归经：辛、苦，温。入脾、胃、肾经。

功能主治：降气纳肾，益精壮阳，暖肾补命门，调中补五脏。

治男子精冷、腰膝虚冷，肾不纳气之气逆喘急、胸腹胀痛、呕吐呃逆、胃虚呃逆等。

药理：作香窜冲动药。千口一杯饮，用其降气纳肾、香窜冲动；种子兜肚方用其暖肾补命门而使胞寒者得子，皆以本品有温下之力也。

炮制：干燥锉末或磨粉用，酒吞冲服，或入丸散。

用量：煎服，1.5~4.5g（宜后下）；磨汁冲服，或入丸散剂，每次0.5~1g。

禁忌：阴亏火旺、气虚下陷者慎服；中虚气不归元、心经有实邪者忌之，阴虚气上逆者亦忌用。

按：本品沉降走下焦肾与命门，作为下焦虚冷的香窜冲动药，最为恰当。

◎ 南五加皮

异名：刺五甲、红毛五加。

性味归经：辛、苦，温。入肝、肾。

功能主治：补中益精，强精壮骨，强意志，填精囊髓。主虚羸，补五劳七伤。治男子阴痿囊下湿、小便余沥、腰痛脚弱；治女人阴痒及腰脊痛。肝肾不足的足痿行迟、筋骨软弱或拘挛，或腰酸重等。

药理：为强壮药，有增加精力之效。

炮制：剥去骨，阴干酒洗，或用姜汁制。

配伍应用：配木瓜、松节治风湿关节炎；配远志肉、补骨脂、怀牛膝、羊藿、蛇床子治肝肾不足阳痿、阴囊湿痒、脚膝软弱，红毛五加浸酒治小儿脚痿行迟。

用量：6~9g。

禁忌：阴虚火旺者慎服，肝肾虚而有火者亦忌之，肺气虚、水不足者禁用。

按：本品治阴痿，坚筋骨，肝肾虚患者可用，以五加皮酒吞服元气剂，是两得其便。而兼有风湿病患者，以五加皮酒服药，更为理想。

◎ 鹿药

异名：盘龙七（贵州）、偏头七（陕西）、山麋子（辽宁）。

性味归经：甘、苦，温。入肾、脾经。

功能主治：壮阳补气益肾，活血调经镇痛。补气血，壮筋骨，主风血，去诸冷。治阳痿、劳伤、偏正头痛、跌打损伤、月经不调。

药理：甘能益血、入脾、温益阳气，故能主风血、去诸冷而益老起阳。

炮制：采挖根，洗净晒干用。

用量：6 ~ 15g。

禁忌：无特殊。

◎ 紫梢花

异名：吊精、淡水海绵。

性味归经：甘，温，无毒。入肾经。

功能主治：补肾助阳，秘精益精，主阳衰痿，疗真元虚惫。治阳痿遗精之药，状如海绵而松脆，可入生殖器部位之海绵体肌及勃起组织，发挥其补益强壮作用。

药理：含海绵硬蛋白和海绵异硬蛋白，尚含有机物质及磷酸盐、碳酸盐等。

炮制：拣净杂质，洗去泥沙、晒干。

配伍应用：配生龙骨、麝香少许，为末蜜丸如梧桐子大，每服

4g烧酒下，治阳事痿弱。

用量：1.5～4.5g，多入丸散用。

禁忌：无特殊。

按：本品所主各症，男女性均可应用，中药常依形、色、气、味来论归经或主治。本品形如海绵，又入肾经，是能入海绵体肌之据；阴茎勃起，即海绵体肌充血的结果，阳衰阴痿，得补肾壮阳之本品，必能起痿弱之阴也。

附注：产江苏河南等地，9—12月间，当湖泊水退落后，在岸边拾取，切去两端树枝或杂草，晒干。

◎ 白石英

性味归经：甘，微温。入肺、肾、心经。

功能主治：温肺肾，安心神，补五脏，利小便，实大肠，止消渴，能润肺燥，治痛痿，疗咳逆。治阳痿消渴、心神不安、惊悸善忘、横膈膜挛、排尿困难、肺痨。

药理：为缓和强壮、兴奋神经药。

炮制：取净白石英砸碎，入坩内置无烟炉火中煅细取出，放凉，研细。醋煅法：白石英坩内煅红透时，倾入醋中淬酥，取出再煅一次（有煅七次者），晾干（白石英100斤，醋20斤）。亦有用酒三次淬者，如服散剂，须用水。

配伍应用：白石英120g、枸杞60g，同煎服，治肾脏阳气衰、津源不能上济于华池，频频作渴《青囊秘诀》。

白石英丸：白石英150g（炼成粉）、干地黄60g、茯苓60g、人参（去芦头）90g、天冬（去心）150g、地骨皮60g，共为末，炼蜜和丸梧子大，不计时以黄芪汤下，每服6g。治五劳七伤、瘦羸、体热心烦、小便不利、夜多恍惚。（**《圣惠方》**）

用量：煎剂10～20g，散剂一次1g。服石英宜食冬瓜、龙葵压石气。

禁忌：忌芥菜、蔓菁、芜荑、葵菜、荠菜等。畏附子，久服多服，易致元气下陷。

按：后世有多种服食法，有使气息调和、经脉通达、腰肾坚强、百病自除的服石英法；有治虚损劳瘦、皮燥阴痿、脚弱烦疼的石蒸羊肉法；有滋养脏腑、悦泽肌肉、令人体健的石饲法等等。《**中国医学大辞典**》：白石英条下，兹不备录。本品益气安神，治阴痿不足、惊悸善忘，止消渴糖尿病等，不长期服用，则有益无患。对糖尿病、结核病而患阴痿者，为较适宜之品。

◎ 猪屎豆

异名：野黄豆、野花生、土沙苑子、七眼兰、臭屎豆。

性味归经：甘，凉、涩，有毒。入肝、肾经。

功能主治：补肝肾，固精，明目。治遗精、早泄、虚劳、小便频数、遗尿，肝肾不足的眼目昏花、白带、神经衰弱。

药理：种子含猪屎豆碱、猪屎豆零碱，动物试验证明，其有类似阿托品的作用。

炮制：采得果实，除去荚，取种仁晒干用。

用量：6 ~ 18g。

禁忌：孕妇勿服。本品有毒宜慎用。

按：本品甘涩能固精，止早泄、遗精；其性凉，对虚阳易举而又早泄患者，颇为适宜。

◎ 楮实子

异名：构泡、楮桃、楮实。

性味归经：甘，寒，无毒。入肝、脾、肾经。

功能主治：滋肾清肝，明目，强筋骨，利尿益气，充肌肤，助阳气，益颜色，健脾养肾。治肾虚目昏、虚劳、腰膝酸软、阳痿、水肿。

炮制：采得后，水浸三日，将物搅旋，投水浮者去也，然后晒干，用酒浸一伏时后，便蒸，从巳至申焙令干用。

配伍应用：配杜仲、牛膝、枸杞、菊花水煎服。治腰膝酸软、头目眩晕。

用量：12～20g。

禁忌：脾胃虚寒者不宜用。

按：本品为补阴妙品、益髓神膏。于诸脏阴血有补，以致阴痿起，阳气助，是明指其阳旺阴弱，得此阴血有补，故能阳不胜而助，非阳痿由于阳衰，得此可以助阳也。用于肾水亏虚而致的阳痿甚当，阳虚的阳痿则不宜。

◎ 续断

异名：川断、龙豆、接骨。

性味归经：苦，微温。入肝、肾经。

功能主治：补肝肾，强筋骨，利关节，调血脉，止崩漏。主治足膝无力、胎漏、崩漏带下、遗精、尿频。

药理：对痈疡有排脓、止血、镇痛、促进组织再生等作用。对维生素E缺乏症有效。能抑制肺炎双球菌。

炮制：随应用需要，盐炒或酒炒。

配伍应用：配杜仲、枸杞、菟丝，水煎服，治肾虚腰痛。本品与杜仲配合除肾虚腰痛必用外，对先兆性流产、不孕症效果亦很明显。

用量：10～15g。

禁忌：初痢勿用，怒气郁者禁用。

附录　引用书目一览表

1. 医宗必读	2. 素问·上古天真论	3. 灵枢·刺节真邪篇
4. 素问·五脏别论	5. 灵枢·本神篇	6. 广嗣纪要·协期篇
7. 素问·金匮真言论	8. 灵枢·决气篇	9. 灵枢·经脉篇
10. 千金方	11. 北齐·刘昼刘子	12. 宋人·高斋录
13. 宋人·范正敏·遁斋闲览	14. 宋人·施清臣·几上语	15. 明·郑宣·昨非庵日纂
16. 赵之翁答客养生之道说	17. 广阳杂记	18. 真腊风土记
19. 素女经	20. 素问·四时调神大论	21. 素问·痹论
22. 素问·奇病论	23. 脾胃论	24. 苏东坡养生诀
25. 保生要录	26. 论语	27. 范汪方
28. 杨氏方	29. 抱朴子	30. 钮诱觚续编
31. 中国医学大辞典	32. 唐·孙思邈·千金要方	33. 和剂局方
34. 沈氏尊生书	35. 水玉堂验方	36. 金匮要略
37. 医宗金鉴	38. 普济本事方	39. 神农本草经
40. 卫生宝鉴	41. 证治准绳	42. 医学衷中参西录
43. 兰室秘藏	44. 本草讴言	45. 本草纲目
46. 本草逢源	47. 活人心统	48. 医林纂要
49. 养生主论	50. 小儿药证直诀	51. 儒门事亲
52. 丹溪心法	53. 民间验方	54. 串雅方
55. 五海藏方	56. 理虚元鉴	57. 刘河间方
58. 珍珠囊	59. 景岳全书	60. 医垒元戎
61. 万病验方大全	62. 方极	63. 方机
64. 类聚方广义	65. 难经	66. 圣济总录
67. 验方大全	68. 济生方	69. 王荆公方
70. 张氏医通	71. 内外伤辨惑论	72. 葛玄真人方

续表

73. 医方集解	74. 世医得效方	75. 张洁古方
76. 华佗神医秘传	77. 名医类案	78. 辨证录
79. 金鉴方	80. 中药大辞典——经验方	81. 杂病源流犀烛
82. 谢映庐医案	83. 彭祖方	84. 重订严氏济生方
85. 补一老人方	86. 广济方	87. 外台秘要
88. 经心录	89. 医心方	90. 道家养生长寿功法
91. 食疗本草	92. 苏颂方	93. 集简方
94. 唐本草	95. 贵州中草药	96. 常用中草药手册
97. 贵州咸宁	98. 内经拾遗	99. 种子论
100. 褚氏遗书	101. 大生要旨	102. 宋士诚等译本·妇科学
103. 中西医结合治疗不孕不育症	104. 石室秘录	105. 身经通考
106. 本草新编	107. 医林改错	108. 女科要旨
109. 傅青主妇科	110. 本草别录	111. 药性论
112. 日华子	113. 现代实用中药	114. 中药大辞典
115. 纲目拾遗	116. 方脉正宗	117. 别录
118. 华佗危病方	119. 董氏集验方	120. 邵真人方
121. 乾坤生意	122. 洪遇夷坚志	123. 千金翼方
124. 朱震亨方	125. 外科十法	126. 东垣方
127. 张文仲粉散方	128. 土材三书	129. 心传方
130. 灵验方	131. 延龄图	132. 易简方
133. 本草经疏	134. 王氏奇方	135. 香祖笔记
136. 鬼遗方	137. 近效方	138. 凉山地区民间验方
139. 僧深集方	140. 镜堂验方	141. 三因方
142. 医鉴	143. 皆效方	144. 开宝本草
145. 本草便读	146. 孟洗方	147. 本草再新
148. 永类钤方	149. 古今录验方	150. 肘后方
151. 百一选方	152. 养疴漫笔	153. 物类相感志
154. 广利方	155. 袖珍方	156. 奇效良方

续表

157. 开元天宝遗事	158. 志林	159. 投荒杂录
160. 酉阳杂俎	161. 陈藏器本草	162. 药类牙感志
163. 中国药物大辞典		

注：因条件所限，未能将其引用书目一一核实，故保留原稿，以供读者查阅时参考。